图说经典
《本草纲目》

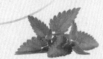

郭伟光 主编

黑龙江科学技术出版社

中医药学是中华民族灿烂文化的重要组成部分，它的历史可追溯到上古时代的神农氏。几千年来，中医药学经过不断的自我完善和发展，逐渐形成了完整的体系。

成书于明代的《本草纲目》集几千年来食物、药物的种植、收采、调制及医养功效的大成，吸收了历代本草著作的精华，尽可能地纠正了以前的错误，补充了不足，并有很多重要的发现和突破，是16世纪为止我国乃至世界上最系统、最完整、最科学的一部医药学著作，被誉为"东方药物巨典"。

《本草纲目》原书历时近30年编纂而成，共52卷，约190万字，可谓卷帙浩繁。其中有被现代医学证明对人体有毒害的药物，以及一些已经失传的药物。由于现代人对文言文的阅读和理解存在一定的困难，要全面地读懂《本草纲目》并非易事。因此我们特地为读者量身定做了本书。

全书以常用、常见的原则精心挑选了120多种中药，文字部分分为功效、药用部分、发明、百草堂、使用禁忌、形态特征、成品选鉴、实用妙方和中药趣味文化9个板块，言简意赅、通俗明了，符合现代人的阅读习惯和阅读方式，同时力求翔实严谨地为读者展现古书的精华，力图使读者在最短时间内了解博大精深的中医养生文化。每种药材都配以珍贵的金陵古图、逼真细致的手绘彩图和纯实物照片，全方位展现中药的形态。其中，金陵古图是古刻本罕见的珍品，线条简洁、古朴大气，极具收藏价值；手绘彩图色彩逼真，将植物的细节展现得淋漓尽致，并配有牵线文字，对植物的花、叶、果实、根等部位进行了详细说明；纯实物照片则向读者展现了植物入药时的形态，加上对药材成品的文字描述，可以为读者赏鉴中药提供必要的参考。

最后，本书知识性与实用性并重，既有传统中医药学的内涵，又融入了传统文化的价值观，升华了品物的精神品质。

目录

第一章 轻松读懂《本草纲目》

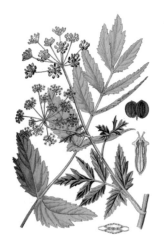

第二章 解表篇

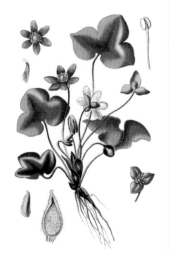

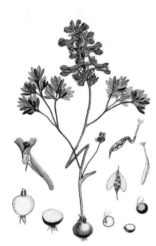

第三章　清热篇

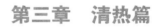

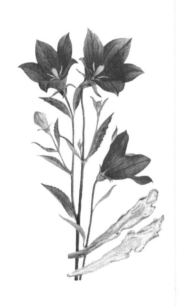

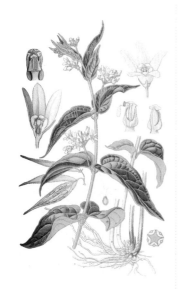

第四章　祛风治湿篇

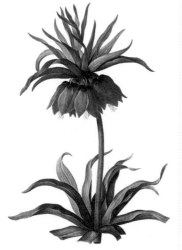

第五章　温里理气、开窍安神篇

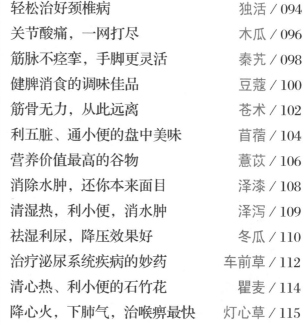

图说经典《本草纲目》

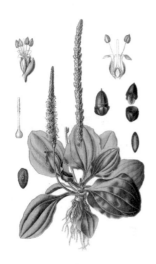

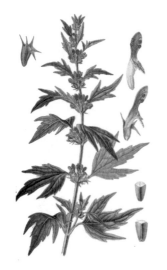

第六章　泻下消食篇

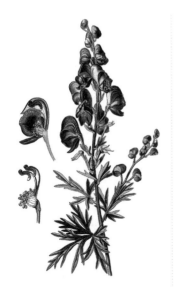

第七章　止血活血篇

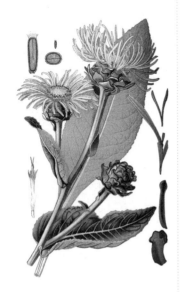

第八章　止咳化痰篇

图说经典《本草纲目》

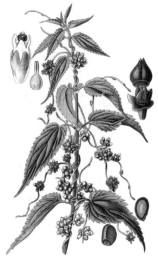

第九章　补虚健体篇

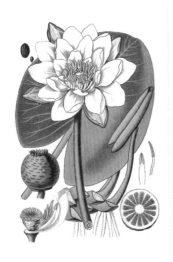

第十章　收涩驱虫篇

附录

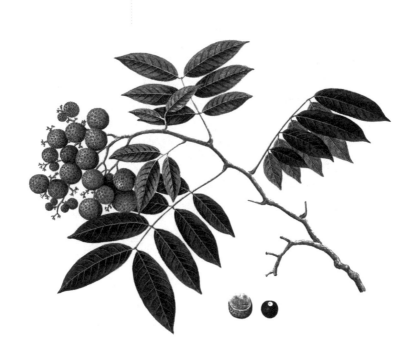

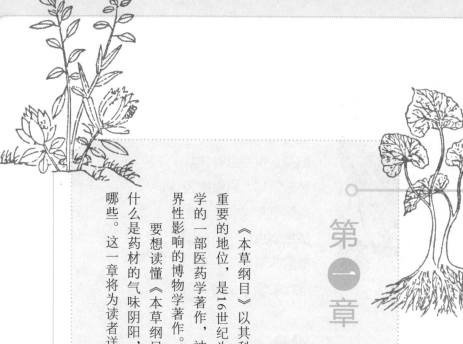

第一章 轻松读懂《本草纲目》

《本草纲目》以其科学性、系统性在我国中医药史上占有极其重要的地位，是16世纪为止我国乃至世界上最系统、最完整、最科学的一部医药学著作，被誉为「东方药物巨典」，也是一部具有世界性影响的博物学著作。

要想读懂《本草纲目》，必须对中药学的基本理论有所了解；什么是药材的气味阴阳，怎样鉴别中药的优劣，中药的使用禁忌有哪些。这一章将为读者详细地讲解。

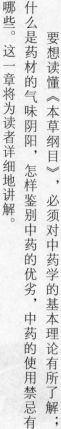

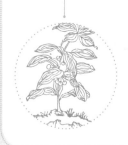

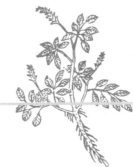

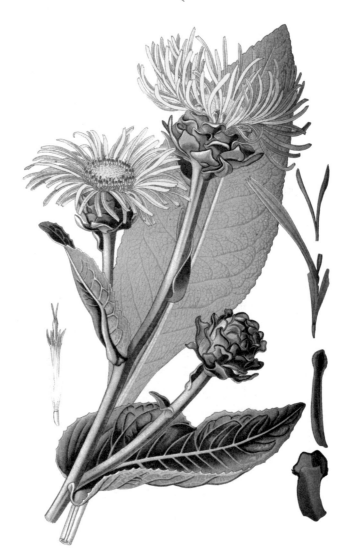

○补泻温凉，换个方法讲《本草纲目》

李时珍在编写《本草纲目》的时候，决定采用"以纲挈目"的体例来编这部书。改变了原有的上、中、下三品的药物分类法，而是把药物按照矿物药、植物药、动物药划分。矿物药又分为金部、玉部、石部、卤部四部。植物药则根据植物的性能、形态及其生长的环境，分为草部、谷部、菜部、果部、木部五部；草部又分为山草、芳草、隰草、毒草、水草、蔓草、石草等小类。动物药从低级到高级排列为虫部、鳞部、介部、禽部、兽部、人部等六部。还有服器部。

中医有"虚则补之，实则泻之，热则寒之，寒则热之"的说法，讲的是不同病症有不同的用药方法，药物本身也有不同的功效。其中，"实"，指实证；"虚"，指虚证。假如肝木受心火出现肝实证，由于肝是母，心是子，依照上述治病原则，应先泻心火，这就是所谓的"泻其子"；但若出现肝木虚弱证，则疗法不同，应先补生肝的肾，这就是所谓的"补其母"。故治病应根据病症的标本、急缓，运用相应的补泻方法。

本书正是以药物的功效将中药分类，打破了《本草纲目》原有的按自然类别区分的框架，使《本草纲目》的内容得到全新的诠释和延伸。本书依据药物的功效把各种药物分成了解表药、清热药、祛风治湿药、温里理气药、开窍安神药、泻下消食药、止血活血药、止咳化痰药、补虚健体药、收涩驱虫

药。每一分类中介绍若干种药物，这样，在使用本书时就可以根据病症，对症找药，对症用方，把学术性的《本草纲目》变成了更具实用性的家用保健书。

《本草纲目》

· 《本草纲目》是明朝医药学家李时珍为纠正古代医书的错误而编写的。
· 编写过程历时近30年，共有52卷，约190万字。
· 载有药物1892种，其中374种是李时珍新发现的。
· 收集医方11096个，其中有8100多个是李时珍自己拟定或收集的。
· 书中还精心绘制了1160幅精美的中药图片。

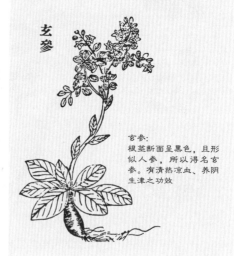

玄参

玄参
根茎断面呈黑色，且形似人参，所以得名玄参。有清热凉血、养阴生津之功效

《本草纲目》书名的由来

据说公元1578年，年届六旬的李时珍已经完成了《本草纲目》的编撰，但尚未确定书名。一天，他出诊归来，坐在桌前，一眼看到案头上摆着昨天读过的《通鉴纲目》，突然心中一动，立即提笔蘸饱了墨汁，在书稿的封面上写下了"本草纲目"四个字。流传于世数百年的中药巨著《本草纲目》就这样诞生了。

○中药五味的补泻原则

中药中所谓五味，是指药物有酸、苦、甘、辛、咸五种不同的味道，它们的治疗效果也不相同。

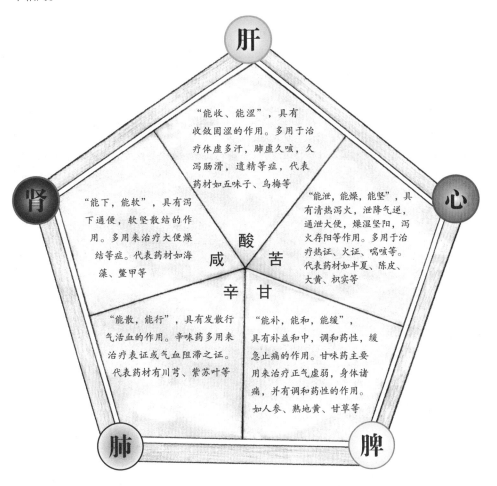

"能收、能涩"，具有收敛固涩的作用。多用于治疗体虚多汗，肺虚久咳，久泻肠滑，遗精等症，代表药材如五味子、乌梅等

"能泄，能燥，能坚"，具有清热泻火，泄降气逆，通泄大便，燥湿坚阳，泻火存阳等作用。多用于治疗热证、火证、喘咳等。代表药材如半夏、陈皮、大黄、枳实等

"能下，能软"，具有泻下通便，软坚散结的作用。多用来治疗大便燥结等症。代表药材如海藻、鳖甲等

"能散，能行"，具有发散行气活血的作用。辛味药多用来治疗表证或气血阻滞之证。代表药材有川芎、紫苏叶等

"能补，能和，能缓"，具有补益和中，调和药性，缓急止痛的作用。甘味药主要用来治疗正气虚弱，身体诸痛，并有调和药性的作用。如人参、熟地黄、甘草等

肝　心　脾　肺　肾

酸　苦　甘　辛　咸

李时珍和《本草纲目》

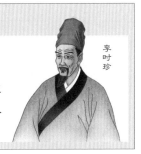

李时珍

李时珍（1518—1593），字东璧，湖北蕲州人。李时珍祖上世代行医，他在父亲的精心教导下，成为伟大的医学家、药物学家。一生著述颇丰，除《本草纲目》外，还著有《奇经八脉考》《濒湖脉学》《五脏图论》等十部著作。

○五味与四气

《素问·六节脏象论》中说："天食人以五气，地食人以五味。"五气由鼻吸入，藏于心、肺，使得面部五色明润光泽、音声能辨；五味则由口进入，藏于肠胃，以养五气（此指人类内在的气），气和而生，形成津液，滋润五脏，补精益髓，所以神气旺盛。故形体瘦弱者用气厚的药食温养，精血不足者用味厚的药食补益。后天营养充足，心神才能自然而生。

根据古书记载，五味是五脏精气之本，对五脏各有其利。远古名医岐伯表示：木气生酸味，火气生苦味，土气生甘味，金气生辛味，水气生咸味。而辛味主散，酸味主收，甘味主缓，苦味主坚，咸味主软。药物可以祛邪，五谷为给养，五果为辅助，五畜为增益，五菜为补充，故气味相合而服用，能达到补精益气的效果。此外，根据四季、五脏的不同，五味也会有所差异，且要与病症相配合才适宜。

由于五味是根本，故五脏精气受其影响。岐伯曾说："夫五味入胃，各归所喜。故酸先入肝，苦先入心，甘先入脾，辛先入肺，咸先入肾。久而增气，物化之常也。气增而久，夭之由也。"因此五味太过，会损伤五脏精气。只有五味调得得当，才能使骨正筋柔，气血流畅，肌理致密，精养骨气，进而达到延年益寿。根据古人养生原则，其圣人春夏养阳，秋冬养阴，以顺从四季阴阳变化的规律，调和体内阴阳而互为根本，如此阴阳二气便可常存。

气味阴阳

"气味阴阳"就是指药物的四气、五味和升降浮沉的阴阳属性。药有温、凉、寒、热之气，辛、甘、酸、苦、咸之味。还有升、降、浮、沉的区别，厚、薄、阴、阳之间的不同。其中，四气的热、温属阳；寒、凉属阴。五味里的辛、甘属阳；酸、苦、咸属阴。升、浮属阳；沉、降属阴。

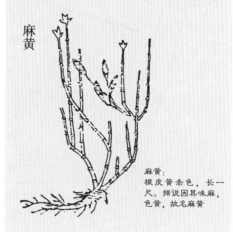

麻黄

麻黄：
根皮黄赤色，长一尺。据说因其味麻，色黄，故名麻黄

五味的宜忌

五味之气生成阴精，阴精又靠气化生成。五味太过会损伤形体，元气太过则耗损阴精。阴精能化生人体的元气，饮食五味太过又耗伤人体的元气。脏腑对五味的需求、适合性味、禁忌、过度食用所造成的不良影响等，可分为五欲、五宜、五禁、五走、五伤、五过来解释。

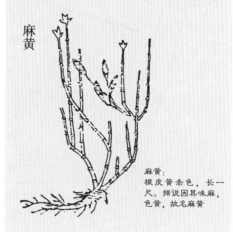

○五味与五脏、五行

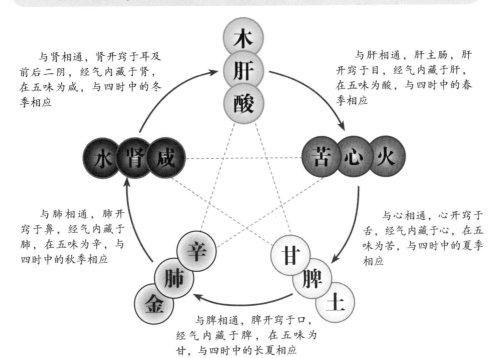

与肾相通，肾开窍于耳及前后二阴，经气内藏于肾，在五味为咸，与四时中的冬季相应

与肝相通，肝主肠，肝开窍于目，经气内藏于肝，在五味为酸，与四时中的春季相应

与肺相通，肺开窍于鼻，经气内藏于肺，在五味为辛，与四时中的秋季相应

与心相通，心开窍于舌，经气内藏于心，在五味为苦，与四时中的夏季相应

与脾相通，脾开窍于口，经气内藏于脾，在五味为甘，与四时中的长夏相应

○五味的五欲、五宜、五禁、五走、五伤、五过

五欲	五宜	五禁	五走、五伤	五过
肝欲酸	青色宜酸，肝病宜食麻、犬、李、韭	脾病禁酸，宜食咸：大豆、栗	酸走筋，过酸伤筋，筋病不宜多食酸，酸令人小便不畅	味过于酸，肝气去滋养，脾气乃绝，因此肉坚厚、皱缩且唇裂
心欲苦	赤色宜苦，心病宜食麦、羊、杏	肺病禁苦，宜食甜：麦、羊、杏	苦走骨，过苦伤气，骨病不宜多食苦，多食令人呕吐	味过于苦，脾气不能润泽，胃气便胀满留滞，因此皮肤枯槁而毛发脱落
脾欲甘	黄色宜甘，脾病宜食粳、牛、枣	肾病禁甘，宜食辛：黄黍、鸡、桃	甘走肉，过甘伤肉，肉病不宜多食甘，多食令人心中烦闷	味过于甘，令心气喘满，脸色黑，肾气不平，胃痛而毛发脱落
肺欲辛	白色宜辛，肺病宜食黄黍、鸡、桃	肝病禁辛，宜食甘：粳、牛、枣	辛走气，辛伤皮毛，气病不宜多食辛，多食令人辣心	味过于辛，筋脉阻绝，则精神耗伤，筋急而手足干枯
肾欲咸	黑色宜咸，肾病宜食大豆、栗	心病禁咸，宜食酸：麻、犬、李	咸走血，过咸伤血，血病不宜多食咸，多食令人渴	味过于咸，大骨之气劳伤，肌肉瘦削萎缩，心气抑郁不舒，血脉凝涩而变色

○君臣佐使，功效也有轻重之分

方剂就是治病的药方，是将几种药物配合起来，经过一定的方法制成丸散膏丹等多种剂型。方剂一般由君药、臣药、佐药、使药四部分组成，彼此相互配合、制约。一般的配置是君药一味，臣药二味，或君药一味，臣药三味，佐药五味，也可以君药一味，臣药二味，佐药九味。

中医讲，上药一百二十种为君，主养命以顺应上天，无毒，长期服用不伤人。想要轻身益气、延年益寿者以上经为本，如人参、枸杞、当归等皆是上药。中药一百二十种为臣，主养性以顺应人事，有的无毒，有的有毒，须斟酌服用。想要遏病、滋补，虚弱者以中经为本，如百合、黄连、麻黄等皆是中药。下药一百二十五种，为佐、使，主治病以顺应土地，大多有毒，不能长期服用。想要除寒热邪气、破积聚疗疾病者以下经为本，如大戟、附子皆是下药。

药物还有阴阳相配的属性，常见的药物有以下几种关系。

单行：单味药即能发挥预期效果，不需其他药辅助。如独参汤，只用人参一味药就能治疗元气大脱症。

相须：性能功效相类似的药物配合使用，这样疗效可以增强。如石膏配知母清热泻火的功效更好。

相使：在性能功效方面有某种共性的药物配合使用，单分一主一辅，能提高主药物的疗效。如黄芪与茯苓配合时，利水健脾的茯苓能增强黄芪补气利水的效果。

相畏：一种药物的毒性或副作用，能被另一种药物减轻或消除。如生半夏畏生姜，即生姜能减轻或消除生半夏的毒性。

相恶：一种药物能使另一药物的功效降低，甚至丧失药效。如人参恶萝卜，萝卜能削弱人参的补气作用。

相反：两种药物合用能产生毒性或副作用。

药方组方原则

药方组方原则最早源于《内经》。《素问·至真要大论》说："主病之谓君，佐君之谓臣，应臣之谓使。"李杲在《脾胃论》中再次申明："君药分量最多，臣药次之，使药又次之。不可令臣过于君，君臣有序，相与宣摄，则可以御邪除病矣。"

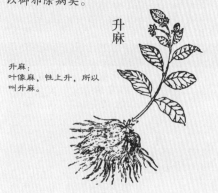

升麻

升麻：
叶像麻，性上升，所以叫升麻。

中药搭配的使用注意

李时珍："古方中多有用相恶、相反的；相须、相使同用的，此为用药的帝道。而相畏、相杀同用者，为用药的王道。相恶、相反同用者，是用药的霸道。"因此在中药的临床应用中，如果配伍得当，将会出现绝佳疗效。

○ 方剂中的 "君臣佐使"

君 是不可缺少的药物，针对主病或主症起主要治疗作用的药物

药力居方中之首，用量较大

臣 一是辅助君药加强对主症治疗效果的药物 | 二是针对兼病或兼症起治疗作用的药物

药力小于君药，比君药用量小

佐 一是佐助药，即协助君药和臣药加强治疗作用，或直接治疗兼证 | 二是佐制药，即用以消除或减缓君药或臣药的烈性或毒性 | 三是反佐药，能在治疗中起相成作用的与君药性味相反的药物

佐药的药力比臣药更弱，一般用量较轻

使 一是引经药，能引导方中诸药达到病灶的药物 | 二是调和药，能够调和诸药作用的药物

使药的药力较轻，用量也小

○ 药物的上中下品

主养命以顺应上天，无毒，长期服用不伤人。可用于轻身益气、延年益寿

君
上药
一百二十种

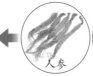
人参　枸杞　当归

主养性以顺应人事，有的有毒，须斟酌服用。可遏病、滋补，补虚弱

臣
中药
一百二十种

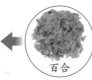
百合　黄连　麻黄

主治病以顺应土地，大多有毒，不能长期服用。可除寒热邪气、破积聚疗疾病

佐、使
下药
一百二十五种

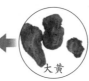
大黄　附子　夏枯草

○升降浮沉，用药须顺应四时

一般来说，药物的作用趋向可分升、降、浮、沉。升指上升，降指下降，浮指发散上行，沉指泄利下行。而药物可分升浮药与沉降药，前者上行而向外，具有升阳、发表、散寒等功效；后者下行而向内，具有潜阳、降逆、收敛、清热、渗湿、泻下的功效。凡阳性药物之气属于温热、味用于辛甘者，多有升浮作用，如麻黄、桂枝；而阴性药物之气属于寒凉，味用于苦酸者，多有沉降作用，如大黄、芒硝。

李时珍认为，酸、咸二味没有升的作用，甘、辛二味没有降的作用，寒无浮的作用，热无沉的作用，这是由各自的性质所决定的。治疗上升的病症，用气味咸寒的药物引之，就能使其沉而直达肚脐以下至骨盆的器官，包含肾、小肠、大肠、肝、膀胱等；治疗沉降的病症，用酒引之，就能使其上浮至头顶。此外，亦有药物同时具备升降的特性，例如根主升而梢主降，生主散而熟主降，升降虽是药物的固有属性，但也会因人们症状不同导致药物的使用部位与炮制有异。

金代医家李杲表示："药物的升、降、浮、沉、化可出现生、收、长、藏、成的反应，故服药应与四季相配合。"由于春季主升，夏季主浮，秋季主收，冬季主藏，土居中主化。所以味薄者升而生，气薄者降而收，气厚者浮而长，味厚者沉而藏，气平者化而成。如果人们补之以辛、甘、温、热以及气味薄者，就能助春夏之升浮，同时也是泻秋冬收藏的药物。如果补之以酸、苦、咸、寒以及气味厚的，就能助秋冬之降沉，同时也是泻春夏生长的药物。

升降浮沉

升降浮沉是指中药作用于人体的四种趋向。其中，升是指提升、上升；降是指下降、降逆；沉是指内行泄利；浮是指外行发散。解表、散寒、升阳的中药，其药性均属升浮并具有上行向外作用；清热、泻下、利水、收敛、降逆的中药，其药性属沉降并具有下行向内作用。

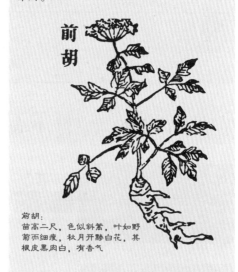

前胡

前胡：
苗高二尺，色似斜蒿，叶如野菊而细瘦，秋月开黪白花，其根皮黑肉白，有香气

影响药性的因素

影响药性升降浮沉的主要因素是炮制和配伍。例如，药物用酒炒则升，姜汁炒则散，醋炒则收敛，盐水炒则下行。在复方配伍中，药性升浮的药物在和较多药性沉降药配伍时，其升浮之性会受到一定的制约。反之，药性沉降的药物也会受到较多的属性升浮的药物的制约。

○中药的升降浮沉

	升	浮	沉	降
本义	指上升、提升	指外行发散	指内行泄利	指下降、降逆
性味	凡是温性、热性及味辛、味甘的中药，大多为升浮性中药		凡是凉性、寒性及苦味、酸味、咸味的中药，大多为沉降性中药	
功效	具有解表、散寒、升阳作用的中药，均药性升浮并具有上行向外的作用		具有清热、泻下、利水、收敛、降逆作用的中药，药性都属于沉降并具有下行向内的作用	
对症	病势下陷的，应使用药性升浮的药物		病势逆上的，应使用药性沉降的药物	

○四季的用药选择

《神农本草经》上记载："四时用药要先顺应时令，不能杀伐天地间的祥和之气，故药物的升、降、浮、沉要顺应其气。"

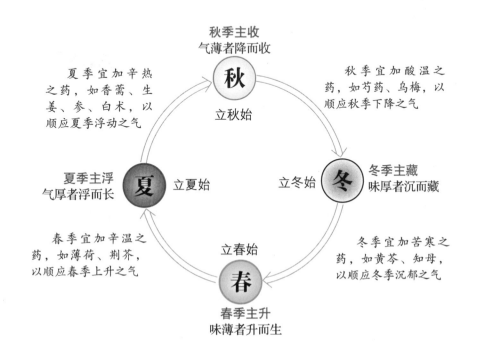

秋季主收
气薄者降而收

夏季宜加辛热之药，如香薷、生姜、参、白术，以顺应夏季浮动之气

秋季宜加酸温之药，如芍药、乌梅，以顺应秋季下降之气

秋 立秋始

夏季主浮
气厚者浮而长

夏 立夏始 立冬始 冬

冬季主藏
味厚者沉而藏

春季宜加辛温之药，如薄荷、荆芥，以顺应春季上升之气

立春始

冬季宜加苦寒之药，如黄芩、知母，以顺应冬季沉郁之气

春

春季主升
味薄者升而生

○优劣鉴别，眼鼻手口四大法

现在市面上中药材的质量可谓良莠不齐，以假乱真者有之，以次充好者有之，商家可以从中谋取利益，但对于患者来说这将会直接影响临床应用的效果和生命安全，因此学会如何鉴别中药材十分重要。

手触

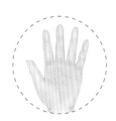

手摸法。以手感受药材的软硬。例如盐附子质软，而黑附子则质地坚硬。

手捏法。以手感受药材的干湿、黏附性等。例如天仙子手捏有黏性，土茯苓手捏有弹性等。

手掂法。以手感受药材的轻重、疏松或致密。例如荆三棱坚实体重而泡三棱则体轻。

口尝

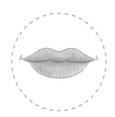

药材亦可透过"味感"来鉴别，直接放入口中品尝吃食，用舌头稍微感觉，或是咀嚼，或用水浸泡过后喝汁液的味道。味分为辛、甘、酸、苦、咸五味，如山楂的酸、黄连的苦、甘草的甜等。不过，以此鉴别药材应特别小心，避免误尝有毒药物而中毒！

鼻嗅

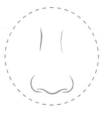

直接鼻嗅法。将草药靠近鼻子来闻它的气味。例如薄荷的香、阿魏的臭等。

蒸气鼻嗅法。将草药放在热水中浸泡，闻它透过蒸气所散发出来的气味。例如犀角有清香而不腥，水牛角则略有腥气。

搓揉鼻嗅法。由于有些草药的气味微弱，所以可以将其搓揉后再闻味道。例如鱼腥草的腥味、细辛的清香味等。

眼观

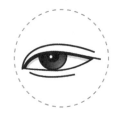

观察表面。药材因药用部位不同，其外形特征亦会有所差异。如根类药材多为圆柱形或纺锤形，皮类药材则多为卷筒状。

观察颜色。透过药材颜色分辨药材的品种、产地和质量。例如黄连颜色要黄、丹参颜色要红、玄参颜色偏黑等。

观察断面。许多药材的断面都有明显特征，可透过观察断面来辨别药材。例如黄芪的折断面纹理呈菊花心样；杜仲在折断时，则会出现胶状的黏稠细丝等。

观察质地。观察药材的软硬或质地，如较黏、较粉等。

○ 煎煮服用小常识

煎药给药法在中医历史上得到了最广泛的应用，它已有两千多年的历史。煎药的目的是把药物中的有效成分，经过物理、化学作用（如溶解、扩散、渗透和脱吸附等）转入汤里。煎煮药材时，其用具、水质、温度、时间和次数都有一定的规矩和讲究。

▶ 用具

中药汤剂的质量与煎药的器具有着密切的关系。目前以砂锅煎煮的质量比较好，砂锅的材质稳定，不会与药物成分发生化学反应，这是使用铁锅或铜锅做不到的。此外，也可以用陶瓷锅、不锈钢锅和玻璃容器等。

▶ 用水

煎药首先要注意的是水质，现在多用自来水，甚至是山泉水来熬药，其实只要水质洁净就可以了。在煎药之前，要先把水放到至少没过药物，然后依药材的药性不同再调整水量。不要用矿泉水来熬煮中药，因为矿泉水硬度较高，会减弱中药药效。

▶ 时间

由于药性不同，煎煮的时间也长短不一。一般的药用文火煎30分钟就可以了，但是发汗药、挥发性药（如感冒药）只需要煎煮20分钟（约在水沸腾后，再煮5分钟左右）即可，避免药效挥发散去。有些有毒性的药物，要先煎20～30分钟，让它的毒性减弱。如果是矿物类的药物，就要先打碎再煎。

▶ 次数

中药汤剂，每剂一般需煎两次，第一次的药液称"头汁"，第二次称"二汁"，两次的药汁要去渣混合，之后再平均分数次服用，这样可以让药汁的浓度相同，保障药效。煎头汁前，水应浸没药材2～3厘米为宜；而煎二汁时，水可适当减少一些。此外，针对较难煎出有效成分的药材，则需煎至3次才能析出药效。

▶ 温度

煎药时的温度，是使药材析出有效成分的重要因素。煎药前，先用冷水将中药浸泡15分钟，药性可以渗透进水中。先以大火煮沸之后，再转成中火或小火熬，这样可以让药物的有效成分慢慢析出，药性也不会被破坏。煎药时不要常常打开锅盖查看，以避免有效成分的流失。花叶类的药材可以直接用热水冲泡，但是其他药材还是需要先煎煮，否则难以解析出药材的药性。火候也要依据不同药性而调整，有芳香的药物，要用武火急煎，煮沸1～2次就可以服用；质地厚重、不容易煮出汁的根茎类药物，要用文火久煎。

○中药使用禁忌

▶ 中药配伍禁忌

某些药物因组方后可发生相反、相恶的关系，使彼此的药效降低，甚至引起毒副反应。《本经·序例》指出："勿用相恶、相反者。"相恶配伍可使药物某些方面的功效减弱，但也是一种可以利用的配伍关系，并非绝对禁忌。而"相反为害，深于相恶"，是指相反的药物一起使用可能会危害健康，甚至危及生命。故相反的药物原则上禁止配伍应用。

▶ 孕妇用药禁忌

某些药物具有损害胎元以致堕胎的不良反应，所以应作为妊娠禁忌的药物。根据药物对于胎元损害程度的不同，一般可分为慎用与禁用两大类。慎用的药物包括通经祛瘀、行气破滞及辛热滑利之品，如桃仁、红花、牛膝、大黄、枳实、附子、肉桂、干姜、木通、冬葵子、瞿麦等；而禁用的药物是指毒性较强或药性猛烈的药物，如巴豆、牵牛、大戟、商陆、麝香、三棱、莪术、水蛭、斑蝥、雄黄等。凡禁用的药物绝对不能使用，慎用的药物可以根据病情需要斟酌使用。

▶ 服药期间饮食禁忌

在服药期间，一般应忌食生冷、油腻、腥膻、有刺激性的食物。此外，根据病情的不同，饮食禁忌也有区别。如热性病，应忌食辛辣、油腻、煎炸性食物；寒性病，应忌食生冷食物、清凉饮料等；胸痹患者应忌食肥肉、脂肪、动物内脏及烟、酒等；肝阳上亢头晕目眩、烦躁易怒等应忌食胡椒、辣椒、大蒜、白酒等辛热助阳之品；黄疸胁痛应忌食动物脂肪及辛辣烟酒刺激之物；脾胃虚弱者应忌食油炸黏腻、寒冷固硬、不易消化的食物；肾病水肿应忌食盐、碱过多的和酸辣太过的刺激性食物；疮疡、皮肤病患者，应忌食鱼、虾、蟹等腥膻发物及辛辣刺激性食物。

中药禁忌

中药的作用最注重的是对症，而且使用的药量和搭配都是有一定标准的，要遵照医嘱来使用。如果随意更改组方或者改变使用的量，不仅会影响药效，甚至可能会引起不良反应或中毒。因此，在使用中药时，要注意中药的配伍禁忌、服法用量、饮食禁忌等诸多方面。

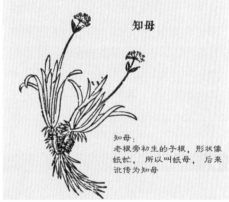

知母

知母：
老根旁初生的子根，形状像蚳蛇，所以叫蚳母，后来讹传为知母

中药不可过量使用

虽然中药都是天然成分，但绝不能因此而认为中药没有不良反应，是绝对安全的。有些中药是有毒的，如果过量使用会引起中毒，甚至危及生命。有一些中药虽然没有毒性，但大剂量使用后可能会产生不良反应。因此，中药的使用一定要遵循医嘱，不能随便改变剂量。

○ "十八反"和"十九畏"

某些药物合用会产生剧烈的毒副作用或降低和破坏药效，因而应该避免配合应用。

目前医药界共同认可的配伍禁忌，有"十八反"和"十九畏"。

十八反歌谣	十八反
本草明言十八反， 半萎贝蔹及攻乌。	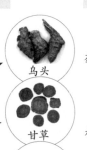乌头 → 乌头与半夏、瓜蒌、川贝母、白蔹、白及相反。
藻戟遂芫俱战草，	甘草 → 甘草与海藻、大戟、甘遂、芫花相反。
诸参辛芍叛藜芦。	藜芦 → 藜芦与人参、丹参、玄参、南沙参、苦参、细辛、芍药相反。

十九畏歌谣	十九畏
硫黄原是火中精，朴硝一见便相争。	硫黄畏朴硝
水银莫与砒霜见，狼毒最怕密陀僧。	水银畏砒霜，狼毒畏密陀僧
巴豆性烈最为上，偏与牵牛不顺情。	巴豆畏牵牛
丁香莫与郁金见，牙硝难合京三棱。	丁香畏郁金，牙硝畏三棱
川乌草乌不顺犀，人参最怕五灵脂。	川乌、草乌畏犀角，人参畏五灵脂
官桂善能调冷气，若逢石脂便相欺。	官桂畏石脂。
大凡修合看顺逆，炮爁炙煿莫相依。	

服药中的饮食禁忌

服用清内热的中药，不宜食用热性食物；服温中类药治疗寒证，应禁食生冷食物；甘草、黄连、桔梗、乌梅忌猪肉；薄荷忌鳖肉；茯苓忌醋；天冬忌鲤鱼；荆芥忌鱼、蟹、河豚、驴肉；白术忌大蒜、桃、李等。

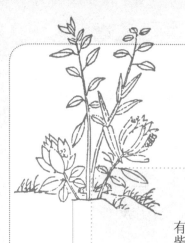
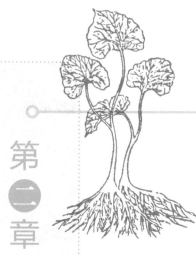

第二章 解表篇

解表药指能疏肌解表、促使发汗，用以发散表邪、解除表证的药物，也叫发表药。根据其药性和主治的差异，把它分为发散风寒药和发散风热药两类。发散风寒药药性多辛温，所以又称辛温解表药，适用于风寒表证，代表药物有麻黄、荆芥、防风等；发散风热药药性多辛凉，所以又称辛凉解表药，适用于风热表证，代表药物有柴胡、香薷、牛蒡、薄荷、菊花等。

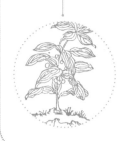

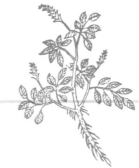

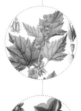

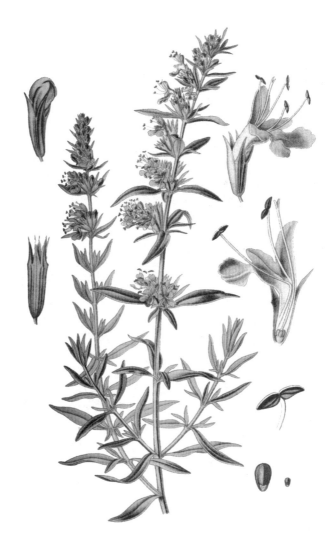

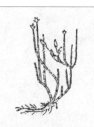

发汗解表第一药

麻黄

草部·隰草类　　发散风寒药

【功效】祛邪热气，止咳逆上气，除寒热，破症坚积聚。

又名：龙沙、卑相、卑盐，始载于《神农本草经》。根皮黄赤色，长一尺。有人说因其味麻，色黄，故名麻黄，但没有查证。

|药用部分|

○麻黄茎

修治：陶弘景：折去节根，水煮十余沸，用竹片掠去水面上的沫。因为沫令人烦，根节能止汗。

性味：味苦，性温，无毒。

李时珍：麻黄微苦而辛，性热而扬。僧继洪说，中牟有生长麻黄之地，冬日不积雪，因它泄内阳之故。因此，过用麻黄会泄真气。由此可知麻黄性热。服用麻黄出汗不止的，用冷水浸头发，仍用扑法即止。凡是服用麻黄，须避风一日，不然病会复发。凡是使用麻黄，应佐以黄芩，就不会眼赤。

主治：治中风伤寒头痛，温疟，发表出汗，祛邪热气，止咳逆上气，除寒热，破症坚积聚。（出自《神农本草经》）

治五脏邪气缓急，风胁痛，止好睡，通腠理，解肌，泄邪恶气，消赤黑斑毒。麻黄不可多服，多服令人虚。（出自《名医别录》）

治身上毒风，皮肉不仁，主壮热温疫，山岚瘴气。（甄权）

通九窍，调血脉，开毛孔皮肤。（出自《日华子诸家本草》）

散赤目肿痛，水肿风肿，产后血滞。（李时珍）

○麻黄根、节

性味：味甘，性平，无毒。

主治：能止汗，夏季杂粉扑之。（陶弘景）

止汗，实表气，固虚，消肺气、梅核气。（出自《滇南本草》）

[发明]李时珍：麻黄发汗，而麻黄根节止汗，事物之妙，不可测度。自汗有风湿、伤风、气虚、血虚、脾虚、阴虚、胃热、中暑诸证，都可随证使用。当归六黄汤加麻黄根，治疗盗汗尤其好。因为它性行周身肌表，故能引诸药至卫分而固腠理。历代本草只知道用扑法，而不知道服用的效果更好。

|百草堂|

苏颂：荥阳、中牟所产的为好。春生苗，至夏五月则长及一尺以上。梢上有黄花，结实如百合瓣而小，也似皂荚子，味甜，微有麻黄气，外皮红，里仁子黑。根紫赤色。俗说有雌雄二种：雌的三月、四月开花，六月结子。雄的没有花，不结子。立秋后收茎阴干备用。

使用禁忌

由于麻黄发汗力较强，故表虚自汗或阴虚盗汗，由于肾不纳气的虚喘者均应慎用。肺虚作喘、外感风热、痈、疽等症，均不可用麻黄。

|形态特征|

　　草本状灌木，高20～40厘米，木质茎匍匐卧于土中，小枝直伸或微曲，绿色，长圆柱形，细纵槽纹不明显，梢上有黄花，成鳞球花序，通常雌雄异株，结实如百合瓣而小，味甜。种子外皮红，里仁子黑红色或灰褐色，表面有细皱纹。根紫赤色。

茎

[性味]味苦，性温，无毒

[主治]治中风伤寒头痛，温疟

根、节

[性味]味甘，性平，无毒

[主治]能止汗

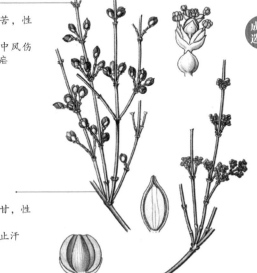

成品选鉴

表面黄绿色，触之微有粗糙感。体轻，质脆，易折断，断面略呈纤维性，髓部红棕色，近圆形。气微香，味涩、微苦

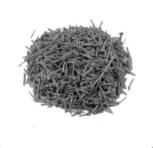

|实用妙方|

● 流行热病，初起一二日的：用麻黄（去节）一两，加水四升煎至半干，去渣留汁，加米及豉，煮成粥。先用热水洗完澡，然后喝粥，盖被取汗，汗出即愈。

● 一身面目黄肿、脉沉、小便不利，用甘草麻黄汤：用麻黄四两，加水五升煮，去沫，再加甘草二两，煮成三升。每服一升。盖厚被让出汗。不汗，须再次服药。注意避风寒。

● 风痹冷痛：用麻黄（去根）五两、桂心二两，共研为末，加酒二升，以慢火熬成糖稀。每服一匙，热酒调下，汗出见效。注意避风。

●中药趣味文化●

麻黄的由来

秦代，有个挖药的老人，收了一个徒弟。这个徒弟很是狂妄，才学会一点儿皮毛，就看不起师父了，自立了门户独自卖药。因学艺不精，没过几天，他就用"无叶草"治死了一个人，被判刑三年。出狱后，他找到师父认错，表示痛改前非。师父见他有了转变，这才把他留下。从此之后，徒弟再用"无叶草"时就十分小心了。因为这种草给他惹过麻烦，就起名叫作"麻烦草"，后来又因为这草的根是黄色的，才又改叫"麻黄"。

朝含三片姜，不用开药方

生姜

又名：姜根、百辣云，宜在微湿沙地种植。许慎的《说文解字》中把姜称为"御湿之菜"。

【功效】治嗽温中，治胀满、霍乱不止、腹痛、冷痢。

菜部·荤辛类　　发散风寒药

🐚 |药用部分|

○根茎

性味：味辛，性温，无毒。

陈藏器：生姜性温，要热则去皮，要冷则留皮。

徐之才：与秦椒相使。解半夏、莨菪毒。恶黄芩、黄连。

李时珍：长期吃姜，易积热伤眼。凡是有痔疮的人多吃姜和酒，立刻就会发作。患痈疮的人多吃姜，会长恶肉。

主治：归五脏，除风邪寒热，伤寒头痛鼻塞，咳逆气喘，止呕吐，祛痰下气。（出自《名医别录》）

去水胀，疗时令外感咳嗽。与半夏同用，治胃脘部急痛。捣汁与杏仁煎服，治急痛气实，心胸拥膈，冷热气。捣汁调蜜服，治中暑呕吐不能下食。（甄权）

散烦闷，开胃气。（孟诜）

久服去臭气，通神明。（出自《神农本草经》）

能破血调中，去冷气。姜汁能解药毒。（陈藏器）

除壮热，治痰喘胀满，冷痢腹痛，转筋胸闷，去胸中臭气、狐臭，杀腹内寄生虫。（张鼎）

解菌蕈等各种菌毒。（吴瑞）

姜生用发散，熟用和中。能解吃野禽中毒而致的喉痹。浸汁点眼，可治红眼病。捣汁与黄明胶同熬，贴风湿疼痛，效

果很好。（李时珍）

○干姜

性味：味辛，性温，无毒。

主治：治嗽温中，治胀满、霍乱不止、腹痛、冷痢、血闭。病人虚而冷，宜加用。（甄权）

姜屑和酒服，治偏风。（孟诜）

干生姜为肺经气分之药，益肺。（王好古）

[名医验案] 李时珍：姜味辛而不荤，能祛邪辟恶。生吃，熟食，或用醋、酱、糟、盐、蜜煎后调和，无所不宜。既可做蔬菜、调料，又可入药，可做果脯，用途非常广泛。凡是早上外出或者走山路，都宜口含一块生姜，不犯雾露清湿之气及山岚不正之邪。

🈷 |百草堂|

李时珍：生姜宜种在微湿沙地中。四月取母姜栽种，五月就长出苗，像初生的嫩芦，只是叶稍宽像竹叶，对生，叶也辛香。秋季前后新芽迅速长出，像列指状。此时的嫩姜采食无筋，称为子姜。秋分后次之，下霜后姜就老了。姜性恶湿而畏日，所以秋天很热就不会长了。

使用禁忌

凡阴虚火旺、目赤内热者，或患有痈肿疮疖、胃溃疡、胆囊炎、肾盂肾炎、痔疮者，都不适合长期食用生姜。夏季天气炎热时不可多吃。

🌸|形态特征|

多年生草本，高40～100厘米，根茎肉质，肥厚，扁平，有芳香和辛辣味。叶互生，两列，无柄，有长鞘，基部狭，先端渐尖，平滑无毛。花茎自根茎抽出，花柱单生丝状，花序穗状椭圆形，花冠绿黄色。种子黑色。

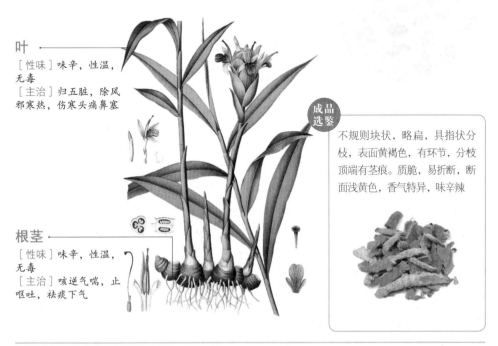

叶

[性味]味辛，性温，无毒

[主治]归五脏，除风邪寒热，伤寒头痛鼻塞

根茎

[性味]味辛，性温，无毒

[主治]咳逆气喘，止呕吐，祛痰下气

成品选鉴

不规则块状，略扁，具指状分枝，表面黄褐色，有环节，分枝顶端有茎痕。质脆，易折断，断面浅黄色，香气特异，味辛辣

🍵|实用妙方|

●胃虚风热：取姜汁半杯，生地黄汁少许，加蜜一匙、水二合，调匀服。

●干呕：频嚼生姜即可。

●伤寒汗后，胃阳虚弱：生姜、黄芩、人参（去芦）、干姜（炮）各二钱；半夏、黄连、大枣（三枚），水二盅，煎至一盅，不拘时服。

●湿热发黄：用生姜随时擦身，加茵陈蒿擦，效果更好。盖厚被让出汗。不汗，须再次服药。注意避风寒。

●中各种药毒：饮生姜汁可解。

●刀斧伤：生姜嚼烂敷伤处。

●两耳冻疮：用生姜自然汁熬膏涂搽。

●中药趣味文化●

神农和生姜

据说"生姜"是神农氏发现并命名的。一次，神农氏在山上采药，误食了一种毒蘑菇，肚子疼得像刀割一样，晕倒在一棵树下。等他苏醒过来时，发现自己躺倒的地方有一丛尖叶子青草，香气浓浓的。原来是它的气味使自己苏醒过来的。神农氏拔了一棵，挖出它的根茎放在嘴里嚼，又香又辣又清凉。过了一会儿，身体全好了。他想这种草能够起死回生，要给它取个好名字。因为神农姓姜，他就把这尖叶草取名"生姜"。

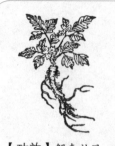

帮助身体抵御风邪的屏障

防风

【功效】解表祛风，胜湿，止痉。

草部·山草类　　发散风寒药

又名：铜芸、茴芸、茴草、屏风。防，是御的意思。它的作用以治风为要，所以叫防风。称芸、茴，是因为它的花外形像茴香，气味像芸蒿。

🐢|药用部分|

○防风根

性味：味甘，性温，无毒。

张元素：防风味辛而甘，性温，气味俱薄，浮而升，属阳，是手、足太阳经的本药。

王好古：防风又行足阳明、太阴二经，为肝经气分药。

李杲：防风能制约黄芪，黄芪配上防风同用，其功效愈大，这是相畏相使的配伍。

徐之才：防风与葱白同用，能行全身气血；与泽泻、藁本同用，能治风病；与当归、芍药、阳起石、禹余粮同用，能治疗妇人子宫虚冷。防风畏草薢，能解附子毒，恶藜芦、白敛、干姜、芫花。

主治：主大风，恶风头痛眩晕及风邪所致的视物不清，风行周身，骨节疼痛，烦满，久服身轻。（出自《神农本草经》）

疗胁痛，肝风，头风，四肢挛急，破伤风。（出自《名医别录》）

治三十六种风病，男子一切劳伤，能补中益神，治疗目赤肿痛，遇风流泪及瘫痪，通利五脏关脉，治五劳七伤，赢损盗汗，心烦体重，能安神定志，匀气脉。（出自《日华子诸家本草》）

治上焦风邪，泻肺实，散头目中滞气，经络中留湿。主上部出血证。（张元素）

○防风叶

主治：中风出热汗。（出自《名医别录》）

○防风花

主治：治四肢拘急，不能走路，经脉虚赢，骨节间痛，心腹痛。（甄权）

○防风子

主治：治风证力强，可调配食用。（苏恭）

[发明] 李杲：防风治周身疼痛，药效较弱，随配伍引经药而至病所，是治风药中的润剂。如果补脾胃，非防风引用不可。凡项背强痛，腰痛不能转身，为手足太阳症，正应当用防风。病人身体拘挛者，属风邪所致，各种疮痈见此症也须用防风。

🌿|百草堂|

李时珍：江淮一带所产的大多是石防风，生长在山石之间。二月采其嫩苗做菜，味辛甘而香，称作珊瑚菜。它的根粗、外形丑，子可做种子。吴绶说，凡入药以黄色润泽的防风为好，白的多沙条，不好用。

苏颂：现在汴东、淮浙各州郡都有防风生长。

使用禁忌

血虚痉急或头痛不因风邪者忌服。二便秘涩、气升作呕、火升发嗽、阴虚盗汗、阳虚自汗等病禁用。恶干姜、藜芦、白敛、芫花。

🌿 |形态特征|

多年生草本，高30~80厘米，全草无毛。根呈长圆柱形，粗壮有分枝，淡黄色，茎单生。叶丛生，有扁长形叶柄，叶片卵形或长圆形，花在茎和分枝顶端，多数为伞形花序，花瓣倒卵形，白色。果实狭圆形或椭圆形，9~10月可采摘。

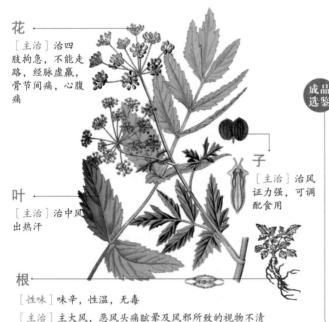

花 ————
[主治] 治四肢拘急，不能走路，经脉虚赢，骨节间痛，心腹痛

叶 ————
[主治] 治中风出热汗

根 ————
[性味] 味辛，性温，无毒
[主治] 主大风，恶风头痛眩晕及风邪所致的视物不清

子
[主治] 治风证力强，可调配食用

成品选鉴

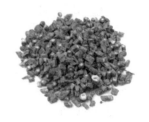

表面黄棕色有裂隙，断面有棕色坏。质松而软，易折断，条粗壮、皮细而紧、无毛头、中心色淡黄，气微香，味微甘者为佳

🫕 |实用妙方|

● 自汗不止：防风（去芦）研为末，每次用浮小麦煎汤送服二钱。又方：防风用麸炒过，用猪皮煎汤送服。注：芦头是指接近根部的叶柄残基。

● 盗汗：防风二两、川芎一两、人参半两，共研为末，每次服三钱，临睡时服。

● 偏正头痛：防风、白芷各等份，研为末，用蜜调制成弹子大的丸子。每次嚼服一丸，用清茶送服。

● 中药趣味文化 ●

防风与大禹治水的故事
相传古时大禹治水，会诸侯于会稽，论功行赏。防风氏途中因治水耽搁，到达会稽时迟了一天。大禹认为防风氏居功自傲，看不起自己，一怒之下，杀了他。防风氏死时，脑中喷出一股股白色的液体，散落在山间。后来当地乡民因为治水，多数都得了风寒病。有病人梦见防风氏指引他们去采摘山里的一种草治病。醒后他们找到并服用了这种草之后，风寒病就好了。他们认为这是防风氏留下的冤魂神草，所以就叫它"防风"。

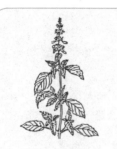

流行感冒，不用烦恼

荆芥

【功效】解表祛风，理血散瘀，止痛安神。

草部·芳草类　发散风寒药

又名：姜芥、假苏、鼠蓂。据《吴普本草》载，荆芥叶细像落藜，蜀地人生食。之所以叫它苏、姜、芥，都是因它的气味辛香，像苏、姜、芥。

🐛 |药用部分|

○荆芥茎、穗

性味：味辛，性温，无毒。

孟诜：当做菜长期食用，可引发消渴，熏扰五脏之神。反驴肉、无鳞鱼。

主治：主寒热鼠瘘，瘰疬生疮，并能破气，下瘀血，除湿痹。（出自《神农本草经》）

单用治恶风贼风，口面㖞斜，周身麻痹，心气虚健忘，能益力添精，辟邪毒气，通利血脉，补五脏不足之气。（甄权）

主血劳，风气壅满，背脊烦疼，以及阴阳毒之伤寒头痛，头旋目眩，手足筋急。（陈士良）

利五脏，消食下气，醒酒。做菜食用，生、熟都可，也可以煎汤代茶饮。用豉汁煎服，治突然患伤寒，能发汗。（出自《日华子诸家本草》）

治妇人血风以及疮疥的要药。（苏颂）

产后中风身强直，将其研末用酒送服。（孟诜）

祛邪，除劳渴出虚汗，将其煮汁服用。捣烂用醋调，外敷疔肿肿毒。（陈藏器）

散风热，清头目，利咽喉，消疮肿，治项强，眼花以及疮肿，吐血衄血，下血血痢，崩中痔漏。（李时珍）

荆芥穗，上清头目诸风，止头痛，明目，解肺、肝、咽喉热痛，消肿，除诸毒，发散疮痛。治便血，止女子暴崩，消风热，通肺气鼻窍塞闭。（出自《滇南本草》）

[发明]李时珍：荆芥入足厥阴经气分，擅于祛风邪，散瘀血，破结气，消疮毒。因厥阴属风木，主血，相火寄于肝，所以荆芥为风病、血病、疮病的要药。又说：荆芥反鱼蟹河豚的说法，本草医方中并没有说到，然而在民间书中往往有记载。据李延飞《延寿书》中说，凡是吃一切没有鳞甲的鱼，忌吃荆芥。如果吃了黄鳝后再吃荆芥，会使人吐血，唯有地浆可以解。与蟹同吃，可以动风。

张元素：荆芥辛苦，气味都薄，浮而升，为阳。

📖 |百草堂|

李时珍：荆芥原是野生，因现在多为世人所用，所以栽种的较多。二月份播下种子，长出的苗茎方叶细，像扫帚叶而窄小，为淡黄绿色。八月开小花，作穗状花房，花房像紫苏房。花房里有细小的子，像葶苈子一样，色黄赤，连穗一同采收入药用。

使用禁忌

病人表虚有汗者忌之；血虚寒热而不因于风湿风寒者勿用；阴虚火炎面赤，因而头痛者不宜使用。凡服荆芥风药，忌食鱼，久服则动渴疾。

✿|形态特征|

一年生草本，有香气。茎方柱形，长50～80厘米，被短柔毛，基部略带紫色，上部多分枝。叶对生，呈羽状深裂，裂片条形或披针形，两面被柔毛，下面具腺点。花冠穗状，长2～9厘米，浅红紫色，花瓣较小。果实三棱形，棕褐色，表面光滑。

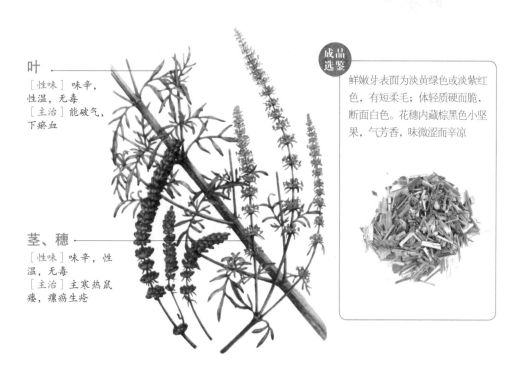

叶
[性味] 味辛，性温，无毒
[主治] 能破气，下瘀血

茎、穗
[性味] 味辛，性温，无毒
[主治] 主寒热鼠瘘，瘰疬生疮

成品选鉴

鲜嫩芽表面为淡黄绿色或淡紫红色，有短柔毛；体轻质硬而脆，断面白色。花穗内藏棕黑色小坚果，气芳香，味微涩而辛凉

🍵|实用妙方|

●头项风强痛：在八月后以荆芥穗做枕以及铺于床头下，立春后去掉。

●风热头痛：用荆芥穗、石膏等份研为末。每次用茶水调服二钱。

●中风口噤，用荆芥散：将荆芥穗研为细末，用酒送服二钱。

●脚丫湿烂：取荆芥叶捣烂外敷。

033

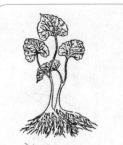

不再鼻塞流涕，还你畅快呼吸

细辛

【功效】祛风散寒，通窍止痛，温肺化饮。

草部•山草类　　发散风寒药

又名：小辛、少辛。苏颂说，华州产的真细辛，根细而味极辛，所以称之为细辛。《名医别录》中记载，细辛生于华阴山谷，二月、八月采根阴干。

|药用部分|

○细辛及根茎

修治：雷敩：凡使细辛，切去头、土，用瓜水浸一夜，晒干用。必须将双叶的拣去。

性味：味辛，性温，有小毒。

徐之才：与曾青、枣根相使。与当归、芍药、白芷、川芎、丹皮、藁本、甘草同用，治妇科疾病；与决明子、鲤鱼胆、青羊肝同用，治目痛。细辛恶黄芪、狼毒、山茱萸。忌生菜、狸肉。畏消石、滑石。反藜芦。

主治：治咳逆上气，头痛脑动，关节拘挛，风湿痹痛死肌。久服明目利九窍，轻身延年。（出自《神农本草经》）

能温中下气，破痰利水道，开胸中滞结，除喉痹、鼻息肉，治鼻不闻香臭，风痫癫疾，下乳结，治汗不出，血不行，能安五脏，益肝胆，通精气。（出自《名医别录》）

治头面风痛。（出自《本草衍义》）

润肝燥，治督脉为病，脊强而厥。（王好古）

添胆气，治咳嗽，去皮风湿痒，疗见风流泪，除齿痛，血闭，妇人血沥腰痛。（甄权）

主风寒湿头疼，痰歇气壅。（出自《本草通玄》）

含之，能去口臭。（陶弘景）

治口舌生疮，大便燥结，起目中倒睫。（李时珍）

治咳，消死肌疮肉，胸中结聚。（出自《日华子诸家本草》）

[发明] 李时珍：气厚者能发热，为阳中之阳。辛温能散，所以各种风寒、风湿、头痛、痰饮、胸中滞气、惊痫者，适宜使用。口疮、喉痹、齿痛等病用细辛，取其能散浮热，则火郁亦能发之。辛能泄肺，所以风寒咳嗽上气者，也能用。辛能补肝，所以胆气不足，惊痫眼目等疾病，宜用。辛能润燥，所以能通少阴经及耳窍，便涩的人宜用。

|百草堂|

《名医别录》：细辛生于华阴山谷，二月、八月采根阴干。

李时珍：能乱细辛的，不止杜衡，应从根苗、色味几方面来仔细辨别。叶像小葵，柔茎细根，直而色紫，味极辛的是细辛。叶像马蹄，茎微粗，根弯曲而呈黄白色，味也辛的是杜衡。叶像小桑，根像细辛，微粗长而呈黄色，味辛而有臊气的是徐长卿。

使用禁忌

凡病内热而火生炎上，上盛下虚，气虚有汗，血虚头痛，阴虚咳嗽，法皆禁用。风热阴虚禁用。恶狼毒、山茱萸、黄芪。畏滑石、消石，反藜芦，忌生菜。

图说经典《本草纲目》

🌿 |形态特征|

多年生草本，根茎直立或横走，细长芳香，顶部有分枝。叶片心形或卵状心形，先端渐尖，有短毛，基部呈心形，仅脉上被毛。花单生，从两叶间抽出，贴近地面，通常紫黑色，管钟状。果实接近球状，长10～15毫米，六月成熟。

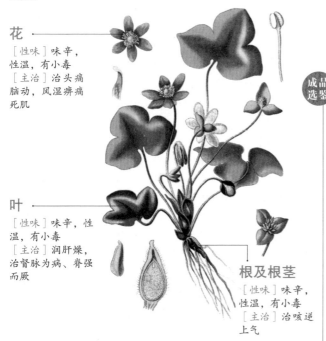

花
[性味]味辛，性温，有小毒
[主治]治头痛脑疼，风湿痹痛死肌

叶
[性味]味辛，性温，有小毒
[主治]润肝燥，治督脉为病、脊强而厥

根及根茎
[性味]味辛，性温，有小毒
[主治]治咳逆上气

成品选鉴

表面灰黄色，平滑或具纵皱纹，质脆易折断，断面黄白色。有的可见花果，花钟形，暗紫色，果实半球形。气辛香，味辛辣、麻舌

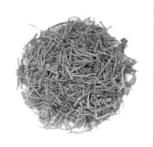

🪨 |实用妙方|

现代研究表明细辛有一定毒性，用量不宜过大，入汤剂1～3克为宜，若入散剂0.5～1.0克为宜。

- 中风突然昏倒，不省人事：用细辛末吹入鼻中。
- 小儿口疮：细辛末用醋调，贴敷肚脐。

- 虚寒呕哕，饮食不下：细辛去叶半两，丁香二钱半，共研为末，每次用柿蒂汤送服一钱。

- 各种耳聋，用聪耳丸：将细辛末溶在黄蜡中，团成鼠屎大小丸，棉裹一丸塞耳中。须戒怒气。

● 中药趣味文化 ●

"和尚仙"与细辛汤

很久以前，有一个和尚，他在修行期间一面云游四海，一面行医治病。后来还俗之后，他开了一家医馆，免费给穷人看病。因为他医术高明，又心地善良，乐善好施，当地的百姓们都很尊敬他，称他为"和尚仙"。可是他的儿子从小就有哮喘病，他翻遍医书，也没有找到医治的方法。后来，他到另外一个地方出诊，偶然听说了细辛汤的方子，回去试了试，还真治好了儿子的病。之后，他又用细辛汤治好了很多人。

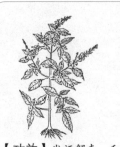

暑天贪凉生病就用它

香薷

【功效】发汗解表，和中利湿，利水消肿。

草部·芳草类　　发散风寒药

又名：香菜、香草、香菜、蜜蜂草。《玉篇》中认为，它是因为气味香、叶片柔，所以名香薷。此草初生时名草，因它又像蜜蜂的花房，所以俗称为蜜蜂草。

🐚 |药用部分|

○地上部分

修治：李时珍：八九月间香薷开花成穗状时，采来阴干备用。

性味：味辛，性微温，无毒。

主治：治疗霍乱腹痛吐泻，消水肿。（出自《名医别录》）

祛热风。突然抽筋，取香薷煮汁顿服半斤，即止。研末用水送服可止鼻出血。（孟诜）

治霍乱不可阙也，用之无不效。（出自《本草衍义》）

能下气，除烦热，治疗呕逆冷气。（出自《日华子诸家本草》）

春季煎汤代茶饮，可预防热病，调中温胃。含汁漱口，除口臭。（汪颖）

治伤暑，利小便。（出自《本草衍义补遗》）

主脚气寒热。（李时珍）

解表除邪，治中暑头疼，暑泻肚肠疼痛，暑热咳嗽，发汗，温胃，和中。（出自《滇南本草》）

主下气，除烦热，定霍乱，止呕吐，疗腹痛，散水肿，调中温胃，最解暑气。（出自《药性解》）

[发明]李时珍：凡医生治暑病，以香薷饮为首选药方。然而，暑病中若是因乘凉饮冷，以致阳气被阴邪阻遏，症见头痛、发热恶寒、烦躁口渴，或吐或泻，或霍乱者，适宜用香薷散以发越阳气，散水和脾。如果是因饮食不节，劳累过度，悲伤太过而伤暑者，症见高热口渴、汗出如雨、烦躁喘促，或吐或泻的，这是劳倦内伤之症，必须使用李东垣的清暑益气汤、人参白虎汤之类，以泻火益元。如果用香薷来治疗，会使表更虚而热更盛。因香薷为夏季解表的药物，正如冬季用麻黄一样，气虚者尤其不可多服。另外，香薷性温，不宜热饮，否则反而会导致吐逆，应以冷服为好。

📖 |百草堂|

李时珍：香薷有野生，有家种。中州人在三月栽种它，叫作香菜，用来充当蔬菜。朱丹溪只取大叶的为好，但是小叶的香气更加浓烈，现在人多用。它的茎是方的，叶尖有齿痕，很像黄荆叶但稍小些，九月开紫色的花，呈穗状。另外有一种细子、细叶的，高只有几寸，叶像落帚叶，是石香薷。

寇宗奭：香薷生长在山野间，荆湖南北、二川都有，汴洛有栽种，暑天也当作蔬菜食用。它的叶像茵陈，花茸紫，连成穗，四五十房为一穗，像荆芥穗，带有一种香气。

使用禁忌

香薷性温，不宜热饮，内服宜凉饮，热饮易致呕吐。表虚者禁服。忌鲫鱼、海藻、菘菜、桃、李、雀肉。

🌿|形态特征|

　　多年生草本，高30～40厘米。茎直立，通常呈棕红色，单一或有两个分枝，四棱形有灰白色卷曲柔毛。叶对生，叶片呈披针形，边缘有锯齿，上面黄绿色，被白色柔毛，下面颜色较淡，有腺点。花序密集成穗状，淡紫色，或少有白色。

地上部分

[性味] 味辛，性微温，无毒

[主治] 能下气，除烦热，治疗呕逆冷气

成品选鉴

全体被有白色茸毛，质脆，易折断。叶对生，皱缩破碎或已脱落，茎顶带有穗状花序，呈淡黄色或淡紫色，有浓烈香气，味辛，微麻舌

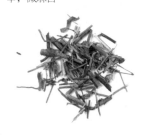

🍵|实用妙方|

● 一切伤暑，用香薷饮：香薷一斤，厚朴（姜汁炙）、白扁豆（微炒）各半斤，锉末。每次取五钱，加水二盏、酒半盏，煎取一盏，放水中待冷后服下，连服两剂有效。凡暑天卧湿当风，或生冷不节致吐痢，或发热头痛体痛，或心腹痛，或转筋，或干呕，或四肢逆冷，或烦闷等，都可用。

● 口中臭气：用香薷一把，加水煎汁含漱。

● 心烦胁痛：用香薷捣汁一二升饮服。

● 鼻衄不止：将香薷研末，用白开水冲服一钱。

●中药趣味文化●

林黛玉与香薷饮

《红楼梦》中第二十九回讲到林黛玉到了清虚观后，因为天气炎热，便寻那阴凉所在的地方多待了一会儿，因身子骨虚弱，受了寒，得了阴暑之疾。回去之后吃了"香薷饮"，才觉得好些。香薷饮是中医有名的方剂，由香薷散演变而来，用药仅三味：香薷、炒扁豆、姜厚朴。若在夏季受暑热侵袭，然后贪凉饮冷、外感风寒，导致头重头痛、神疲倦怠、四肢困乏等症状就是中医理论上的阴暑。一般多用香薷饮。

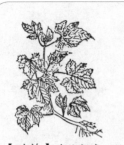

路边拾来的风寒头痛药

苍耳

【功效】清热解毒，祛风杀虫，通窍止痛。

草部·隰草类　　发散风寒药

又名：常思、卷耳、猪耳、地葵、野茄。李时珍：其叶形像枲麻，又像茄，所以有枲耳及野茄的各种名称；其味滑像葵，所以叫地葵，与地肤同名。

🦋 |药用部分|

○苍耳子

性味：味甘，性温，有小毒。

苏恭：忌猪肉、马肉、米泔，害人。

主治：主风寒头痛，风湿麻痹，四肢拘挛痛，恶肉死肌以及膝痛。久服益气。（出自《神农本草经》）

清肝热，明目。（甄权）

治一切风气，填髓，暖腰脚，治瘰病疥癣及瘙痒。（出自《日华子诸家本草》）

炒香浸酒服，能祛风补益。（李时珍）

浸酒祛风，补益。（出自《本草拾遗》）

善发汗，散风湿，上通脑顶，下行足膝，外达皮肤。治头痛，目暗，齿痛，鼻渊，去刺。（出自《本草备要》）

○苍耳茎、叶

性味：味苦、辛，性微寒，有小毒。

苏恭：忌猪肉、马肉、米泔。伏硇砂。

主治：主治中风伤寒头痛。（孟诜）

治疗麻风癫痫，头痛湿痹，毒在骨髓，腰膝风毒。夏季采来苍耳茎、叶晒干研为末，用水送服一二钱，冬天用酒送服。也可以做成丸子，每次服二三十丸，每日三次。服满一百天，症状如疥疮，或发痒，流脓汁，或皮肤斑驳错起，死皮脱完后则肌如凝脂。能使人减少睡意，除各种毒螫，杀寄生虫毒。久服益气，耳聪目明，轻身强志。（苏恭）

把叶子揉搓后放在舌下，出涎，能治目黄、嗜睡。将其烧灰，和腊月猪脂敷贴在疔肿处，可出脓头。煮酒服用，主治狂犬咬毒。（李时珍）

[发明] 李时珍：苍耳叶久服祛风热有效，服药期间忌感受风邪及吃猪肉，否则会遍身发出红赤。

🌿 |百草堂|

苏颂：苍耳现在到处都有。陆氏《诗义疏》载其叶子呈青白色，像胡荽，白花细茎，蔓延生长，可煮来吃，滑溜味淡。在四月中旬长果实，形状像妇人戴的耳环。

李时珍：按周定王《救荒本草》所说，苍耳的叶为青白色，类似于黏糊菜叶。在秋天结果实，比桑葚短小而多刺。嫩苗炸熟，用水浸淘拌来吃，可以充饥。其果实炒去皮，研成面，可做成饼吃，也可熬油点灯。

使用禁忌

全株有毒，幼芽和果实的毒性最大，茎叶中都含有对神经及肌肉有害的毒素，可损害心、肝、肾及引起出血。不宜做苍耳饼吃，更不得随意生食嫩叶或果实。若要作为药用，应严格遵照医嘱。

🌿|形态特征|

　　一年生草本，高30～90厘米。根纺锤状，茎直立，粗糙，有短毛。叶互生，三角状卵形，先端锐尖，基部心形，边缘有缺刻或浅裂，有不规则粗锯齿，粗糙或被短白毛。花序聚生头状，外有倒刺。果实卵形或椭圆形，绿色，淡黄色或红褐色。

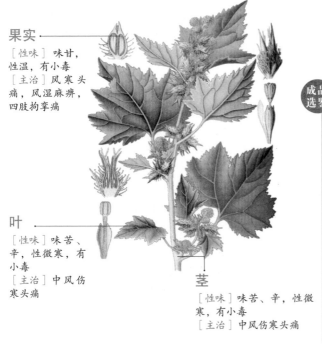

果实
[性味]味甘，性温，有小毒
[主治]风寒头痛，风湿麻痹，四肢拘挛痛

叶
[性味]味苦、辛，性微寒，有小毒
[主治]中风伤寒头痛

茎
[性味]味苦、辛，性微寒，有小毒
[主治]中风伤寒头痛

成品选鉴

纺锤形或椭圆形，表面黄棕色或黄绿色，全身有钩刺，质硬而韧，灰黑色，具纵纹。种皮膜质，浅灰色，有油性。气微，味微苦

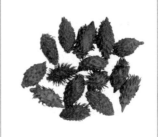

🍵|实用妙方|

• 久疟不愈：用苍耳子或根、茎，焙过，研为末，加酒调糊做成如梧桐子大的丸子。每服三十丸，酒送下，一天服两次。用生苍耳捣汁服也可以。

• 大腹水肿，小便不利：用苍耳子灰、葶苈末各等份，每服二钱，水送下，一天服两次。

• 毒蛇、沙虱、射工等所伤：用苍耳嫩苗一把，取汁，和温酒灌入，并将滓厚厚地敷在伤处。

•中药趣味文化•

苍耳子的由来与趣闻
传说唐宣宗以中药名"白头翁"为上联求对。国子助教温庭筠当即对出了下联，也是三个字的中药名"苍耳子"。这副对联不仅对仗工整得体，而且雅俗共赏，饶有风趣，体现了中医药的文化意蕴。苍耳子原名为"葈耳实"，始见于《神农本草经》。"苍耳子"的称呼最早出现在唐代孙思邈的《备急千金要方》中，因其果实成熟干燥后会变成黄褐色，所以在名字中加了一个"苍"字。清代以后，沿用至今。

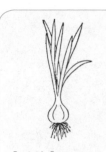

发汗解表，散寒通阳

葱

【功效】发汗解表，散寒通阳。

菜部·荤辛类　　发散风寒药

又名：芤、菜伯、和事草、鹿胎。葱外直中空，有囱通之象，所以葱通囱；芤的意思是草中有孔，所以葱又被称为芤。因它和诸物皆宜，所以叫菜伯、和事。

🐚 |药用部分|

○葱茎白

性味：味辛，性平，无毒。

主治：煮汤，治伤寒寒热，中风面目水肿，能发汗。（出自《神农本草经》）

治伤寒骨肉疼痛，喉痹不通，能安胎，益眼睛，除肝中邪气，调中焦，利五脏，解各种药物的药毒。（出自《名医别录》）

治流行性传染病出现的头痛高热，霍乱转筋以及奔豚气、脚气、心腹痛、眼睛发花，止心烦闷。（出自《日华子诸家本草》）

除风湿，治全身疼痛麻痹，治胆道蛔虫，能止大人阳脱，阴毒腹痛，以及小儿肠绞痛，妇人妊娠尿血，通乳汁，散乳痛，治耳鸣。局部外敷可治狂犬咬伤，制蚯蚓毒。（李时珍）

○葱叶

性味：性温，无毒。

主治：煨后研碎，敷外伤化脓处。将叶加盐研，用来敷在被毒蛇、毒虫咬伤的部位。（出自《日华子诸家本草》）

利五脏，益精明目，发散黄疸病。（孙思邈）

○葱须

主治：治饮食过饱和房事过度，大便带血、痢疾和痔疮。将葱须晒干，研成末，每次服二钱，用温酒送下。（李时珍）

○葱实

性味：味辛，性大温，无毒。

主治：明目，补中气不足。（出自《神农本草经》）

能温中益精。（出自《日华子诸家本草》）

养肺，归头。（孙思邈）

[发明]李时珍：葱为佛家五荤之一。生时辛散，熟后甘温，外实中空，为肺之菜，适合患肺病者食用。肺主气，外应皮毛，其合阳明，所以葱所治的症多属太阳、阳明，都是取其发散通气的作用，通气所以能解毒及理血病。

🌿 |百草堂|

李时珍：冬葱即慈葱，又叫太官葱。因它的茎柔软细弱且有香味，冬天也不枯萎，适合太官拿去上供，所以有太官葱等名字。汉葱又叫木葱，因其茎粗硬，所以有木的名字。冬葱不结子。汉葱春末开花成丛，花为青白色，子味辛色黑，有皱纹，呈三瓣的形状。收取后阴干，不要受潮，可栽苗也可撒种。

使用禁忌

患有胃肠道疾病特别是溃疡病的人不宜多食。由于葱对汗腺有较强的刺激作用，在夏季有腋臭的人应慎食。表虚、多汗者也应忌食。大葱不可过食，否则会损伤视力。

图说经典《本草纲目》

❋ |形态特征|

　　一般高25～70厘米，茎圆柱状，单生或簇生，外表有膜质白皮。叶片管状，中空，绿色，先端尖，叶鞘圆筒状，抱合成为假茎，色白，通称葱白。花序伞形球状，位于总苞中，花梗纤细，花白色。子小，有六棱，黑色。

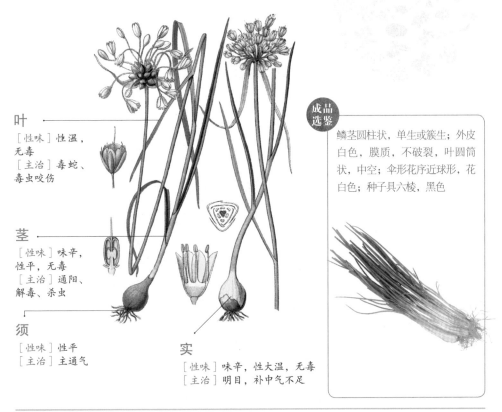

叶

[性味]性温，无毒

[主治]毒蛇、毒虫咬伤

茎

[性味]味辛，性平，无毒

[主治]通阳、解毒、杀虫

须

[性味]性平

[主治]主通气

实

[性味]味辛，性大温，无毒

[主治]明目，补中气不足

成品选鉴

鳞茎圆柱状，单生或簇生；外皮白色，膜质，不破裂，叶圆筒状，中空；伞形花序近球形，花白色；种子具六棱，黑色

🥟 |实用妙方|

• 感冒风寒初起：取葱白一把、淡豆豉半合，泡汤服，取汗。

• 伤寒头痛欲裂：用连须葱白半斤、生姜二两，水煮温服。

• 霍乱烦躁，坐卧不安：用葱白二十根、大枣二十枚，水三升煎成二升，分次服用。

中药趣味文化

葱治癃闭症的故事

古时候，有一个员外得了癃闭症，小便点滴不通，腹胀如鼓，十分难受，吃什么吐什么，家里人已经为他准备后事了。这时仆人忽然听见门外有拨浪鼓声，出门一看，是位江湖郎中，虽有些风尘仆仆，但掩不住其仙风道骨的卓然之姿。仆人忙把郎中请入府中。郎中望、闻、问、切四诊之后，让仆人拿葱来，吩咐把葱洗净，插入尿道。员外立时排出小便。之后按郎中的方子服药调理，没过多久病就好了。

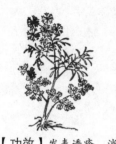

赶走身体里的不正之气

胡荽

菜部·荤辛类　　发散风寒药

【功效】发表透疹，消食开胃。

又名：香荽、胡菜、蒝荽。《说文解字》中将荽归为姜属，能香口。胡荽茎柔叶细根多须。因为是张骞出使西域带回来的，故称胡荽，俗称蒝荽。

🍃|药用部分|

○胡荽根、叶

性味： 味辛，性温，微毒。

孟诜： 可生吃，为荤菜，损人精神。华佗曾说，有狐臭、口臭、烂齿及脚气、金疮的人，都不可吃胡荽，否则会使病情加重。

陈藏器： 久食令人健忘。胡荽根，会发痼疾。切不可与邪蒿同食，否则令人汗臭难以治愈。

李时珍： 凡服一切补药以及药中有白术、牡丹的，都不能吃胡荽。

主治： 能消食，治五脏，补不足，利大、小肠，通小腹气，清四肢热，止头痛。痧疹、豌豆疮不出，用胡荽酒喷患处，立出。能通心窍。（出自《嘉祐补注神农本草》）

补筋脉，助食欲。治肠风，用热饼裹食胡荽，效果很好。（孟诜）

与各种菜同吃，气香，爽口，辟毒虫。（吴瑞）

解鱼、肉毒。（宁源）

利五脏，补筋脉，主消谷能食，治肠风，热饼裹食。（出自《食疗本草》）

升散阴气，辟邪气，发汗，托疹。（出自《医林纂要探源》）

○胡荽子

性味： 味辛、酸，性平，无毒。炒用。

主治： 主消食开胃。（孙思邈）

解蛊毒、五痔，及食肉中毒，吐血，下血，可煮汁冷服。又可以用油煎，涂小儿秃疮。（陈藏器）

能发痘疹，除鱼腥。（李时珍）

主小儿秃疮，油煎敷之。亦主虫毒、五野鸡病及食肉中毒下血，煮令子拆，服汁。（出自《本草拾遗》）

[发明] 李时珍：胡荽辛温香窜，内通心脾，外达四肢，能辟一切不正之气。所以痘疮难出的，用胡荽能发出来。

🌿|百草堂|

李时珍：胡荽到处都种植。八月下种，阴天尤好。初生时茎柔叶圆，叶有花歧，根软而白。冬春采摘，香美可食，也可做成酸菜。胡荽是道家五荤之一。它在立夏后开细花成簇，像芹菜花，颜色呈淡紫色。五月收子，子像大麻子，也辛香。

使用禁忌

不可久食，否则伤眼睛，根发痼疾。凡服一切补药及药中有白术、牡丹者，不可食此。香菜耗气，气虚的人不宜食用。疹痘出不快，患口气臭、啮齿者，不宜食用。

✿ |形态特征|

一年生或二年生草本，高30～100厘米。全株无毛，有强烈香气。根细长，有众多纤细的支根。茎直立，多分枝，有条纹。叶呈羽状，广卵形或扇形，边缘有锯齿。伞形花序顶生或与叶对生，花白色或带淡紫色，花瓣倒卵形。果实近球形，背面有棱。

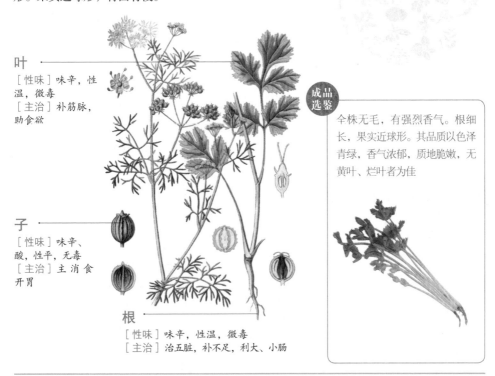

叶
[性味]味辛，性温，微毒
[主治]补筋脉，助食欲

子
[性味]味辛、酸，性平，无毒
[主治]主消食开胃

根
[性味]味辛，性温，微毒
[主治]治五脏，补不足，利大、小肠

成品选鉴
全株无毛，有强烈香气。根细长，果实近球形。其品质以色泽青绿，香气浓郁，质地脆嫩，无黄叶、烂叶者为佳

☕ |实用妙方|

• 痘疹不快：胡荽二两，切碎，加酒两大盏煎沸，盖严勿令漏气。待冷后去渣，含酒轻喷病孩，从颈背直至两足，勿喷头面。

• 小儿出疹痘：可取胡荽制成胡荽酒擦皮肤，或水煎，趁热熏鼻，或蘸汤擦面及颈部，可以加速疹痘发出，如已出者则应停止使用。

中药趣味文化

胡荽的由来
胡荽原产自中亚和南欧。西汉时张骞出使西域，带回了很多中原没有的物种，胡荽就是其中之一。古时中原人对边陲地区的少数民族皆称胡人，因此从西域传入的很多物种的名字都被冠以"胡"字。南北朝时，后赵的建立者明帝石勒是羯族人，他因为自己被称为胡人，就觉得胡荽听起来不顺耳，下令改为"蒝荽"，后来演变为"芫荽"。因带有刺激的特殊清香气味，被道家列为"五荤"之一，并被当作驱邪镇鬼的法宝。

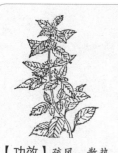

清新口气，让你神清气爽

薄荷

【功效】疏风，散热，辟秽，解毒。

草部·芳草类　　发散风热药

又名：菝蕳（音跋活）、蕃荷菜、吴菝蕳、南薄荷、金钱薄荷。入药的薄荷多以苏州产的为佳。也有人把这里说的薄荷叫作薄荷，因为还有一种龙脑薄荷，为了区别。

|药用部分|

○薄荷茎、叶

性味： 味辛，性温，无毒。

甄权： 适合与茱同做成腌菜食用。病刚好的人不能吃，否则会令人虚汗不止。瘦弱的人长期食用，会引发消渴病。

主治： 主贼风伤寒，恶气心腹胀满，霍乱，宿食不消，下气，煮汁内服，能发汗，解劳乏，也可以生吃。（出自《新修本草》）

长期做菜吃，能却肾气，辟邪毒，除疲劳，使人口气香洁。煎汤洗，治漆疮。（孙思邈）

能通利关节，发毒汗，驱邪气，破血止痢。（甄权）

治因中风而失音、吐痰。（出自《日华子诸家本草》）

主各种伤风、头风以及小儿风涎，为要药。（苏颂）

榨汁服，可祛心脏风热。（孟诜）

清头目，除风热。（李杲）

利咽喉，疗口齿诸病。治淋巴结核疬疮，风瘾疹。捣成汁含漱，去舌苔语涩。用叶塞鼻，止衄血。外涂治蜂蜇蛇伤。（李时珍）

[发明] 张元素：薄荷味辛凉，气味都薄，浮而升，属阳。所以能祛人体上部、头部以及皮肤的风热。

李时珍：薄荷入手太阴、足厥阴经，辛能发散，凉能清利，专于消风散热，所以是治疗头痛、头风、眼目、咽喉、口齿诸病，小儿惊热及瘰疬疥疮的重要药物。

陈士良：薄荷能引诸药入营卫，所以能发散风寒。

|百草堂|

苏颂：薄荷到处都有生长。它的茎叶像荏而略尖长，经冬根不死，夏秋季节采其茎叶晒干备用。薄荷在古方中很少用，现在是治风寒的要药，所以人们多有种植。

李时珍：薄荷，人们多有栽种。二月时，薄荷老根长出苗，清明前后可分植。它的茎是方的，为赤色，叶子对生，刚长出来时叶子长而头圆，长成后则变尖。吴、越、川、湖等地的人多用它来代替茶叶。苏州所产的，茎小而且气味芬芳，江西产的稍粗，川蜀产的更粗。入药用，以苏州所产的薄荷为好。

使用禁忌

本品芳香辛散，发汗耗气，多服损肺伤心，故体虚多汗者不宜使用。多服久服，令人虚冷；阴虚发热，咳嗽自汗者勿施。薄荷脑、油有较强的麻痹作用，过量服用会导致呼吸麻痹而死亡。

✿ 形态特征

　　多年生芳香草本，茎直立，高30～80厘米。根茎横生地下，质脆，易折断。茎为方柱形，多分枝，四侧无毛或略具倒生的柔毛。叶对生，刚长出来时长而头圆，长成后则变尖。轮伞花序，花小，淡紫色，花后结暗紫棕色的小粒果。

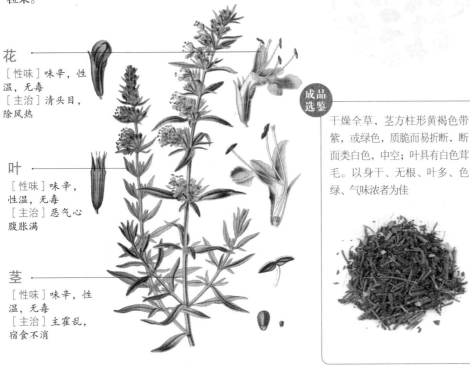

花
[性味]味辛，性温，无毒
[主治]清头目，除风热

叶
[性味]味辛，性温，无毒
[主治]恶气心腹胀满

茎
[性味]味辛，性温，无毒
[主治]主霍乱，宿食不消

成品选鉴
干燥全草，茎方柱形黄褐色带紫，或绿色，质脆而易折断，断面类白色，中空；叶具有白色茸毛。以身干、无根、叶多、色绿、气味浓者为佳

🥄 实用妙方

•清上化痰，利咽膈，治风热：用薄荷末炼蜜丸，丸子如芡子大，每次含服一丸。用白砂糖来和丸也可以。

•风气瘙痒：用大薄荷、蝉蜕等份，同研末，每次用温酒调服一钱。

•鼻出血不止：用薄荷汁滴鼻，或者用干薄荷煮水，棉球蘸汁塞鼻。

•中药趣味文化•

希腊神话中的薄荷
传说薄荷的原名出自希腊神话。冥王哈迪斯爱上了美丽的精灵曼茜，冥王的妻子珀耳塞福涅十分嫉妒。为了使冥王忘记曼茜，珀耳塞福涅将她变成了小草，长在路边任人踩踏。可是内心坚强善良的曼茜变成小草后，身上却拥有了迷人的芬芳。虽变成了小草，她却被更多的人喜爱。人们把这种草叫薄荷。薄荷有极强的杀菌抗菌作用，常用它泡水喝能预防病毒性感冒、口腔疾病，使口气清新。据说薄荷也有"眼睛草"的别称。

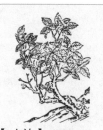

清热去火的明目良药

【功效】疏散风热，清肺润燥，清肝明目，滋补肝肾。

木部·灌木类　　发散风热药

桑子名葚。桑是一个象形字，以桑树的形态为根据而成，上部分是桑的聚花果，即桑葚，下部分是桑树。桑种类繁多，但功效大同小异。

|药用部分|

○桑根白皮

性味： 味甘，性寒，无毒。

主治： 治伤中五劳六极，消瘦，脉细弱，可补虚益气，去肺中水气，唾血热渴，水肿腹满腹胀，利水道，敷金疮。治肺气喘满，虚劳客热和头痛，内补不足。煮汁饮利五脏。加入散用，下一切风气水气。调中下气，化痰止渴，开胃下食，杀肠道寄生虫，止霍乱吐泻。研汁可治小儿天吊惊痫及敷鹅口疮，效果佳。

○皮中白汁

主治： 治小儿口疮白，拭擦干净后涂上即愈。另外涂金刃所伤燥痛，一会儿便血止，用白皮裹伤口更好。涂蛇、蜈蚣、蜘蛛蜇伤有效。取树枝烧汤，治大风疥疮，生眉发。

○桑葚

主治： 单独吃可止消渴，利五脏关节，通血气。晒干制成末，做成蜜丸每天服，使人不感到饥饿，还可以镇魂安神，令人聪明，头发不白，延年益寿。捣汁饮可解酒毒。酿成酒服，利水气消肿。

○叶

性味： 味苦、甘，性寒，有小毒。

主治： 主除寒热出汗。汁能解蜈蚣毒。煎浓汁服，可除脚气水肿，利大小肠。炙热后煎饮，能代茶止渴。煎饮可以利五脏，通关节，下气。而嫩叶煎酒服，能治一切风。蒸熟捣烂治风痛出汗及扑损瘀血。揉烂可涂蛇虫咬伤。研成汁治金疮以及小儿口腔溃疡。

[发明] 李时珍：桑葚有乌、白两种。《四时月令》里说，四月适宜饮桑葚酒，能解百种风热。其做法是：桑葚汁三斗，重汤煮到一斗半，放入白蜜二合，酥油一两，生姜一合适当煮后，用瓶装起来。每次服一合，和酒一起饮。史载魏武帝的军队缺乏食物，得到干桑葚以充饥。金末大灾荒时，人们都吃桑葚，得以存活的人不计其数干、湿桑葚都可以救灾度荒，平时可及时采摘收藏。

|百草堂|

李时珍：桑有好多种：白桑，叶大似掌而厚；鸡桑，叶和花较薄；子桑，先长葚而后生叶；山桑，叶尖而长。用种子栽种的，不如压条分栽的。桑若产生黄衣，称作金桑，是树木将要干枯的表现。

使用禁忌

桑叶药性平和，但风寒感冒、口淡、咳嗽及痰稀白者不宜服用。肺胃虚寒者忌服。

🌿|形态特征|

　　落叶灌木或小乔木，高3～15米。树皮灰白色，有条状浅裂。根皮黄棕色或红黄色，纤维性强。叶片卵形或宽卵形，边缘有粗锯齿。花单性，雌雄异株，穗状花序。果实多数密集成一卵圆形或长圆形的聚合果，初时绿色，成熟后变肉质，黑紫色或红色。

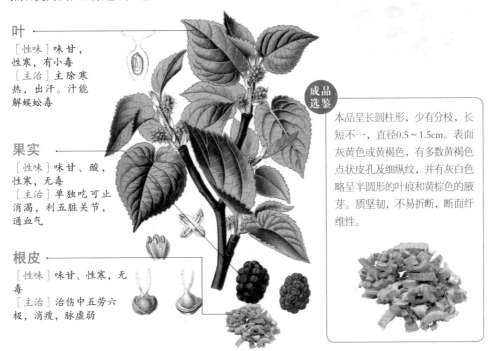

叶

［性味］味甘，性寒，有小毒
［主治］主除寒热，出汗。汁能解蜈蚣毒

果实

［性味］味甘、酸，性寒，无毒
［主治］单独吃可止消渴，利五脏关节，通血气

根皮

［性味］味甘、性寒，无毒
［主治］治伤中五劳六极，消瘦，脉虚弱

成品选鉴

本品呈长圆柱形，少有分枝，长短不一，直径0.5～1.5cm。表面灰黄色或黄褐色，有多数黄褐色点状皮孔及细纵纹，并有灰白色略呈半圆形的叶痕和黄棕色的腋芽。质坚韧，不易折断，断面纤维性。

🍵|实用妙方|

●青盲：取青桑叶焙干研细，煎汁趁热洗目，坚持必见效。有患此病二十年者，照此洗浴，双目复明。

●风眼多泪：取冬季不落的桑叶，每日煎汤温洗。
●眼红涩痛：桑叶研末，卷入纸中烧烟熏鼻，有效。

●水肿胀满：用桑心皮切细，加水二斗，煮至一斗，放入桑葚，再煮取五升，和糯米饭五升酿酒饮服。此方叫作"桑葚酒"。

●中药趣味文化●

治盗汗的良药

相传宋代时，某日严山寺来了一个游僧，身体瘦弱且胃口极差，每夜一上床入睡就浑身是汗，醒后衣衫、被单尽湿，多年来四处求医都没能治好。后来，住持知道了游僧的病情，说自己有一祖传验方保证可以治好他的病。第二天天刚亮，住持就带着游僧来到桑树下，趁晨露未干，采了一把桑叶带回寺中，叮嘱游僧焙干研末后空腹时用米汤冲服，每次服二钱，每日1次。连服3日后，20多年的顽疾竟然痊愈了。

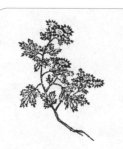

夏季泡茶清凉消暑

菊花

【功效】散风清热，平肝明目。

草部·隰草类　　发散风热药

又名：节华、日精、更生、周盈。节华之名，取其与节候相应。《抱朴子》说，仙方中所说的日精、更生、周盈，指的都是菊，只是根、茎、花、实的不同叫法。

🐛 |药用部分|

○花

性味：味苦，性平，无毒。

李时珍：《神农本草经》说菊花味苦，《名医别录》载菊花味甘，各家都认为味甘的是菊，味苦的是苦薏，只取味甘的入药。按张华《博物志》所说，菊有两种，苗花一样，只是味稍有不同。味苦的不能食用。范致能在《菊谱序》中说只有甘菊一种可以食用，也可入药用。其余黄菊、白菊都味苦，虽然不能食用，却可入药用。治头风尤以白菊为好。据以上两种说法，知菊类自有甘苦两种。做食品必须用甘菊，入药则各种菊都可以，但不能用野菊，即苦薏。

主治：治诸风头眩肿痛，流泪，皮肤死肌，恶风及风湿性关节炎。长期服用利血气，抗衰老。（出自《神农本草经》）

治腰痛无常，除胸中烦热，安肠胃，利五脉，调四肢。（出自《名医别录》）

治头目风热、晕眩倒地、脑颅疼痛，消身上一切游风，利血脉。（甄权）

用菊做枕头可明目，菊叶也能明目，生熟都可食。（出自《日华子诸家本草》）

养肝血，去翳膜。（张元素）

○白菊

性味：味苦、辛，性平，无毒。

主治：治风眩，能令头发不白。（陶弘景）

可用来染黑胡须和头发。同芝麻、茯苓制成蜜丸服用，能祛风眩，延年，益面色。（陈藏器）

[发明] 李时珍：菊，味兼甘苦，性禀平和，得金水的精华尤其多，能补肺肾二脏。黄菊入金水阴分，白菊入金水阳分，红菊行妇人血分，都可入药。它的苗可做蔬菜，叶可食用，花可做糕饼，根及种子可入药，装在布袋里可做枕头，蜜酿后可做饮品，自上而下，全身都是宝。

🌿 |百草堂|

李时珍：菊的品种不下百种，宿根自生，茎、叶、花、色，各不相同。一般只用单叶味甘的入药，如《菊谱》中所载的甘菊、邓州黄、邓州白之类。甘菊原产于山野，现在人们都有栽种。它的花细碎，品位不太高，花蕊像蜂巢，内有细小的子。

吴瑞：花大而香的，为甘菊；花小而黄的，为黄菊；花小而气味不好的，是野菊。

使用禁忌

菊花性微寒，长期服用或用量过大，可伤脾胃阳气，会有胃部不适、肠鸣便溏等胃肠道反应，因此孕妇及脾胃虚寒者不宜用。另外，痰湿型、血瘀型高血压患者也不宜用菊花降压。

🌸 |形态特征|

多年生草本植物,株高20～200厘米,通常30～90厘米。茎直立,被柔毛,嫩绿或褐色。叶互生,卵圆至长圆形,边缘有缺刻及锯齿,下端被白色短柔毛。头状花序顶生或腋生,一朵或数朵簇生,花序大小和形状各有不同,色彩丰富。

花 ————————

[性味]味苦,性平,无毒
[主治]治诸风头眩肿痛

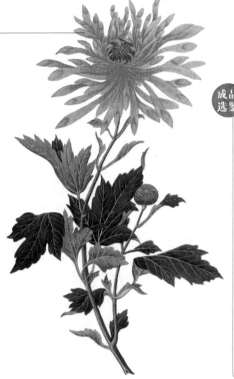

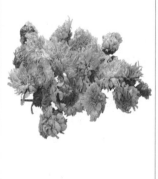

成品选鉴

总苞由4～5层苞片组成,外表面无毛。黄色舌状花,皱缩卷曲;管状花多数,深黄色。干燥体轻,气芳香,味苦

🍵 |实用妙方|

• 风热头痛:菊花、石膏、川芎各三钱,同研末,每服一钱半,茶调下。

• 膝风疼痛:用菊花、陈艾叶做护膝,久则自除。

• 病后生翳:白菊花、蝉蜕各等份,研为末,每次取两三钱,加蜜少许,水煎服。

·中药趣味文化·

八仙畅饮菊花酒

传说很早以前,八仙中的何仙姑游历人间,在河阳(今张家港市港口镇)喝过一种菊花酒,香甜醇厚,如瑶池仙酒一般。之后八仙相约共同下凡品尝此酒。打了酒后行至文峰塔下,何仙姑从口袋里掏出一块石子,变出一张可以让八人围坐的石桌。于是,八仙就围桌而坐,兴高采烈地喝起菊花酒来。直到酒醉八九分,他们才腾云回洞府。如今,河阳山顶的八仙石还在,而这一带也把跟八仙石一样大小的桌子叫"八仙桌"。

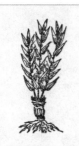

防治风寒感冒效果好

柴胡

【功效】败毒抗癌，解热透邪，疏肝理郁。

草部·山草类　　发散风热药

又名：地薰、芸蒿、山菜、茹草、茈胡。它生长在山中，嫩时可食，老的则采来当柴，所以苗有芸蒿、山菜、茹草等名称，而根名叫作柴胡。

🦀 |药用部分|

○柴胡根

性味：味苦，性平，无毒。

李时珍：柴胡入手、足少阳经，须佐黄芩同用；入手、足厥阴经，则佐黄连同用。

主治：主心腹疾病，祛胃肠中结气及饮食积聚，并能除寒热邪气，推陈致新。久服可轻身，明目，益精。（出自《神农本草经》）

除伤寒心下烦热，各种痰热壅滞，胸中气逆，五脏间游气，大肠停积水胀及湿痹拘挛。也可煎汤洗浴。（出自《名医别录》）

治热痨骨节烦痛，热气肩背疼痛，劳乏羸瘦，还能下气消食，宣畅气血，治流行病的发热不退有效，单独煮服，效好。（甄权）

补五劳七伤，除烦止惊，益气力，消痰止咳，润心肺，添精髓，治健忘。（出自《日华子诸家本草》）

除虚劳，散表热，去早晨潮热，寒热往来，胆热口苦，妇人胎前产后各种发热，心下痞满，胸胁痛。（张元素）

治阳气下陷，平降肝胆、三焦、心包经的相火，以及头痛眩晕，目昏赤痛障翳，耳鸣耳聋，各种疟疾及痞块寒热，妇人热入血室，月经不调，小儿痘疹余热，五疳羸热。（李时珍）

[发明] 李时珍：劳有五劳，病在五脏。如果劳在肝、胆、心及心包有热，或少阳经寒热往来者，柴胡为手、足厥阴少阳必用之药。劳在脾胃有热或阳气下陷，则柴胡为引清气、退热的必用之药，只有劳在肺、肾的，不能用柴胡。李东垣说肺疟、肾疟，十二经疮疽及发热者都可用柴胡。但用药时必须认真分析疾病的原因，辨证施治，合理地加减用药。

📖 |百草堂|

李时珍：银州产的柴胡长一尺多，色微白且柔软，不易得到。北方所产的，像前胡而柔软，是现在人们称的北柴胡，入药也很好。南方产的，不像前胡，却像蒿根，坚硬不能入药。柴胡的苗像韭叶或者竹叶，以像竹叶的为好。

苏颂：现在关陕、江湖间近道都有，以银州所产的最好。茈胡二月生苗，很香。它的茎青紫坚硬，微有细线；叶像竹叶而稍紧小，也有像斜蒿的，还有像麦冬而叶短的。柴胡在七月开黄色花，根淡赤色，像前胡而强。

使用禁忌

肝阳上亢，阴虚火旺及气机上逆者忌用或慎用。体虚而气升者忌之，呕吐及阴虚火炽炎上者不宜使用。恶皂荚，畏女菀、藜芦。不可与有毒的大叶柴胡混淆。

🌿|形态特征|

多年生草本，高40～70厘米，主根粗大坚硬。茎单一或丛生，上部多分枝，青紫色，微有细线。叶互生，为宽或窄的披针形，背面有明显突起的纵脉，像竹叶而稍紧小，叶片上常有白霜。伞形花序，花瓣淡黄色。果呈椭圆形，棕色，两侧略扁。

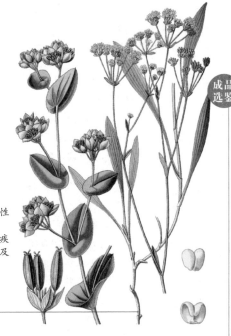

根

[性味]味苦，性平，无毒

[主治]主心腹疾病，祛胃肠中结气及饮食积聚

成品选鉴

表面黑褐色或浅棕色，具纵皱纹、支根痕及皮孔。质硬而韧，不易折断，断面显纤维性，木部黄白色。气微香，味微苦

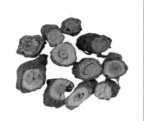

🍵|实用妙方|

• 伤寒余热，伤寒之后，邪入经络，体瘦肌热：柴胡四两、甘草一两，每次用三钱，加水一盏，煎服。

• 虚劳发热：柴胡、人参各等份，每次取三钱，加姜枣同水一起煎服。

• 湿热黄疸：柴胡一两、甘草二钱半、白茅根一小把，加水一碗，煎至七分，时时服用，一日服完。

•中药趣味文化•

柴胡的由来

秦代有个胡进士，家里一个长工得了寒热病，一时觉得如被火烧，一时像掉进冰窖里。胡进士怕被传染，就把他赶走了。长工在一条小溪边晕倒了，醒来时非常饥饿，就挖了一些草根吃。几日后，他的病竟不治而愈。后来胡家少爷也得了寒热病，胡进士听说了长工病愈的事，请他回来救治儿子，长工便挖了溪边的草根回来煎药给少爷服用。之后，胡少爷也痊愈了。人们为了纪念此草治疗胡少爷有功，取名为"柴胡"。

第二章 02 解表篇

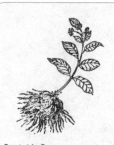

轻身益寿解百毒

升麻

【功效】发表透疹，清热解毒，升举阳气。

草部·山草类　　发散风热药

又名：周麻。李时珍：此物叶像麻，性上升，所以叫升麻。在张揖《广雅》及《吴普本草》中，升麻又名周升麻。此周应该指的是周地。

🐝 |药用部分|

○升麻根茎

修治：雷敩：采得升麻后刮去粗皮，用黄精汁浸泡一夜，晒干，锉碎蒸后再晒干用。

李时珍：现在人只取里白外黑而紧实，称作鬼脸升麻的去须及头芦，锉碎用。

性味：味甘、苦，性平、微寒，无毒。

李杲：升麻引葱白，散手阳明经风邪；引石膏，止阳明经齿痛；人参、黄芪，不用升麻引，不能上行。

李时珍：升麻与柴胡同用，引升发之气上行；与葛根同用，能发阳明之汗。

主治：解百毒，辟瘟疫瘴气、邪气蛊毒，入口皆吐出，治中恶腹痛，流行疾病，头痛寒热，风肿诸毒，喉痛口疮。久服不夭，轻身长年。

有安神定志作用，治疗癫病、疳积及游风肿毒。（出自《日华子诸家本草》）

小儿惊痫，热壅不通，疗痈肿豌豆疮，煎汤用棉沾拭疮上。（甄权）

治阳明头痛，补脾胃，祛皮肤风邪，解肌肉间风热，疗肺痿咳唾脓血，能发浮汗。（张元素）

治牙根浮烂恶臭，太阳鼻衄，是疮家的圣药。（王好古）

治小儿痘疹，解疮毒，咽喉肿，喘咳

音哑。肺热，止齿痛。乳蛾，痄腮。（出自《滇南本草》）

能消斑疹，行瘀血，治阳陷眩晕，胸胁虚痛，久泄下痢，后重遗浊，带下崩中，血淋下血，阳痿足寒。（李时珍）

[发明] 李时珍：升麻是禀赋素弱、元气亏虚及劳役饥饱生冷内伤，脾胃引经药中最重要的一味药。升麻葛根汤是发散阳明风寒的方药，用来治阳气郁遏及元气下陷所致各种疾病，如红眼病，都有很好的疗效。升麻能解痘毒，但只有在初起发热的时候可用来解毒。

🌿 |百草堂|

《名医别录》：升麻生长在益州山谷，二月、八月采根，晒干。

苏颂：现在蜀汉、陕西、淮南州郡都产升麻，以蜀川所产的为好。升麻春天生苗，高三尺多；叶像麻叶，为青色；四五月开花，像粟穗，白色；六月以后结实，黑色；根像蒿根，紫黑色，多须。

使用禁忌

如有阴虚阳浮，喘满气逆及麻疹已透等症者忌服。升麻不可一次使用过多，服用过量可导致头晕、震颤、四肢拘挛等症状。若有上实气壅、诸火炎上的症状，皆不宜用。

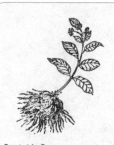图说经典《本草纲目》

🌸|形态特征|

多年生草本，根茎呈不规则块状，须根多而长。茎直立，有分枝，被疏柔毛。羽状复叶，叶柄密被柔毛，叶片卵形或披针形，边缘有深锯齿，上面绿色，下面灰绿色，两面被短柔毛。花序生于叶腋或枝顶，圆锥形，白色。果长矩圆形，略扁。

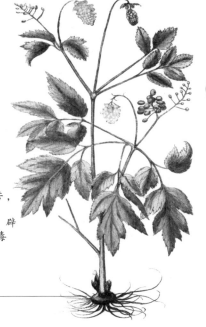

根茎

［性味］味甘、苦，性平、微寒，无毒
［主治］解百毒，辟瘟疫瘴气、邪气蛊毒

成品选鉴

表面黑褐色或棕褐色，粗糙不平，具须根痕。体轻，质坚硬，不易折断，断面黄绿色或淡黄白色，纤维性，有裂隙。气微，味微苦而涩

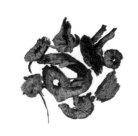

🍵|实用妙方|

•豌豆斑疮，由头面传及躯体，状如火烧疮，都有白浆，此为恶毒之气所致：用蜜煎升麻，随时取食。并以水煮升麻，用棉花沾药汁拭洗疮。

•清瘴明目，用七物升麻丸：升麻、犀角、黄芩、朴消、栀子、大黄各二两，豆豉二升，微熬后同捣为末，蜜调做成梧桐子大的药丸。如果觉得四肢发热，大便困难时，即服三十丸，取微利为度。如果四肢小热，只需在饭后服二十丸。

•中药趣味文化•

青梅竹马
西周时有一户人家，妻子得了子宫脱垂病，久治不愈，渐入膏肓。父女二人束手无策。最后女儿青梅贴出了治病招亲的告示。当地有一个以采药为生的穷苦青年，梦见一位老神仙说："竹马送来日，洞房花烛时。"第二天，他就听说了青梅家的事。于是，他上山去找"竹马"，最后终于找到了竹马，为青梅娘治好了病。青梅和青年成了亲。人们由此知道了"竹马"的神奇功效，后来"竹马"被传成了"升麻"。

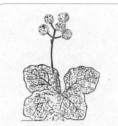

风靡全球的高档蔬菜

牛蒡

【功效】疏散风热，宣肺祛痰，利咽透疹，解毒消肿。

草部·隰草类　　发散风热药

又名：鼠粘、恶实、大力子、蒡翁菜、便牵牛、蝙蝠刺。入药的部分是牛蒡子，也被称为恶实。全国到处都有，根非常粗大，可以做菜吃，对人体有益。

🐚 |药用部分|

○牛蒡子

修治：雷敩：凡用拣净，以酒拌蒸，等到有白霜重山，用布拭去，焙干后捣粉用。

性味：味辛，性平，无毒。

主治：明目补中，除风伤。（出自《名医别录》）

治疗风毒肿，各种瘘管。（陈藏器）

研末浸酒服，每日服二三盏，能除各种风证，去丹石毒，利腰脚。又在吃饭前揉捏三枚恶实子吞服，可散各种结节筋骨烦热毒。（甄权）

吞一枚，出痈疽根。（苏恭）

炒研煎饮，通利小便。（孟诜）

润肺散气，利咽膈，去皮肤过敏，通十二经。（张元素）

消斑疹毒。（李时珍）

○牛蒡根、茎

性味：味苦，性寒，无毒。

陈藏器：根须蒸熟曝干用，不然的话，会让人想吐。

主治：主伤寒寒热出汗，中风面肿，口渴，尿多。久服会轻身耐老。（出自《名医别录》）

根主牙齿痛，劳疟，各种风证引起的双脚无力，痈疽，咳嗽伤肺，肺脓疡及腹内积块，冷气积血。（苏恭）

根浸酒服，可祛风及恶疮。将根与叶同捣碎，能外敷杖疮、金疮。（陈藏器）

主面目烦闷，四肢不健，能通十二经脉，洗五脏恶气。（甄权）

将茎、叶煮汤，用来洗浴，可消除皮肤瘙痒。还可加入盐、花生同捣烂，外敷治一切肿毒。（孟诜）

[发明]李杲：鼠粘子功用有四：治风湿瘾疹，咽喉风热，散诸肿疮疡之毒，利凝滞腰膝之气。

苏颂：根做成果脯食用，很好。茎叶宜煮汁酿酒服。冬天采根，蒸晒后入药。

🌿 |百草堂|

李时珍：牛蒡古人种子，用肥沃的土壤栽培。剪嫩苗淘洗干净当蔬菜吃，挖根煮后晒干做成果脯，说是对身体很有好处，现在的人已经很少吃了。三月长苗，茎高的有三四尺。四月开花成丛状，淡紫色，结的果实像枫梂但要小些，花萼上的细刺百十根攒聚在一起，一个上有几十颗子。它的根粗的如手臂，长的近一尺，浅青灰色。在七月采子，十月采根。

使用禁忌

牛蒡能滑肠，气虚便溏者忌用。若气虚色白大便自利或泄泻者，慎勿服之。痈疽已溃，非便秘不宜服。牛蒡苷有轻度利尿、泻下的作用，过量使用会因呼吸和肢体麻痹而引起死亡。

🌿|形态特征|

　　二年生草本，高1～2米。茎直立，上部多分枝。叶丛生，广卵形或心形，边缘微波状或有细齿，下面密被白色短柔毛。花成丛状，淡紫色，果实像枫球但要小些，花萼上的细刺百十根攒聚在一起，一个上有几十颗子。根粗大，浅青灰色。

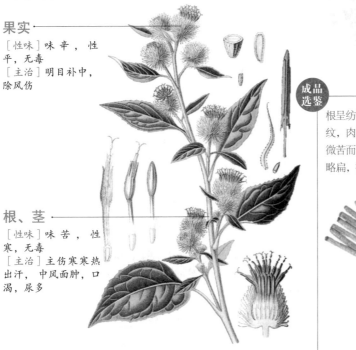

果实
[性味]味辛，性平，无毒
[主治]明目补中，除风伤

根、茎
[性味]味苦，性寒，无毒
[主治]主伤寒寒热出汗，中风面肿，口渴，尿多

成品选鉴

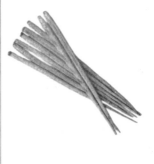

根呈纺锤状，皮部黑褐色，有皱纹，肉质而直，内呈黄白色，味微苦而性黏。牛蒡子长倒卵形，略扁，微弯曲，表皮褐色

🍵|实用妙方|

●风热浮肿，咽喉闭塞：牛蒡子一合，炒至半生半熟，研成末，每次用热酒送服一方寸匕。

●痰厥头痛：牛蒡子（炒）、旋覆花各等份，研为末，用清茶送服一钱，一天两次。

●一切风疾，年久不愈：牛蒡根一升，生地黄、枸杞子、牛膝各三升，装在袋子里，泡在三升酒中，每天饮适量。

·中药趣味文化·

牛蒡在日本
牛蒡在宋朝时传入日本，并被培育成很多优良品种。现在日本等东亚国家因受我国传统医学影响，对牛蒡的药用价值情有独钟，并将其奉为营养和保健价值极佳的高档蔬菜。牛蒡又因具有药用与食用双重价值，不仅风靡东亚、东南亚，还引起了美国和西欧等国家和地区的关注。

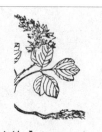

适合"三高"人群的保健良药

葛

草部·蔓草类　　发散风热药

【功效】解肌发表出汗，开腠理，疗金疮，止胁风痛。

又名：鸡齐、鹿藿、黄斤。产于我国东北、华北及江南地区，其藤蔓可制布，称为葛布，质地细腻，多用来做衣服，魏晋以后常用来做头巾。

🧵 |药用部分|

○葛根

性味：味甘、辛，性平，无毒。

主治：主消渴，身大热，呕吐，诸痹，起阴风，解诸毒。（出自《神农本草经》）

疗伤寒中风头痛，解肌发表出汗，开腠理，疗金疮，止胁风痛。（出自《名医别录》）

治天行上气呕逆，开胃下食，解酒毒。（甄权）

治胸膈烦热发狂，止血痢，通小肠，排脓破血。还可外敷治蛇虫咬伤，毒箭伤。（出自《日华子诸家本草》）

生可堕胎。蒸食可消酒毒。做粉吃更妙。（陈藏器）

做粉可止渴，利大小便，解酒，祛烦热，压丹石，外敷治小儿热疮。捣汁饮，治小儿热痞。（出自《开宝本草》）

散郁火。（李时珍）

鼓舞胃气上行，生津液，又解肌热，治脾胃虚弱泄泻。（李杲）

生者捣取汁饮之，解温病发热。葛根为屑，疗金疮断血，亦疗疟及疮。（陶弘景）

发散表邪，发散小儿疮疹难出。（张元素）

末服之，主猘狗啮，并饮其汁良。（出自《新修本草》）

生者破血，合疮，堕胎，解酒毒，身热赤，酒黄，小便赤涩。（出自《本草拾遗》）

杀野葛、巴豆、百药毒。（出自《本草经集注》）

[发明]陶弘景：生葛捣汁饮，解温病发热。

朱震亨：凡癍痘已见红点，不可用葛根升麻汤，恐表虚反增斑烂。

📖 |百草堂|

李时珍：葛有野生、家种两种。它的藤蔓可用来制成粗细葛布。其根外紫而内白，长七八尺。其叶有三尖，像枫叶而更长些，叶面青色而背面为淡青色。其开花成穗，累累相缀，为红紫色。其荚像小黄豆荚，也有毛。其子绿色，扁扁的像盐梅子核，生嚼有腥气，八九月份采集，也就是《神农本草经》中所说的葛谷。花晒干后，也可以炸来吃。

使用禁忌

其性凉，易于动呕，胃寒者当慎用。不可多服，恐损胃气。夏日表虚汗多尤忌。凡中气虚而热郁于胃者，应慎用。

🐝 |形态特征|

多年生落叶藤本，长达10米。全株被黄褐色粗毛。块根圆柱状，肥厚，外皮灰黄色，内部粉质，富纤维。藤茎基部粗壮，上部分枝，长数米，植株全被黄褐色粗毛。叶互生，具长柄，有毛，顶生叶片菱状卵圆形，先端渐尖，边缘有时浅裂。

叶
[性味] 味辛，性平，无毒
[主治] 主金创止血

根
[性味] 味 甘、辛，性平，无毒
[主治] 主消渴，呕吐

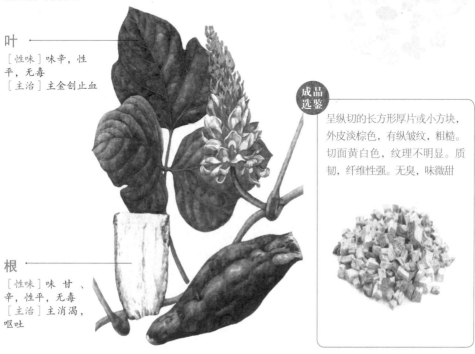

成品选鉴
呈纵切的长方形厚片或小方块，外皮淡棕色，有纵皱纹，粗糙。切面黄白色，纹理不明显。质韧，纤维性强。无臭，味微甜

🫕 |实用妙方|

•时气头痛，壮热：生葛根洗净，捣汁一大盏，加豉一合，煎成六分，去滓分次服，汗出即愈。如不出汗，再服。若心热，加栀子仁十枚。

•热毒下血，因食热物而发：生葛根二斤，捣汁一升，加藕汁一升，服下。

•酒醉不醒：取生葛根汁二升，服下。

•妊娠热病心闷：葛根汁二升，分作三服。

·中药趣味文化·

葛根的传说
从前，有一位姓葛的员外受朝臣陷害，被满门抄斩，只有最小的儿子逃了出去。这孩子孤苦无依，机缘巧合被一个挖药的老人收留。从此他便每天跟着老人上山采药。老人常采一种药草，用它的块根给乡亲们治发热口渴、泄泻等病。过了几年，老人死了，葛员外的小儿子继续用这种药草治病救人。一个病人让他给这药草取个名字。他联想到自己的身世，就将这种草叫作"葛根"，以感谢老人家为葛家留住了最后的根。

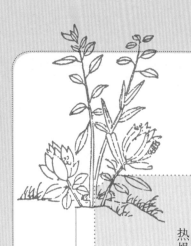
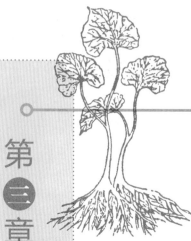

第三章 清热篇

清热药是以清解里热为主要作用的药物，主要用于热病高热、痢疾、痈肿疮毒、目赤肿痛、咽喉肿痛等各种里热证候。清热药多属寒凉，根据各药的专长，又分为六小类，即清热泻火药，如石膏、知母、天花粉；清肝明目药，如决明子；清热凉血药，如生地黄、牡丹皮、玄参；清热解毒药，如连翘、紫花地丁、蒲公英；清热燥湿药，如黄连、黄芩；清虚热药，如地骨皮、青蒿。

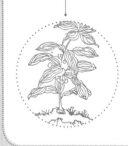

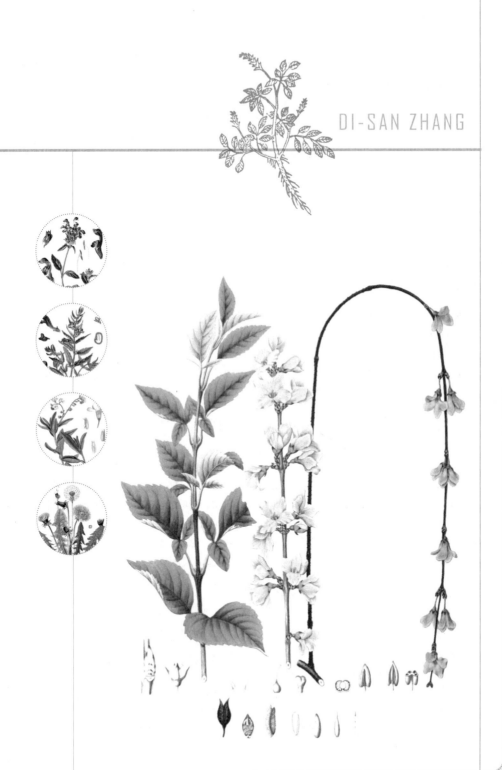

DI-SAN ZHANG

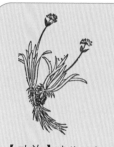

润肺滋阴，清肺泻火

知母

【功效】清热泻火，生津润燥。

草部·山草类　　清热泻火药

又名：蚔母、连母、蝭母、地参、水参（水浚、水须）、苦心、儿草（女理、韭逢）。因为老根旁边初生的子根，形状像蚔蛇，所以叫蚔母，后来讹传为知母、蝭母。

🌿 |药用部分|

○知母根

雷敩：使用本品时，先在槐砧上锉细，焙干，用木臼捣碎，不要用铁器。

李时珍：拣肥润里白的使用为好，去毛切片。如需引经上行，则用酒浸焙干，引经下行则用盐水润焙。

性味：味苦，性寒，无毒。

主治：治消渴热中，除邪气，肢体水肿，利水，补不足，益气。（出自《神农本草经》）

疗伤寒久疟烦热、胁下邪气，膈中恶，以及恶风汗出、内疸。多服令人腹泻。（出自《名医别录》）

治心烦燥闷、骨蒸潮热、产后发热，肾气劳，憎寒虚烦。（甄权）

治骨蒸痨瘵，通小肠，消痰止咳，润心肺，安心神，止惊悸。（出自《日华子诸家本草》）

清心除热，治阳明火热，泻膀胱、肾经之火。疗热厥头痛，下痢腰痛，喉中腥臭。（张元素）

泻肺火，滋肾水，治命门相火有余。（王好古）

安胎，止妊娠心烦，辟射工、溪毒。（李时珍）

甚疗热结，亦主疟热烦。（陶弘景）

治嗽血，喘，淋，口病，尿血，呃逆，盗汗，遗精，痹痿，瘕疝。（出自《本草求原》）

[发明] 甄权：知母治各种热劳，凡病人体虚而口干的，加用知母。李杲：知母入足阳明、手太阴经，其功效有四：一泻无根之肾火；二疗有汗之骨蒸；三退虚劳发热；四滋肾阴。李时珍：肾苦燥，宜食辛味药以滋润，肺苦气逆，宜用苦味药以泻下，知母辛苦寒凉，下润肾燥而滋阴，上清肺金而泻火，为二经气分药。黄柏是肾经血分药，所以二药必相须配用。

🌿 |医家名论|

《名医别录》：知母生长在河内川谷，二月、八月采根晒干用。

陶弘景：现在出于彭城。形似菖蒲而柔润，极易成活，掘出随生，要根须枯燥才不生长。

苏颂：现在的黄河沿岸怀、卫、彰德各郡以及解州、滁州都有。四月开青色的花，如韭花，八月结实。

使用禁忌

脾胃虚寒，大便溏泄者忌服。凡肺中寒嗽，无火症而尺脉微弱者禁用。阳痿及易举易痿、泄泻脾弱、饮食不消化、食欲不振、肾虚溏泄等症者禁用。脾胃虚热者误服，令人作泻减食，故虚损大忌。

🌺 |形态特征|

多年生草本，全株无毛。根状茎横生于地面，上有许多黄褐色纤维，下生许多粗而长的须根。叶呈线形，质稍硬。花茎直立，花序穗状，稀疏狭长，花为绿色或紫堇色。果长卵形，成熟后有裂纹，种子三棱形，两端尖，黑色。

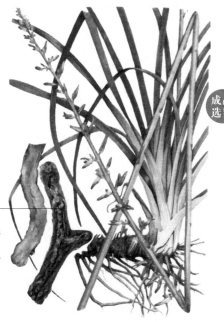

根

[性味]味苦，性寒，无毒

[主治]利水，补不足，益气

成品选鉴

呈长条状，表面黄棕色至棕色，具紧密排列的环状节，质硬，易折断，断面黄白色。气微，味微甜、略苦，嚼之带黏性

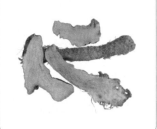

🍲 |实用妙方|

• 新久痰嗽：知母、贝母各一两，研细，巴豆三十枚，去油，研匀。每次服一合，用生姜三片，两面蘸上药末，放在口里细嚼咽下，服完即睡。第二天早晨大便一次，则痰嗽渐止。体质壮实者才可用。

• 久咳气急：知母五钱（去毛切片，隔纸炒），杏仁五钱（姜水泡后去皮尖，焙干），加水一盏半，煎取一盏，饭后温服。再用萝卜子、杏仁各等份，研末，加米糊做成丸子，每次姜汤送服五十丸，以绝病根。

• 中药趣味文化 •

知母的传说

三国时有个老婆婆靠挖草药为生，她想把认草药的本事传给一个厚道人。后来她碰到一个樵夫，樵夫看老婆婆可怜就收留了她，并认作干妈。三年后的一天，老婆婆让樵夫背她上山，找到了白中带紫条纹状花朵的野草。"这草能治肺热咳嗽发热。你知道为什么现在我才教你认草药吗？"樵夫说："妈是想找个厚道的人传他认草药的本事，怕居心不良的人拿这本事去坑害百姓！"老婆婆点了点头："这种草药还没有名字，就叫它'知母'吧！"

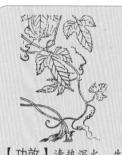

让你的火气烟消云散

栝楼

【功效】清热泻火，生津止渴，消肿排脓。

草部·蔓草类　　清热泻火药

天花粉是栝楼的根制成的粉状物，因其洁白如雪，又名白药、瑞雪。栝楼在我国北方各地及长江流域均有分布，又名果裸、瓜蒌、天瓜、黄瓜、地楼、泽姑。

药用部分

○栝楼实

性味：味苦，性寒，无毒。

李时珍：味甘，不苦。

主治：治胸痹，能使人皮肤悦泽。（出自《名医别录》）

润肺燥，降火，治咳嗽，涤痰结，利咽喉，止消渴，利大肠，消痈肿疮毒。（李时珍）

子炒用，补虚劳口干，润心肺，治吐血，肠风泻血，赤白痢，手面皱。（出自《日华子诸家本草》）

○栝楼根（天花粉）

性味：味苦，性寒，无毒。

周定王：秋冬采根，去皮切成寸许大，用水浸，逐日换水，四五天后取出。捣成泥状，用绢袋滤汁澄粉，晒干用。

李时珍：味甘，微苦，酸，性微寒。

徐之才：与枸杞相使，恶干姜，畏牛膝、干漆，反乌头。

主治：主消渴身热，烦满大汗，能补虚安中，续绝伤。（出自《神农本草经》）

除肠胃中痼热，八疸身面黄，唇干口燥短气，止小便利，通月经。（出自《名医别录》）

治热狂时疾，通小肠，消肿毒，乳痈发背，痔瘘疮疖，排脓生肌长肉，跌打损伤瘀血。（出自《日华子诸家本草》）

治痈疮肿毒，并止咳嗽带血。（出自《滇南本草》）

补肺，敛气，降火，宁心，兼泻肝郁，缓肝急，清膀胱热，止热淋小便短数，除阳明湿热。（出自《医林纂要探源》）

[发明]朱震亨：栝楼实治胸痹，其味甘性润。甘能补肺，润能降气。胸中有痰者，乃肺受火逼，失其降下。今得栝楼实甘缓润下，则痰自降。所以它是治嗽要药。

李时珍：栝楼根味甘微苦酸。其茎叶味酸。酸能生津，所以能止渴润枯。微苦降火，甘不伤胃。前人只说它苦寒，似乎没有深究。

医家名论

李时珍：栝楼根直下生，年久者长数尺。秋后挖的结实有粉，夏天挖的有筋无粉，不能用。它的果实圆长，青的时候像瓜，黄时如熟柿，山上人家小儿常食。果实内有扁子，大小如丝瓜子，壳色褐，仁色绿，多脂，有青气。炒干捣烂，水熬取油，可点灯。

使用禁忌

脾胃虚寒作泄者勿服。胃虚湿痰，亡阳作渴，病在表者禁用。阴虚火动，津液不能上承而作渴者，不宜使用。凡痰饮色白清稀者，忌用。孕妇及不孕症者禁用。

🌿 |形态特征|

攀援藤本，长可达10米。块根肥大，圆柱形。茎较粗，多分枝，有纵棱和槽，被白色柔毛。叶互生，有纵条纹，叶片轮廓近圆形或近心形。花白色，雌雄异株，雄花成总状花序，雌花单生于叶腋。果实近球形，成熟时金黄色。种子扁长椭圆形。

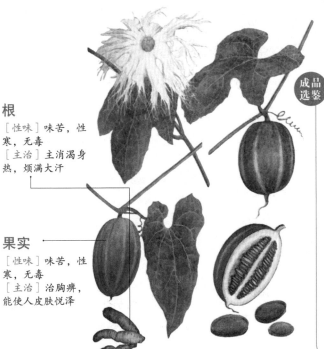

根

［性味］味苦，性寒，无毒

［主治］主消渴身热，烦满大汗

果实

［性味］味苦，性寒，无毒

［主治］治胸痹，能使人皮肤悦泽

成品选鉴

呈纺锤形或瓣块状，表面黄白色或淡棕黄色，质坚实，断面白色或淡黄色，富粉性，可见黄色条纹状木质部。无臭，味微苦

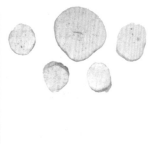

🍵 |实用妙方|

• 天泡湿疮：天花粉、滑石各等份，研为末，用水调匀外搽。

• 痰咳不止：栝楼仁一两、文蛤七分，同研末，用浓姜汁调成弹子大的丸子，噙口中咽汁。

• 干咳无痰：熟栝楼捣烂绞汁，加蜜等份，再加白矾一钱，同熬成膏，频含咽汁。

中药趣味文化

天花粉名字的由来

天花粉是栝楼的根研磨之后的粉状物，它的名字据说来源于佛教的一个传说。相传，上古时，佛祖为普度众生，连续多日不眠不休，讲述佛法。众神感动于佛家"我不入地狱，谁入地狱"的悲悯之心，纷纷落泪。诸神的泪水变成各色鲜花，自空中飘舞而下，凡间一时下起缤纷的花雨，众生叹为观止。"六欲诸天来供养，天华乱坠偏虚空。"这里的"华"同"花"，"天华"即"天花"，天花粉的名字也是从了这两个字。

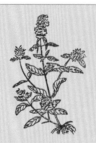

清火降压的凉茶原料

夏枯草

【功效】清火明目，散结消肿。

草部·隰草类　　清热泻火药

又名：夕句、乃东、燕面、铁色草。这种草秉承纯阳之气，遇阴气即枯，一般冬至过后开始生长，过了夏至就枯萎，因而得名夏枯草。

图说经典《本草纲目》

🐝 |药用部分|

○茎、叶

性味：味辛、苦，性寒，无毒。

徐之才：与土瓜相使。伏汞砂。

主治：治寒热淋巴结结核、鼠瘘头疮，破腹部结块，散瘿结气，消脚肿湿痹。（出自《神农本草经》）

祛肝风，行经络。治口眼㖞斜，行肝气，开肝郁，止筋骨疼痛，目珠痛，散瘰疬，周身结核。（出自《滇南本草》）

祛痰消脓，治瘰疬，清上补下，去眼膜，止痛。（出自《生草药性备要》）

治瘰疬、鼠瘘、瘿瘤、症坚、乳痈、乳岩。（出自《本草从新》）

补养血脉。（出自《本草衍义补遗》）

补养厥阴血脉，疏通结气。目痛、瘰疬皆系肝症。（出自《本草通玄》）

凡凝痰结气，风寒痹着，皆其专职。（出自《本草正义》）

[发明] 朱震亨：本草著作中说夏枯草善治瘰疬，散结气。它还有补养厥阴血脉的功效，这点书中没有提及。用夏枯草退寒热，体虚的可以用；如果用于实证，佐以行散之药，外用艾灸，也能渐渐取效。

李时珍：黎居士《易简方》中说，夏枯草可以治目疼，用砂糖水浸一夜之后用，取它能解内热、缓肝火的功效。楼全善说，

夏枯草治晚上目痛严重，有神效，或用性苦寒的药治目痛反而更疼的，也有神效。所谓眼睛的根本，是肝，属厥阴之经。夜里目痛和用苦寒之药目痛更甚，是因为夜与寒都是阴气所在。夏枯草禀纯阳之气，补厥阴血脉，所以治这种病有奇效，是以阳治阴。

🌿 |医家名论|

苏颂：夏枯草在冬至过后开始生长，叶子像旋覆。三四月间开花抽穗，为紫白色，像丹参花，结子也成穗。它到了五月就枯萎，故在四月采收。

李时珍：夏枯草在原野间有很多。它的苗高一二尺，茎微呈方形，叶子对节生，像旋覆叶但更长更大些，边缘有细齿，背面色白而多纹。茎端抽穗，长一二寸，穗中开淡紫色小花，一穗上有细子四粒。将撇苗煮后，浸去苦味，可用油盐拌来吃。

使用禁忌

脾胃虚弱的人或患风湿的人使用过多，就容易造成腹泻。长期大量服食夏枯草，药物中的具有毒副作用的物质积蓄，可能会有中毒症状，会增加肝肾代谢负担，严重的会引起肝、肾疾病。

🌿 |形态特征|

多年生草本，茎高15～30厘米。根状茎横生于地上，茎基部多分枝，四棱形，有浅槽，紫红色，被稀疏的糙毛或近无毛。叶对生，叶片卵状长圆形或圆形，边缘有不明显的波状齿。花序顶生，假穗状，紫、蓝紫或红紫色。果黄褐色，长圆状卵形。

茎、叶

［性味］味辛、苦，性寒，无毒
［主治］治寒热淋巴结结核、鼠瘘头疮

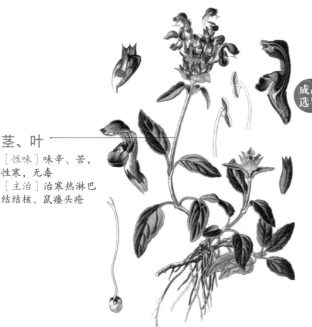

成品选鉴

淡棕色至棕红色。全穗由数轮苞片组成，外表面有白毛。果实棕色，卵圆形，尖端有白色突起。体轻，气味稍淡

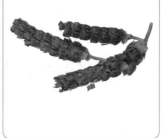

🫕 |实用妙方|

● 明目补肝，治肝虚目痛，冷泪不止，羞明怕日光：夏枯草半两、香附子一两，同研末，每次用蜡茶汤调服一钱。

● 赤白带下：在夏枯草开花时采摘，阴干后碾成末，每次服二钱，饭前服，米汤送下。

● 血崩：夏枯草研为末，每次服一方寸匕，用米汤调服。

● 汗斑白点：用夏枯草煎成浓汁，每天洗患处。

中药趣味文化

夏枯草的传说

从前，有个郎中用一种野草治好了一个秀才母亲的瘰疬。秀才为感谢郎中，留他在自己家中住了一年。郎中也感念秀才待他的情意，临走时带秀才上山，教他认识治瘰疬的那种草药，并嘱咐说这种草药一定要在夏天之前采摘。初秋时，县官的母亲得了瘰疬，秀才说自己可以治，上山后却找不到那种草药。县官气极，打了他五十大板。后来秀才想起，郎中说过此草一到夏天就枯死了。为了记住这件事，秀才把这草叫作"夏枯草"。

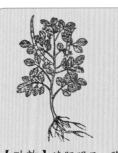

明目润肠，眼病的克星

决明

草部·隰草类　　清热泻火药

决明的种类很多，这里指的是马蹄决明，以其明目的功效而命名。另外还有草决明、石决明，功效都相同。草决明就是青葙子，陶弘景称其为蒪蒿。

【功效】清肝明目，降压润肠。

🌿|药用部分|

○决明子

性味：味咸，性平，无毒。

徐之才：与蓍实相使，恶人麻子。

主治：治视物不清，眼睛浑浊，结膜炎，白内障，眼睛发红、疼痛、流泪，久服令人眼明亮，轻身。（出自《神农本草经》）

治唇口青。（出自《名医别录》）

助肝气，益精。用水调末外涂，消肿毒。熏太阳穴，可治头痛。贴印堂，止鼻洪。做枕头，可治头风且有明目的作用，效果比黑豆好。（出自《日华子诸家本草》）

治肝热风眼赤泪，利五脏，除肝热。（甄权）

益肾，解蛇毒。（朱震亨）

叶当蔬菜食用，利五脏，明目，效果好。

解蛇毒。（出自《本草衍义补遗》）

治小儿五疳，擦癣癞。（出自《生草药性备要》）

泻邪水。（出自《医林纂要探源》）

明目，利尿。治昏眩，脚气，水肿，肺痈，胸痹。（出自《湖南药物志》）

[发明]《物类相感志》：在园中种决明，蛇不敢入。朱丹溪说决明解蛇毒即源于此。

📖|医家名论|

李时珍：决明有两种，一种是马蹄决明，茎高三四尺，叶比苜蓿叶大而叶柄小，叶尖裂开，白天张开，夜晚合拢，两两相贴。它在秋天开淡黄色的花，花有五瓣。结的角像初生的细豇豆，长五六寸。角中有子数十颗，不均匀相连接，形状像马蹄，青绿色，是治眼疾的最佳药物。另一种是茳芒决明，即《救荒本草》中的山扁豆。它的苗和茎都像马蹄决明，但叶柄小，末端尖，像槐叶，夜晚不合拢。秋天开深黄色的花，花为五瓣，结的角大小如小手指，长二寸左右。角中子排成列，像黄葵子而扁，褐色，味甘滑。这两种的苗叶都可以做酒曲，俗称独占缸。但茳芒的嫩苗、花及角子，都可食用或泡茶饮，而马蹄决明的苗和角都苦、硬，不能吃。

> **使用禁忌**
>
> 决明子有明显的泄泻和降血压的作用，因此脾胃虚寒、脾虚泄泻及低血压等患者不宜服用。决明子含有一些刺激肠道的化合物，长期服用会引起肠道病变。

图说经典《本草纲目》

🌿|形态特征|

　　一年生半灌木状草本，高0.5～2米。茎直立，上部多分枝，全株被短柔毛。叶互生，羽状，叶片倒卵形或倒卵状长圆形，下面及边缘有柔毛。花成对腋生，花瓣倒卵形或椭圆形，黄色。果实细长，近四棱形。种子菱柱形或菱形，略扁，淡褐色，有光亮。

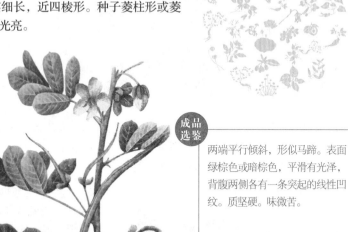

成品选鉴

两端平行倾斜，形似马蹄。表面绿棕色或暗棕色，平滑有光泽，背腹两侧各有一条突起的线性凹纹。质坚硬。味微苦。

种子

［性味］味咸，性平，无毒
［主治］治视物不清，眼睛浑浊

🍵|实用妙方|

•青盲、雀目：决明一升、地肤子五两，同研末，加米汤做成梧桐子大的丸子，每次用米汤送服二三十九。需注意，青盲是外观正常，但不见物；雀目是夜盲。

•目赤肿痛、头风热痛：决明子炒后研细，用茶调匀敷两侧太阳穴，药干即换，一夜肿消。

•中药趣味文化•

老秀才和决明子

明代时，有个老秀才不到六十岁就得了眼病。一天，一个南方药商从他门前经过，见有几株野草，就问这草卖不卖。老秀才心想：这肯定是草药，于是不肯卖给药商。秋天，这几株野草结了菱形、灰绿色、有光亮的草子。老秀才一闻草子味挺香，就每天用它泡水喝，日子一长，眼病居然好了。以后，老秀才常饮这种茶，一直到八十多岁还眼明体健。有诗曰："愚翁八十目不瞑，日数蝇头夜点星，并非生得好眼力，只缘长年饮决明。"

第三章 03 清热篇

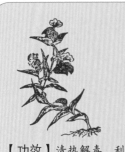

清热利尿的"翠蝴蝶"

鸭跖草

【功效】清热解毒，利水消肿。

草部·隰草类　　清热泻火药

又名：鸡舌草、碧竹子、竹鸡草、竹叶菜、淡竹叶、耳环草、碧蝉花、蓝姑草。生于江东、淮南平地。叶如竹，高一二尺，花深碧色。

|形态特征|

茎直立，紫色，叶像竹叶，四五月开花，花瓣如蝴蝶双翅，花蕊黄色，子小豆大小，灰黑色。

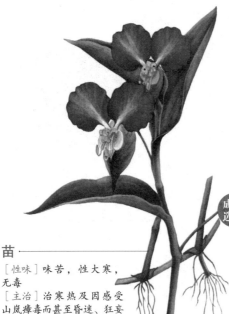

苗

[性味] 味苦，性大寒，无毒

[主治] 治寒热及因感受山岚瘴毒而甚至昏迷、狂妄多言

|药用部分|

○苗

性味：味苦，性大寒，无毒。

主治：治寒热及因感受山岚瘴毒而神志昏迷、狂妄多言，痰饮，疔肿，腹内肉块不消，又治小儿丹毒，发热癫痫，腹胀结块，全身气肿，热痢，还治蛇犬咬伤、痈疽等毒症。（陈藏器）

与赤小豆煮食，可下水气，治风湿性关节炎，利小便。（出自《日华子诸家本草》）

消咽喉肿痛。（李时珍）

去热毒，消痈疽。（出自《本草品汇精要》）

成品选鉴

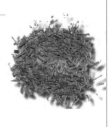

黄绿色，老茎略呈方形，表面光滑，节膨大，断面坚实，中部有髓。叶质脆易碎。聚伞花序，总苞心状卵形，花瓣蓝黑色。气微，味甘、淡

|实用妙方|

• 小便不通：用鸭跖草、车前草各一两，共捣出汁，加蜜少许，空腹服。

• 赤白痢：用鸭跖草煎汤每日服。

• 痔疮肿痛：用鸭跖草花，搓软敷贴患处。

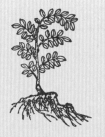

赶走一切热毒风

白鲜

草部·山草类　　清热燥湿药

【功效】主治湿疹，疥癣，风湿热痹等症。

又名：白膻、白羊鲜、地羊鲜、金雀儿椒。生于在谷地，河中、江宁府、滁州、润州等地，四五月份采其根阴干入药，嫩苗可当菜吃。

|形态特征|

多年生草本，高50~65厘米，根肉质，淡黄白色。叶稍白，开淡紫色花朵。

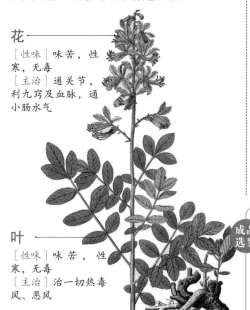

花
[性味] 味苦，性寒，无毒
[主治] 通关节，利九窍及血脉，通小肠水气

叶
[性味] 味苦，性寒，无毒
[主治] 治一切热毒风、恶风

根皮
[性味] 味苦，性寒，无毒
[主治] 主头风黄疸，咳逆淋沥

|药用部分|

○白鲜根皮

性味：味苦，性寒，无毒。

主治：主头风黄疸，咳逆淋沥。女子阴中肿痛，湿痹死肌，不能屈伸起止走路。（出自《神农本草经》）

疗四肢不安，时行腹中大热饮水，小儿惊痫，妇人产后余痛。（出自《名医别录》）

[发明] 李时珍：白鲜皮性寒善行，味苦性燥，是足太阴、阳明经祛湿热的药物，兼入手太阴、阳明经，是治疗各种黄疸病和风痹的重要药物。

成品选鉴

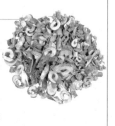

本品呈卷筒状，外表面灰白色或淡灰黄色，具细纵纹及细根痕；内表面类白色，有细纵纹。质脆，略呈层片状。有羊膻气，味微苦

|实用妙方|

•治痫黄：白鲜皮、茵陈蒿各等份。水二盅煎服，日二服。

•治鼠疫已有核，脓血出者：白鲜皮，煮服一升。

•疗产后中风，虚人不可服他药者：白鲜皮三两，以水三升，煮取一升，分服。耐酒者可酒、水各等份煮之。

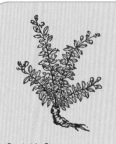

天然有效的植物抗生素

黄芩

草部·山草类　　清热燥湿药

【功效】清热燥湿，泻火解毒，止血安胎。

又名：腐肠、空肠、内虚、妒妇、经芩、黄文、印头、苦督邮。质地坚实的名子芩、条芩、尾芩、鼠尾芩。枯芩是旧根，多中空，外黄内黑，所以又有腐肠、妒妇等名称。

|药用部分|

○黄芩根

性味：味苦，性平，无毒。

李时珍：黄芩用酒拌炒，药效上行；与猪胆汁配伍使用，除肝胆之火；与柴胡配伍使用，退寒热；与芍药配伍使用，治下痢；与桑白皮配伍使用，泻肺火；与白术配伍使用，能安胎。

主治：治各种发热，黄疸，泻痢，能逐水，下血闭，治恶疮疽蚀火疡。（出自《神农本草经》）

治痰热，胃中热，小腹绞痛，消谷善饥，可利小肠。疗女子经闭崩漏，小儿腹痛。（出自《名医别录》）

治热毒骨蒸，寒热往来，肠胃不利，能破壅气，治五淋，令人宣畅。还可去关节烦闷，解热渴。（甄权）

能降气，主流行热病，疗疮排脓，治乳痈发背。（出自《日华子诸家本草》）

凉心，治肺中湿热，泻肺火上逆，疗上部实热，目赤肿痛，瘀血壅盛，上部积血，补膀胱寒水，安胎，养阴退热。（张元素）

治风热湿热头疼，奔豚热痛，肺热咳嗽、肺痿、痰黄腥臭，各种失血症。（李时珍）

黄芩含有大量的黄酮类化合物，抗菌谱较广，对多种细菌都有抑制作用，被称为"中药中的抗生素"。

[发明] 李时珍：黄芩性寒味苦，苦入心，寒胜热，泻心火，治脾之湿热，一则肺金不受刑，二则胃火不侵犯肺，所以能救肺。肺虚者不宜，是因为苦寒伤脾胃，恐损其母脏。若因饮寒受寒致腹痛及水饮内停致心下悸、小便不利而脉不数者，这是里无热症，则黄芩不能用。若热厥腹痛，肺热而致小便不利，黄芩可以用。

李杲：黄芩中空质轻的，主泻肺火，利气，消痰，除风热，清肌表之热；细实而坚的，主泻大肠火，养阴退热，补膀胱寒水，滋其化源。

|医家名论|

苏颂：现在川蜀、河东、陕西近郡都有黄芩。它的苗长一尺多，茎干如筷子般粗，叶从地脚四面做丛生状，像紫草，高一尺多，也有独茎生长的。黄芩的叶细长，颜色青，两两对生，六月开紫花，根如知母般粗细，长四五寸，二月、八月采根晒干。

使用禁忌

脾肺虚热者忌之。凡中寒作泄，中寒腹痛，血虚腹痛，脾虚泄泻，肾虚溏泻，脾虚水肿，血枯经闭，气虚小水不利，肺受寒邪喘咳，以及血虚胎不安，阴虚淋露等症都禁用。

🌿|形态特征|

多年生草本，高30～70厘米。主根粗壮，呈圆锥形，棕褐色。茎四棱形，基部多分枝，有细条纹，绿色或常带紫色。单叶对生，全缘，有短柄，叶片披针形，上面无毛或微有毛，下面沿中脉被柔毛。花序顶生，花瓣唇形，蓝紫色或紫红色。果实近球形，黑褐色。

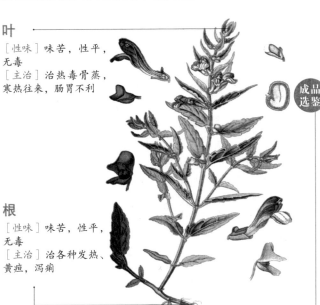

叶

[性味] 味苦，性平，无毒

[主治] 治热毒骨蒸，寒热往来，肠胃不利

根

[性味] 味苦，性平，无毒

[主治] 治各种发热、黄疸，泻痢

成品选鉴

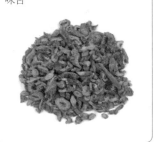

呈圆锥形，扭曲，表面棕黄色或深黄色，上部较粗糙，下部有顺纹和细皱。质硬而脆，易折断，断面黄色，中心红棕色。气微，味苦

🫕|实用妙方|

•三补丸，治上焦积热，能泻五脏火：黄芩、黄连、黄柏各等份，研为末，蒸饼做丸如梧桐子大，每次服二三十丸，用开水送下。

•肺中有火，用用清金丸：将片芩炒后研末，用水调和制成如梧桐子大的药丸，每次用白开水送服二三十丸。

•小儿惊啼：黄芩、人参各等份，研为末，每次用温水送服一剂。

•产后血渴，饮水不止：用黄芩、麦冬各等份，水煎，不时温服。

•中药趣味文化•

李时珍与黄芩

相传李时珍十六岁时，突患急病，咳嗽不止，并且久治不愈。方圆百里的名医都束手无策。眼看李时珍的生命危在旦夕，正当他的父母悲伤绝望之际，村子里来了一位云游的道士。听说道士专治疑难杂症，李时珍的父母忙把道士请到家中给李时珍看病。道士号了脉象后说："治此病只需黄芩一两，加水两盅，煎至一盅，服用半月即可痊愈。"半月之后，李时珍的身体逐渐恢复健康。一味黄芩居然起到了立竿见影的治疗效果。

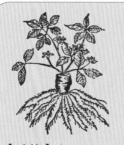

治疗下痢腹泻的首选

黄连

【功效】清热燥湿，泻火解毒。

草部·山草类　清热燥湿药

又名：王连、支连。因为它的根像串珠一样相连且为黄色，所以得名黄连。一般生长在山地的向阳处，二八月采其根入药，九节坚实、相去有声者质优。

|药用部分|

○黄连根

修治：雷斅：黄连入药时须用布拭去肉毛，入浆水中浸泡两昼夜，滤出后放在柳木火上焙干。

性味：味苦，性寒，无毒。

徐之才：与黄芩、龙骨、理石相使，恶菊花、玄参、白鲜皮、芫花、白僵蚕，畏款冬、牛膝，胜乌头，解巴豆毒。

主治：主热气，治目痛眦伤流泪，能明目。治腹痛下痢，妇人阴中肿痛。（出自《神农本草经》）

主五脏冷热，久下泻痢脓血，止消渴大惊，除水湿，利关节，调胃厚肠益胆，疗口疮。（出自《名医别录》）

治五劳七伤，能益气，止心腹痛，惊悸烦躁，润心肺，长肉止血，疗流行热病，止盗汗及疥疮。用猪肚蒸后做成丸，治小儿疳气，杀虫。（出自《日华诸家本草》）

治体虚消瘦气急。（陈藏器）

治郁热在中，烦躁恶心，兀兀欲吐，心下痞满。（张元素）

主心病逆而盛，心积伏梁。（王好古）

除心窍恶血，解服药过量所致的烦闷及巴豆、轻粉毒。（李时珍）

[发明] 李时珍：黄连是治疗目疾、痢疾的要药。古方治疗痢疾：香连丸，用黄连、木香；姜连散，用干姜、黄连；变通丸，用黄连、吴茱萸；姜黄散，用黄连、生姜。治消渴，用酒蒸黄连；治伏暑，用酒煮黄连；治下血，用黄连、大蒜；治肝火，用黄连、吴茱萸；治口疮，用黄连、细辛。以上配伍使用，均是一寒一热，一阴一阳，寒因热用，热因寒用，君臣相佐，阴阳相济，最得制方之妙，所以有效又无偏胜之害。

|医家名论|

李时珍：黄连，汉末李当之本草只取蜀地所产黄而肥大、坚实的为好。唐朝时以澧州产的为好。现在虽然吴、蜀均产黄连，但只以雅州、眉州所产的为好。黄连有两种：一种是根粗无毛有连珠，像鹰爪、鸡爪的形状而竖实，色深黄；另一种是无珠多毛而中空，淡黄色。两者各有所宜。

使用禁忌

凡病人血少气虚，脾胃薄弱，以致惊悸不眠，而兼烦热躁渴，以及产后不眠，血虚发热，泄泻腹痛；老人脾胃虚寒作泻；恶菊花、芫花、玄参、白鲜皮。

🐝 |形态特征|

多年生草本。根茎黄色，常分枝，形如鸡爪。叶基生，叶片坚纸质，卵状三角形，顶端尖，羽状深裂，边缘有锐锯齿，表面沿脉被短柔毛。聚伞花序，花瓣线形或线状披针形，种子长椭圆形，褐色。

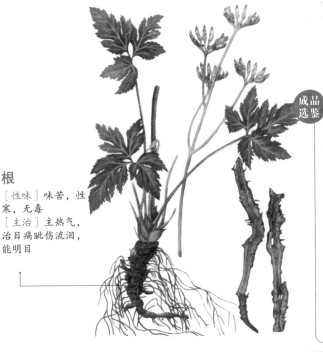

根

[性味] 味苦，性寒，无毒
[主治] 主热气，治目痛眦伤流泪，能明目

成品选鉴

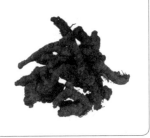

常弯曲，表面灰黄色或黄褐色，粗糙；质硬，断面不整齐，皮部橙红色或暗棕色，木部鲜黄色或橙黄色，呈放射状排列。气微，味极苦

🫕 |实用妙方|

• 心经实热，用泻心汤：黄连七钱，加水一碗半，煎成一碗，饭后过一阵温服。小儿剂量酌减。

• 肝火痛症：黄连姜汁炒后研末，用粥糊成梧桐子大的药丸，每次用白开水送服三十九。左金丸：黄连六两，吴茱萸一两，一起炒后研末，用神曲打糊为丸，每次用开水送服三四十九。

• 阳毒发狂，奔走不定：黄连、寒水石各等份，研为末，每次用浓煎甘草汤送服三钱。

• 口舌生疮：用黄连煎酒，时时含漱。

• 中药趣味文化 •

黄连的由来

从前，有个姓陶的医生，医术高明，经常出诊。他家有个园子专种药草，并请了一个叫黄连的帮工来经管。一次，陶医生到外地给人治病尚未回来，他的女儿妹娃得了一种怪病，浑身燥热，又吐又拉，很多医生都没有办法。帮工想起园子里有种绿色的小花，前几个月治好了自己的喉咙痛，就试着用它煎了碗药给妹娃喝了。谁知喝了几次，病居然全好了。陶医生回来后非常感谢帮工，便用帮工的名字给这种药草命名为"黄连"。

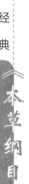

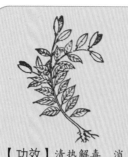

消肿解毒，"疮家圣药"

连翘

【功效】清热解毒，消肿散结，疏散风热。

草部·隰草类　　清热解毒药

又名：连、异翘、旱莲子、兰华、三廉。它的根叫做连轺、折根。按《尔雅》所记载，连、异翘，即本名连，又名异翘，因此合称为连翘。有大小之分。

🐾 |药用部分|

○连翘根

性味：味甘，性寒、平，有小毒。

主治：下热气，益阴精，令人面色好，能明目。久服轻身耐老。（出自《神农本草经》）

治伤寒郁热欲发黄。（李时珍）

下热气，治湿热发黄。（出自《本经逢原》）

○连翘实

性味：味苦，性平，无毒。

李时珍：味微苦、辛。

主治：主寒热鼠瘘瘰疬，痈肿恶疮瘿瘤，结热蛊毒。（出自《神农本草经》）

驱白虫。（出自《名医别录》）

通利五淋，治小便不通，除心经邪热。（甄权）

通小肠，排脓，治疮疖，能止痛，通月经。（出自《日华子诸家本草》）

散各经血结气聚，消肿。（李杲）

泻心火，除脾胃湿热，治中部血证，为使药。（朱震亨）

治耳聋，听音不清。（王好古）

连翘茎、叶主心肺积热。（李时珍）

[发明] 张元素：连翘功用有三，一泻心经客热；二祛上焦诸热；三为疮家圣药。

李时珍：连翘形状像人心，两片合成，里面有仁很香，是少阴心经、厥阴心包络气

分主药。各种疼痛、痒疾、疮疡都属心火，所以连翘为十二经疮家圣药，兼治手足少阳手阳经气分之热。

🐾 |医家名论|

苏颂：连翘有大、小两种。大翘生长在下湿地，青叶狭长，像榆叶、水苏一类，茎赤色，高三四尺，独茎，梢间开黄色花，秋天结实像莲，内作房瓣，根黄像蒿根，八月采房。小翘生长在山冈、平原上，花、叶、果实都似大翘而细。生长在南方的，叶狭而小，茎短，才高一二尺，花也是黄色，实房为黄黑色，内含黑子如粟粒，也叫旱莲，南方人将它的花叶入药。

陶弘景：连翘处处有，今用茎连花实也。

《新修本草》：连翘有两种，大翘、小翘。大翘叶狭长，如水苏，花黄可爱，生下湿地，着子似椿实之未开者，作房翘出众草。其小翘生岗原之上，叶花实皆似大翘而小细，山南人并用之。今京下唯用大翘子，不用茎花也。

使用禁忌

脾胃虚弱，气虚发热，痈疽已溃、脓稀色淡者忌服。大热由于虚者勿服，脾胃薄弱易于作泄者勿服。久服有寒中之患。

🌸|形态特征|

落叶灌木。茎单生，赤色，高三四尺。枝土黄色或灰褐色，略呈四棱形。叶通常为单叶，叶片卵形、宽卵形或椭圆状卵形至椭圆形，除基部外具锐锯齿或粗锯齿。花生于叶腋，花冠黄色，倒卵状椭圆形。蒴果卵球形，先端喙状渐尖，表面疏生瘤点。

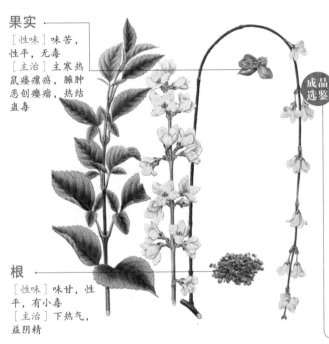

果实

[性味] 味苦，性平，无毒
[主治] 主寒热鼠瘘瘰疬，痈肿恶创瘿瘤，热结蛊毒

根

[性味] 味甘，性平，有小毒
[主治] 下热气，益阴精

成品选鉴

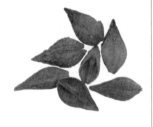

呈长卵形至卵形，稍扁，表面有不规则的纵纹；顶端锐尖；青翘多不开裂，表面绿褐色，质硬；种子多数，黄绿色，细长，一侧有翅。气微香，味苦

🍵|实用妙方|

• 瘰疬结核：连翘、芝麻各等份，研为末，经常服用。

• 痔疮肿痛：用连翘煎汤熏洗，然后用刀上飞过的绿矾加麝香少许敷贴。

• 治小儿一切热：连翘、防风、甘草（炙）、山栀子各等份，上捣罗为末，每服二钱，水一中盏，煎七分，去滓温服。

•中药趣味文化•

莲巧姑娘和连翘树

很久以前，有个姑娘叫莲巧，她心地善良，温柔贤惠。一次她在山里看到一条大蟒蛇缠住了一个孩子。她为了救那个孩子，捡起身边的一块大石头，不停地用力向蟒蛇砸去。蟒蛇一时疼痛难忍，松开了孩子，张着血盆大口向莲巧扑来。最后孩子得救了，莲巧却被蟒蛇缠死了。后来，在她的坟旁长出了棵棵小树，并且一丛丛一片片，越长越多，越长越大。人们说这是莲巧姑娘变的，为了纪念她，就把这种树叫作"连翘"。

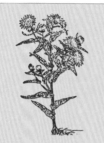

女性乳腺疾病不用愁

蒲公英

草部·柔滑类　　清热解毒药

又名：耩耨草、金簪草、黄花地丁，广泛分布于我国的各个地区，生长在平原、田野、沼泽中，生命力顽强，可以生吃，是广受人们喜爱的野菜。

【功效】清热解毒，消肿散结。

🐝 |药用部分|

○蒲公英苗

性味：味甘，性平，无毒。

主治：取蒲公英煮汁饮用，并外敷患处，治妇人乳痈肿。（苏恭）

解食物毒，散滞气，化热毒，消恶肿、结核、疔肿。（朱震亨）

能掺牙，乌须发，壮筋骨。（李时珍）

用蒲公英的白汁外涂，治恶刺。（苏颂）

主妇人乳痈肿。（出自《新修本草》）

化热毒，消恶肿结核，解食毒，散滞白。（出自《本草衍义补遗》）

敷诸疮肿毒，疥颓癣疮；祛风，消诸疮毒，散瘰疬结核；止小便血，治五淋癃闭，利膀胱。（出自《滇南本草》）

补脾和胃，泻火，通乳汁，治噎膈。（出自《医林纂要探源》）

疗一切毒虫蛇伤。（出自《纲目拾遗》）

清肺，利嗽化痰，散结消痈，养阴凉血，舒筋固齿，通乳益精。（出自《随息居饮食谱》）

治一切疔疮、痈疡、红肿热毒诸症，可服可敷，颇有应验，而治乳痈乳疔，红肿坚块，尤为捷效。（出自《本草正义》）

炙脆存性，酒送服，疗胃脘痛。（出自《岭南采药录》）

[发明] 李杲：蒲公英苦寒，是足少阴肾经的君药，本经必用。

朱震亨：蒲公英与忍冬藤同煎汤，加少量的酒调佐服，可治乳腺炎。服用后想睡，这是它的一个作用，入睡后出微汗，病即安。

📖 |医家名论|

韩保昇：蒲公英生长在平原、沼泽、田园中。它的茎、叶像苦苣，折断后有白汁，可以生吃，花像单菊但更大。

寇宗奭：蒲公英即现在的地丁。四季都可开花，花谢后飞絮，絮中有子，落地就会生长。所以庭院中都有生长，是随风带来的子落地生长。

李时珍：蒲公英四散而生，茎、叶、花、絮都像苦苣，但较苦苣小些。嫩苗可以食用。二月采花，三月采根。

使用禁忌

阳虚外寒、脾胃虚弱者忌用。用量过大时，偶见胃肠道反应，如食欲减退、恶心、呕吐、腹部不适及轻度泄泻，以及倦怠、疲乏、出虚汗、面色苍白。个别人会出现荨麻疹、全身瘙痒等过敏反应。

图说经典《本草纲目》

🌸|形态特征|

　　根深长，单一或分枝，外皮黄棕色。叶根生，排成莲座状，狭倒披针形，羽裂，叶端稍钝或尖，基部渐狭成柄，无毛薂有蛛丝状细软毛。花茎比叶短或等长，结果时伸长，总苞片草质，绿色，部分淡红色或紫红色，先端有或无小角，有白色珠丝状毛。

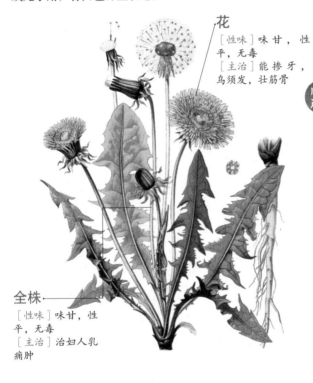

花
[性味]味甘，性平，无毒
[主治]能掺牙，乌须发，壮筋骨

全株
[性味]味甘，性平，无毒
[主治]治妇人乳痈肿

成品选鉴

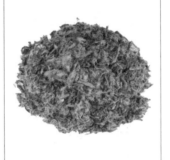

木品呈皱缩卷曲的团块。叶多皱缩破碎，绿褐色或暗灰色；花冠黄褐色或淡黄白色；有的可见多数具白色冠毛的长椭圆形瘦果。气微，味微苦

🍵|实用妙方|

•乳痈红肿：蒲公英一两，忍冬藤二两，同捣烂，加水二碗，煎成一碗，饭前服。

•急性乳腺炎：蒲公英二两，香附一两。每日一剂，煎服二次。

•疔疮疗毒：取蒲公英捣烂外敷，同时另取蒲公英捣汁和酒煎服，取汗。

•中药趣味文化•

蒲公英治乳痈
　　西周时期，有个十六岁的姑娘患了乳痈。她母亲从未听说过姑娘会患乳痈，以为女儿做了什么见不得人的事。姑娘投河自尽，被一个蒲姓老公公和女儿小英救了起来，问清了投河的缘由。第二天，小英按照父亲的指点，去山上挖了一种草，翠绿的披针形叶，顶端长着一个松散的白茸球。洗净后捣烂成泥，敷在姑娘的乳痈上，不几天就痊愈了。以后，姑娘将这草带回家里栽种。为了纪念父女俩，便把这种野草称为蒲公英。

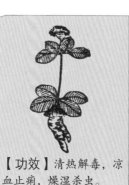

治温疟寒热，疗金疮

白头翁

又名：野丈人、胡王使者、奈何草。分布范围很广，随处可见。它的果实上有白色茸毛，形状像白头老翁，故名。

【功效】清热解毒，凉血止痢，燥湿杀虫。

草部·山草类　　清热解毒药

🌰 |药用部分|

○白头翁根

性味：味苦，性温，无毒。

主治：治温疟、癫狂寒热，症瘕积聚瘿气，能活血止痛，疗金疮。（出自《神农本草经》）

止鼻出血。（出自《名医别录》）

止毒痢。（陶弘景）

治赤痢腹痛，齿痛，全身骨节疼痛，项下瘰疬瘿瘤。（甄权）

主一切风气，能暖腰膝，明目消赘。（出自《日华子诸家本草》）

热毒下痢紫血鲜血者宜之。（出自《伤寒蕴要全书》）

凉血，消瘀，解湿毒。（出自《本草汇言》）

治秃疮、瘰疬、疝瘕、血痔、偏坠，明目，消疣。（出自《本草备要》）

去肠垢，消积滞。（出自《纲目拾遗》）

热毒下痢紫血鲜血者宜之。（出自《伤寒蕴要全书》）

○白头翁茎叶

性味：味苦，性寒，无毒。

主治：治一切风气及暖腰膝，明目，消赘。（出自《日华子诸家本草》）

○白头翁花

性味：味苦，性微寒，无毒。

主治：治疟疾寒热，白秃头疮。（李时珍）

📖 |医家名论|

《名医别录》：白头翁生长在高山山谷及田野，四月采摘。

苏恭：白头翁抽一茎，茎的顶端开一朵紫色的花，像木槿花。

苏颂：白头翁处处都有。它正月生苗，丛生，状似白薇而更柔细，也更长些。白头翁的叶生于茎头，像杏叶，上有细白毛而不光滑。近根处有白色的茸毛，根为紫色，深如蔓菁。

《新修本草》：白头翁，它的叶像芍药，但比芍药的叶子大，抽一茎，茎头开花，花呈紫色，像木槿花，果实大者如鸡子，上有白毛一寸余长。就像白头老翁，因此有白头翁之名。其根可疗毒痢，像续断，但扁一些。

使用禁忌

滞下胃虚不思食，及下痢完谷不化，泄泻由于虚寒寒湿，而不由于湿毒者忌之。血分无热者忌。

✿ |形态特征|

　　多年生草本，高10～40厘米，全株密被白色长柔毛。主根较肥大。叶根出，丛生，复叶，小叶再分裂，裂片倒卵形或矩圆形。花先叶开放，单一，顶生，紫色，卵状长圆形或圆形，外被白色柔毛。果实较多，聚集在一起，成头状。

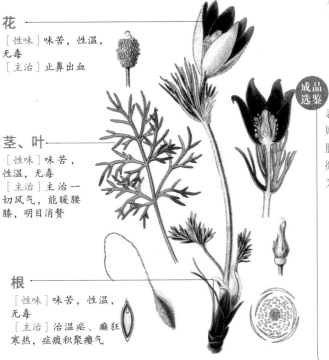

花

[性味]味苦，性温，无毒

[主治]止鼻出血

茎、叶

[性味]味苦，性温，无毒

[主治]主治一切风气，能暖腰膝，明目消赘

根

[性味]味苦，性温，无毒

[主治]治温疟、癫狂寒热，症瘕积聚瘿气

成品选鉴

表面黄棕色或棕褐色，有不规则的纵纹，皮部易脱落。质硬脆，折断面黄白色。气微，味微苦涩。以条粗长，质坚实者为佳

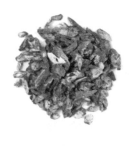

🍲 |实用妙方|

●白头翁汤，治热痢下重：用白头翁二两，黄连、黄柏、秦皮各三两，加水七升煮成二升。每次服一升，不愈可再服。妇人产后体虚痢疾者，可加甘草、阿胶各二两。

●下痢咽痛：春夏季得此病，可用白头翁、黄连各一两，木香二两，加水五升，煎成一升半，分三次服。

•中药趣味文化•

白头翁的传说

春秋时期，有个善良勤恳的小伙子叫阿宝。一天，他在田间劳作，突然感觉肚子疼痛难忍，一头倒在田里。等他醒来，便看见一位白发苍苍的老爷爷正关切地注视着他，老爷爷问清了缘由，便摘了一棵头上长着白毛的绿草给他，让他回家熬汤喝。说完老爷爷就不见了。阿宝照老爷爷的指示，连喝了三日，果真病就好了。原来，这种白毛绿草就是"白头翁"。直至今天，"白头翁"依然是一味常见的中草药。

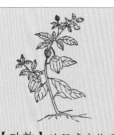

酸甜可口的药中美味

酸浆

【功效】治阴虚内热及虚劳发热，体弱消瘦，胁痛热结。

草部·隰草类　　清热解毒药

又名：醋浆、苦葴、苦耽、灯笼草、皮弁草、天泡草、王母珠、洛神珠。北方称为姑娘儿，以果实供食用。原产于我国，栽培历史较久，《尔雅》中即有酸浆的记载。

🦋|药用部分|

○酸浆苗

性味：味苦，性寒，无毒。

主治：治热烦满，定志益气，利水道。（出自《神农本草经》）

捣汁内服，治黄病效果较好。（陶弘景）

灯笼草可治呼吸急促、咳嗽、风热，能明目，根、茎、花、实都适宜。（出自《新修本草》）

苦耽苗子可治慢性传染病、高热不退，腹内热结，目黄、食欲不振，大小便涩，骨热咳嗽，嗜睡、全身无力，呕吐痰壅，腹部痞块胀闷，小儿无名瘰疬，风火邪毒引起的寒热，腹肿大，杀寄生虫，落胎，祛蛊毒，都可用酸浆煮汁饮用。也可生捣汁内服。将其研成膏，可敷治小儿闪癖。（出自《嘉祐补注神农本草》）

主上气咳嗽，风热，明目。（出自《新修本草》）

治热痰嗽。（出自《本草衍义补遗》）

清火，消郁结，治疝。敷一切疮肿，专治锁缠喉风。治金疮肿毒，止血崩，煎酒服。（出自《汪连仕采药书》）

根，捣其汁，治黄病多效。（出自《蜀本草》）

利湿除热，除热则清肺止咳，利湿放能化痰、治疸。（李时珍）

○酸浆子

性味：味酸，性平，无毒。

主治：主烦热，能定志益气，利水道。难产时服，立刻产下。（出自《神农本草经》）

能除热，治黄病，对小儿尤其有益。（苏颂）

治阴虚内热及虚劳发热，体弱消瘦，胁痛热结。（出自《嘉祐补注神农本草》）

🏅|医家名论|

《名医别录》：酸浆生长在荆、楚川泽及人家田园中。五月采摘，阴干后使用。

陶弘景：酸浆到处都有，苗像水茄而小，叶也能吃。结果实作房，房中有子如梅李大，都为黄赤色，小儿爱吃。

李时珍：酸浆、龙葵，是同一类的两种植物，苗、叶相似，但龙葵茎上光滑没有毛，从五月份到秋天开小白花，花蕊呈黄色，结的子没有壳，累累数颗同枝，子有蒂，生时青色，熟时则为紫黑色。酸浆也同时开黄白色小花，紫心白蕊，其花像杯子，不分瓣，但有五个尖，结铃壳，壳有五棱，一枝一颗，像悬挂的灯笼，壳中有一子，像龙葵子，生青熟赤。这样就能将两者区分开来。

使用禁忌

凡脾虚泄泻及痰湿忌用。有可能会引起孕妇流产，所以孕期妇女不宜使用。

图说经典《本草纲目》

🌿|形态特征|

多年生草本，高35～100厘米。根状茎横走。茎直立，单生，不分枝，表面具棱角，光滑无毛。叶互生，叶片卵形至广卵形，边缘具稀疏不规则的缺刻，或呈波状。花单生于叶腋，白色，钟形。浆果圆球形，光滑无毛，成熟时呈橙红色。种子多而细小。

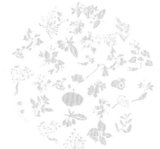

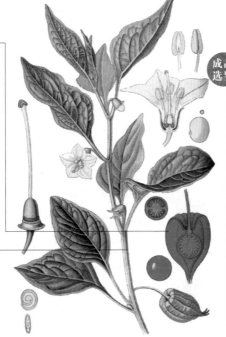

果实

[性味]味酸，性平，无毒

[主治]主烦热，能定志益气，利水道

成品选鉴

表面具棱角，光滑无毛。叶互生；花白色，浆果圆球形，成熟时呈橙红色；宿存花萼厚膜质膨胀如灯笼，橙红色或深红色。种子多数，细小

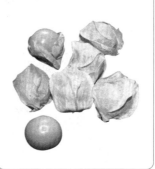

全株

[性味]味苦，性寒，无毒

[主治]治热烦满，定志益气，利水道

🍵|实用妙方|

- 热咳咽痛，用清心丸：灯笼草研为末，用开水送服。同时还以醋调药末敷喉外。

- 喉疮并痛：灯笼草，炒焦为末，酒调，敷喉中。

- 诸般疮肿：灯笼草不以多少，晒干，为细末，冷水调少许，软贴患处。

中药趣味文化

有趣的中药名

伏龙肝：一听这么气势的名字，降龙挖肝，这得是多么难得的一味中药！但让人大跌眼镜的是，它和龙肝凤胆没半点关系，它是中药灶心土的别称，来源于久经柴草熏烧的灶底中心的土块，属铝化合物类。灶心土味辛，性微温，入肝脾二经，具有温中燥湿，止呕止血的功效。用于呕吐反胃，腹痛泄泻，便血，崩漏带下。著名方剂黄土汤，就是以灶心土为君药，配以白术、阿胶、甘草，治疗脾虚阳衰，大便下血、吐血、衄血等症。

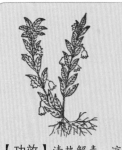

无名肿毒去无踪

紫花地丁

草部·隰草类　　　清热解毒药

又名：箭头草、独行虎、羊角子、米布袋。生长在我国的东北、华北等地，喜潮湿的环境，耐寒、耐旱，生命周期长，是极好的地被植物。

【功效】清热解毒，凉血消肿。

|形态特征|

叶狭披针形或卵状披针形，边缘具圆齿。花萼卵状披针形，花瓣紫堇色，具细管状，直或稍上弯。

全株
[性味]味苦、辛，性寒，无毒
[主治]治一切痈疽发背

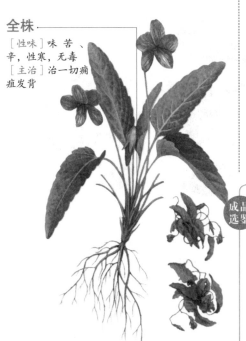

|药用部分|

○紫花地丁全株

性味：味苦、辛，性寒，无毒。
主治：治一切痈疽发背，疔肿瘰疬，无名肿毒恶疮。（李时珍）

中药趣味文化

紫花地丁的传说
古时，一个乞儿手指突发疔疮，因无钱求医，在山坡地上顺手掐了几朵紫色花放在嘴里嚼嚼，敷在手指上，第二天，肿痛居然消了。后来他根据这种草草梗笔直，像一根钉，顶头开几朵紫花的形象取了"紫花地丁"的名字。

成品选鉴

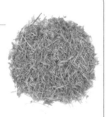

表面皱缩粗糙，呈深绿色至绿黄色，全体被毛。花茎细长，顶端常具三裂蒴果，内含多数淡黄棕色种子，长圆球形。质脆易碎。气微臭，味微苦而涩

|实用妙方|

• 黄疸内热：取紫花地丁末，每次用酒送服三钱。

• 痈疽恶疮：用连根的紫花地丁，同苍耳叶等份，捣烂，加酒一杯，搅汁服下。

• 瘰疬疔疮，发背诸肿：用紫花地丁根，去粗皮，同白蒺藜共研为末，加油调匀涂患处。

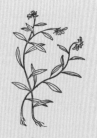

小草不起眼，蛇毒大克星

半边莲

【功效】清热解毒，利水消肿。

草部·隰草类　　清热解毒药

又名：急解索、半边花、细米草、瓜仁草、长虫草、蛇舌草。长在长江以南的广大地区，喜水田、沟旁等潮湿的生长环境，一般全草入药。

|形态特征|

贴着地面蔓生，梗细，节节生细叶。开淡红紫色的小花，只有半边，如莲花状。

全株

[性味]味甘，性寒，无毒

[主治]主蛇咬伤

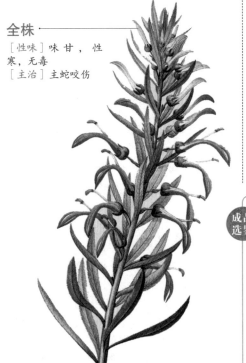

|药用部分|

○半边莲全株

性味：味辛，性平，无毒。

主治：蛇咬伤，用半边莲捣汁饮下，药渣敷伤处。又治气喘以及疟疾寒热，用半边莲、雄黄各二钱，共捣成泥，放碗内，盖好，等颜色变青后，加饭做成如梧桐子大的丸子。每次空腹用盐汤送服九丸。（李时珍）

敷疮，消肿毒。（出自《生草药性备要》）

治鱼口便毒，跌打伤瘀痛，恶疮，火疮，捣敷之。（出自《岭南采药录》）

成品选鉴

常缠结成团，表面淡黄色或黄棕色，具细纵纹。茎细长，有分枝，灰绿色；叶片多皱缩，绿褐色。气微，味微甘而辛。以茎叶色绿、根黄者为佳

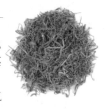

|实用妙方|

•治毒蛇咬伤：鲜半边莲一二两，捣烂绞汁，加甜酒一两调服，服后盖被入睡，以便出微汗。毒重的一天服两次。并用捣烂的鲜半边莲敷于伤口周围。

•治疔疮，一切阳性肿毒：鲜半边莲适量，加食盐数粒同捣烂，敷患处，有黄水渗出，渐愈。

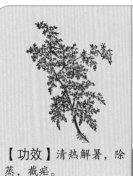

酷夏必备的泻暑热良药

青蒿

【功效】清热解暑，除蒸，截疟。

草部·隰草类　　清虚热药

又名：草蒿、方溃、菣（音牵）、犰蒿、香蒿。嫩时可用醋腌成酸菜，味香美。四月、五月采摘，晒干入药用。茎叶烤干后可以做饮品。

|药用部分|

○青蒿叶、茎、根

性味：味苦，性寒，无毒。

李时珍：伏硫黄。

主治：主疥瘙痂痒恶疮，杀虱，治积热在骨节间，明目。（出自《神农本草经》）

治夏季持续高热，妇人血虚下陷导致出血，腹胀满，冷热久痢。秋冬用青蒿子，春夏用青蒿苗，都捣成汁服用。（陈藏器）

补中益气，轻身补劳，驻颜色，长毛发，令发黑亮不衰老，兼去开叉发，杀风毒。心痛热黄，将生青蒿捣成汁服，并把渣贴在痛处。（出自《日华子诸家本草》）

治疟疾寒热。（李时珍）

生授敷金疮，大止血，生肉，止疼痛。（出自《新修本草》）

把生青蒿捣烂外敷金疮，可止血止痛。（苏恭）

清血中湿热，治黄疸及郁火不舒之症。（出自《医林纂要探源》）

把它烧成灰，隔纸淋汁，与石灰同煎，可治恶疮、息肉、黑疤。（孟诜）

祛湿热，消痰。治痰火嘈杂眩晕。利小便，凉血，止大肠风热下血，退五种劳热，发热怕冷。（出自《滇南本草》）

○青蒿子

性味：味甘，性冷，无毒。

主治：明目开胃，炒用。治恶疮、疥癣、风疹，煎水洗患处。（出自《日华子诸家本草》）

治鬼气，把它碾成末，用酒送服方寸匕。（孟诜）

功效与叶相同。（李时珍）

[发明] 苏颂：青蒿治骨蒸热劳效果最好，古方中单用。

李时珍：青蒿得春木少阳之气最早，所以它所主之症，都是少阳、厥阴血分的疾病。

|医家名论|

寇宗奭：在春天，青蒿发芽最早，人们采它来做蔬菜，根赤叶香。

李时珍：青蒿二月生苗，茎粗如指而肥软，茎叶都是深青色。它的叶有点像茵陈，但叶面叶背都是青色。它的根白而硬。七八月开细小黄花，颇香。它结的果实大小像麻子，中间有细子。

使用禁忌

产后血虚，内寒作泻，以及饮食停滞泄泻者，勿用。凡脾胃虚弱的人都不宜使用。

图说经典《本草纲目》

|形态特征|

一年生或二年生草本，高30～150厘米，有臭气。茎直立，圆柱形，表面有细纵槽，上部有分枝。叶互生，质柔，两面平滑无毛，青绿色。花序头状，花冠管状，绿黄色。瘦果矩圆形至椭圆形，微小，褐色。

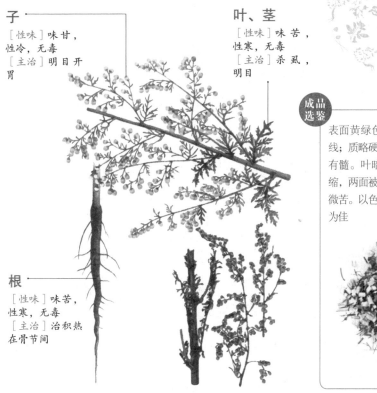

子

[性味]味甘，性冷，无毒
[主治]明目开胃

叶、茎

[性味]味苦，性寒，无毒
[主治]杀虱，明目

根

[性味]味苦，性寒，无毒
[主治]治积热在骨节间

成品选鉴

表面黄绿色或棕黄色，具纵棱线；质略硬，易折断，断面中部有髓。叶暗绿色或棕绿色，卷缩，两面被短毛。气香特异，味微苦。以色绿、叶多、香气浓者为佳

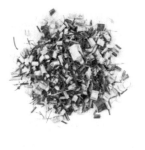

|实用妙方|

• 虚劳盗汗，烦热口干，用青蒿煎：青蒿一斤，取汁熬膏，加入人参末、麦冬末各一两，熬至能捏成丸时，做成梧桐子大的丸子，每次饭后用米汤送服二十九。

• 积热眼涩，用青蒿散：采青蒿花或子，阴干为末，空腹服二钱，久服明目。

•中药趣味文化•

华佗三试青蒿草

传说华佗发现一个黄痨病人因吃了青蒿而痊愈，就采了一些给其他黄痨病人试服，却都没有效果。后来他听说那个病人吃的是三月里的青蒿。第二年春天，华佗就采了三月间的青蒿，果然治好了黄痨，但三月之后的青蒿却没有这种效果。又经过一次试验，华佗终于发现只有幼嫩的青蒿茎叶可以入药治病，并取名"茵陈"。他还编歌供后人借鉴："三月茵陈四月蒿，传于后人切记牢。三月茵陈治黄痨，四月青蒿当柴烧。"

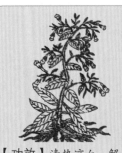

排毒养颜的女性美容佳品

紫草

【功效】清热凉血，解毒透疹。

草部·山草类　　清热凉血药

又名：紫丹、紫芙、茈、藐、地血、鸦衔草。因为它的花和根都是紫色的，还可以做紫色的染料，所以叫紫草。《尔雅》里写作"茈草"。瑶族、侗族人叫它鸦衔草。

|药用部分|

○紫草根

修治：每一斤紫草用蜡三两溶水中，拌好后蒸，待水干后，将其头和两旁的髭去掉，切细备用。

性味：味苦，性寒，无毒。

李时珍：味甘、咸，性寒。入手、足厥阴经。

主治：主心腹邪气，五疸，能补中益气，利九窍，通水道。（出自《神农本草经》）

疗腹肿胀满痛。用来合膏，疗小儿疮。（出自《名医别录》）

治恶疮、癣。（甄权）

治斑疹痘毒，能活血凉血，利大肠。（李时珍）

补心，缓肝，散瘀，活血。（出自《医林纂要探源》）

治伤寒时疾，发疮疹不出者，以此做药使其发出。（出自《本草图经》）

[发明]李时珍：紫草味甘、咸而性寒，入心包络及肝经血分。它擅长凉血活血，利大小肠。所以痘疹欲出但没出，血热毒盛，大便闭涩的，适宜使用。痘疹已出而色紫黑，便秘的，也可以用。如果痘疹已出而色红活，以及色白内陷，大便通畅的，忌用。

|医家名论|

苏恭：到处都有紫草，也有人种植。它的苗像兰香，茎赤节青，二月份开紫白色的花，结的果实为白色，秋季成熟。

李时珍：种紫草，三月份下种子，九月份子熟的时候割草，春、秋季采根阴干。它的根头有白色茸毛。没有开花时采根，则根色鲜明；花开过后采，则根色黯恶。采的时候用石头将它压扁晒干。收割的时候忌人尿以及驴马粪和烟气，否则会使草变黄。

《新修本草》：紫草到处都有。苗像兰香，茎赤红色，节青色，花紫白色而实白。

《本草图经》：紫草今处处有之。现在医家多用它来治伤寒时疾，发疮疹不出者，以此做药使其发出。韦宙的《集验独行方》中用它治豌豆疮，煮紫草汤饮，后人相承用之，其效尤速。

🐝|形态特征|

多年生草本，高50～90厘米。根粗大，肥厚，圆锥形，略弯曲，全株密被白色粗硬毛。单叶互生，叶片长圆状披针形至卵状披针形，两面均被糙伏毛。聚伞花序总状，顶生或腋生，花冠白色。小坚果卵球形，灰白色或淡黄褐色，平滑，有光泽。

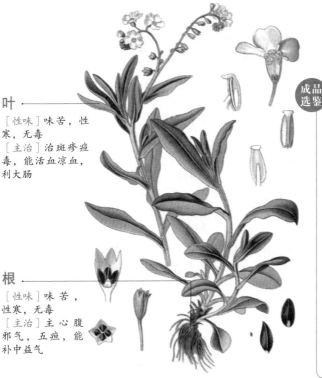

叶 •

[性味] 味苦，性寒，无毒
[主治] 治斑疹痘毒，能活血凉血，利大肠

根 •

[性味] 味苦，性寒，无毒
[主治] 主心腹邪气，五疸，能补中益气

成品选鉴

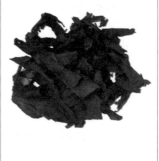

表面紫红色或紫褐色，皮部疏松易剥落。体软，质松软，易折断，断面黄色或黄白色。气特异，味苦涩。以条粗长、肥大、色紫、皮厚、木心小者为佳

🍵|实用妙方|

• 婴童疹痘，将出未出、色赤便闭者可用本方，如痘已出而大便利者则忌用：紫草二两，锉碎，用百沸汤一碗浸泡，盖严勿使漏气。等汤温后，服半合。煎服也可，但大便通畅的不能用。

• 恶虫咬伤：用紫草煎油涂抹。

•中药趣味文化•

紫草的凄美传说
相传，小镇上有一对很相爱的情侣。有一天，女孩得了一种病，沉睡不醒，药石枉然。男孩天天拜佛祈祷，希望女孩早日醒转。后来佛终于感动了，他给了男孩一棵草，让他好生照料，等这棵草开花时，喝它紫色的根熬的汤，女孩的病就会好，但是男孩每天必须用自己的鲜血浇灌它。男孩答应了。盛夏时，这棵草终于开花了，男孩挖出它的根，煎水熬汤给女孩喝。这棵用鲜血浇灌而成的草就是紫草。

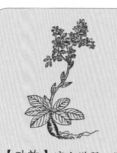

治疗男女生殖泌尿疾病的首选

玄参

【功效】凉血滋阴，泻火解毒。

草部·山草类　　清热凉血药

又名：黑参、玄台、重台、鹿肠、正马、逐马、馥草、野脂麻、鬼藏。其茎像人参，所以得参名。玄，指黑色，其根茎断面成黑色，所以叫玄参。

🐢|药用部分|

○玄参根

修治：雷敩：凡采得后，须用蒲草重重相隔，入甑蒸两伏时，晒干用。勿犯铜器。

性味：味苦，性微寒，无毒。

张元素：玄参为足少阴肾经的君药，治本经须用。

徐之才：恶黄芪、干姜、大枣、山茱萸，反藜芦。

主治：疗腹中寒热积聚，女子产乳余疾，补肾气，令人目明。（出自《神农本草经》）

主暴中风伤寒，身热肢满，神昏不识人，温疟，血瘕。能下寒血，除胸中气，下水止烦渴，散颈下核，痈肿，疗心腹痛，坚症，定五脏。久服补虚明目，强阴益精。（出自《名医别录》）

疗热风头痛，伤寒劳复，治暴结热，散瘤瘰疬。（甄权）

治游风，补劳损，疗心惊烦躁，骨蒸，止健忘，消肿毒。（出自《日华子诸家本草》）

滋阴降火，解斑毒，利咽喉，通小便血滞。（李时珍）

治心懊恼烦而不得眠，心神颠倒欲绝，血滞小便不利。（出自《医学启源》）

消咽喉之肿，泻无根之火。（出自《本草品汇精要》）

疗胸膈心肺热邪，清膀胱肝肾热结。疗风热之咽痛，泄肝阳之目赤，止自汗盗汗，治吐血衄血。（出自《本草正义》）

[发明]李时珍：肾水受伤，真阴失守，孤阳无根，发为火病，治疗方法宜以水制火，所以玄参与地黄作用相同。其消瘰疬亦是散火。

张元素：玄参，是枢机之剂，管领诸气上下，肃清而不浊，风药中多用。因此《活人书》中的玄参升麻汤，治汗下吐后毒不散。由此看来，治空中氤氲之气，无根之火，以玄参为圣药。

🦌|医家名论|

苏颂：玄参二月生苗，叶像芝麻对生，又像槐柳但尖长有锯齿，细茎青紫色。它七月开青碧色的花，八月结黑色的子。也有开白花的，茎方大，紫赤色而有细毛，像竹有节的，高五六尺。其根一根有五六枚，三月、八月采根晒干。

使用禁忌

血少目昏、停饮寒热、血虚腹痛、脾虚泄泻、脾胃虚寒、食少便溏者，不宜服用。恶黄芪、干姜、大枣、山茱萸。反藜芦。

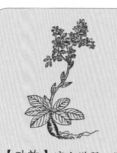

图说经典

《本草纲目》

🐝|形态特征|

多年生草本，高60～120厘米。根肥大，近圆柱形，下部常分枝，皮灰黄或灰褐色。茎直立，四棱形，有沟纹，光滑或有腺状柔毛。叶片卵形或卵状椭圆形，边缘具细锯齿，无毛背面脉上有毛。聚伞花序呈圆锥形，花冠暗紫色。

花

[性味] 味苦，性微寒，无毒

[主治] 疗热风头痛，伤寒劳复

叶

[性味] 味苦，性微寒，无毒

[主治] 滋阴降火，解斑毒，利咽喉，通小便血滞

根

[性味] 味苦，性微寒，无毒

[主治] 疗腹中寒热积聚，女子产乳余疾，令人目明

成品选鉴

根类圆柱形，表面灰黄色或灰褐色，有不规则的纹路。质坚实，不易折断，断面黑色，微有光泽。闻起来像焦糖

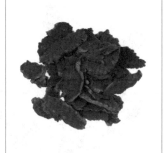

🍵|实用妙方|

• 诸毒鼠瘘，即颈部淋巴结核：用玄参泡酒，每天饮少许。

• 时间长的瘰疬：用生玄参捣烂敷患处，一天换两次药。

• 发斑咽痛，用玄参升麻汤：玄参、升麻、甘草各半两、加水三盏，煎取一盏半，温服。

·中药趣味文化·

玄参与生地黄

玄参入药始见于《神农本草经》。玄者，黑也，因其根茎断面成黑色而得名。后来到了清代，因避讳康熙皇帝之名玄烨，改"玄"为"元"，"元参"之名便由此而来。它和生地黄都有清热凉血、养阴生津的功效，在治疗热入营血、热病伤阴、阴虚内热等症时，经常一起使用。但相比之下，玄参泻火解毒的作用较强，适合咽喉肿痛、痰火瘰疬多的患者使用；生地黄清热凉血的作用较强，因此多用在血热出血、内热消渴上。

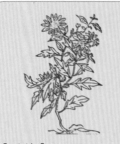

摆脱久"痔"不愈的痛苦

马兰

又名：紫菊、马兰菊。这种草的花像菊而为紫色，故名紫菊；叶子像兰但比兰大，俗称大的东西为马，所以得名马兰。生长在水泽旁，嫩茎叶可做蔬菜食用。

【功效】凉血清热，利湿解毒，止血破瘀。

草部·芳草类 | 清热凉血药

🌿|形态特征|

在二月生苗，赤茎白根，叶长，边缘有刻齿状，没有香味。马兰到夏天高达二三尺，开紫色花，花凋谢后有细子。

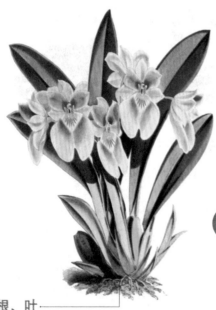

根、叶

[性味] 味辛，性平，无毒
[主治] 破瘀血，养新血，止鼻出血、吐血

🐚|药用部分|

○马兰根、叶

性味：味辛，性平，无毒。

主治：破瘀血，养新血，止鼻出血、吐血，愈金疮，止血痢，解饮酒过多引起的黄疸及各种菌毒、蛊毒。生捣外敷，治蛇咬伤。（出自《日华子诸家本草》）

主各种疟疾和腹中急痛，痔疮。（李时珍）

[发明] 李时珍：现在用它来治疗痔瘘，据说有效。春夏季用新鲜马兰，秋冬季节用干品，不加盐醋，用白水煮来吃，并连汁一起饮用。同时用马兰煎水，放少许盐，天天熏洗患处。

成品选鉴

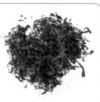

表面黄绿色，有细纵纹，质脆，易折断，叶片皱缩卷曲，花淡紫色或已结果。瘦果倒卵状长圆形、扁平。气微，味淡微涩

🪨|实用妙方|

•各种疟疾寒热往来：用赤脚马兰捣汁，加水少许，在发病日早晨服用。药中也可以加少许糖。

•绞肠痧痛：用马兰根、叶在口中细嚼，将汁咽下，可止痛。

•外伤出血：用马兰同旱莲草、松香、皂子叶共研细末，搓入伤口。冬季没有皂子叶，可用树皮代替。

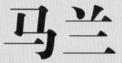

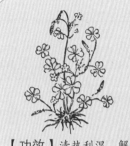

通利二便的酸味小草

酢浆草

【功效】清热利湿，解毒消肿。

草部•石草类　　清热凉血药

又名：酸浆、三叶酸、三角酸、酸母、醋母、酸箕、鸠酸、雀儿酸、雀林草、小酸芽、赤孙施。李时珍说其叶如醋。与灯笼草的酸浆，名相同但物不同。

✿ |形态特征|

多年生草本，全体有疏柔毛，茎多分枝，叶呈掌状复叶，花黄色，种子小，扁卵形，红褐色。

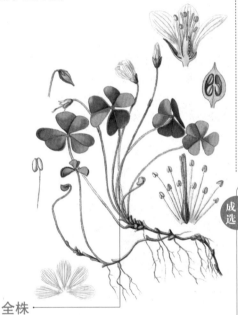

全株

［性味］味酸，性寒，无毒
［主治］杀各种寄生虫

🐛 |药用部分|

○酸浆草全株

性味：味酸，性寒，无毒。

主治：杀各种寄生虫。捣烂后外敷，治恶疮瘘管。食用，解热止渴。（出自《新修本草》）

主小便淋沥，赤白带下。同地钱、地龙配合使用，治尿路结石。煎汤洗，治痔痛、脱肛，很有效。捣烂外涂，治烧、烫伤及蛇蝎咬伤。（李时珍）

主上气咳嗽，风热，明目。（出自《新修本草》）

治妇人血结，取一把洗后，研细末，用暖酒送服。（苏颂）

成品选鉴

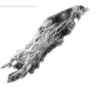

根茎细长，茎细弱，常褐色，匍匐或斜生，多分枝，被柔毛。花瓣倒卵形，果近圆柱形，熟时弹裂；种子深褐色

🫕 |实用妙方|

• 小便血淋：用酢浆草捣汁，煎五苓散服下。

• 痔疮出血：酢浆草一大把，加水二升，煮至一升服用，一天三次。

• 二便不通：酢浆草一大把、车前草一把，共捣取汁，加砂糖一钱调服一盏。不通可再服。

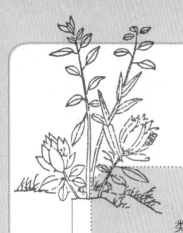

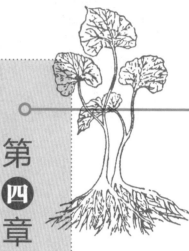

第四章 祛风治湿篇

祛风湿药指以祛除风寒湿邪、治疗风湿痹证为主要作用的中药。多属苦温辛散，所以有祛风散寒除湿的功效，主要用于关节疼痛、肌肉麻木等风寒痹证。使用时，要根据痹证的类型、邪犯的部位、病程的新久等，选择药物并做适当的配伍。祛风湿药根据药性和功效的不同，分为祛风寒湿药、祛风湿热药和祛风湿强筋骨药三类。常用的药物有独活、秦艽、木瓜等。

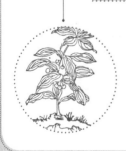

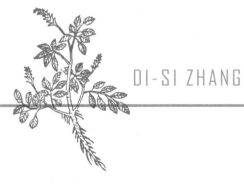

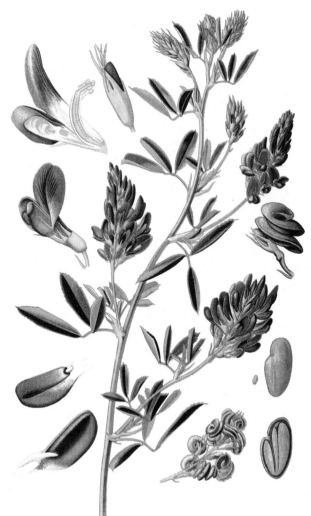

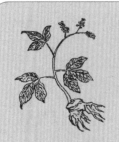

轻松治好颈椎病

独活

【功效】疏风解毒，活血祛瘀，止痛。

草部·山草类　　祛风寒湿药

又名：独摇草、独滑、川独活、香独活、大活长生草。因为这种草一茎直上，不随风摇动，所以叫独活。

🌿|药用部分|

○独活根

修治：李时珍：去皮或焙干备用。

性味：味苦、甘，性平，无毒。

张元素：独活性微温，味甘、苦、辛，气味俱薄，浮而升，属阳，是足少阴行经气分之药。羌活性温，辛苦，气味俱薄，浮而升，也属阳，是手足太阳行经风药，也入足厥阴、少阴经气分。

主治：主外感表证，金疮止痛，奔豚气、惊痫，女子疝瘕。久服轻身耐老。（出自《神农本草经》）

疗各种贼风，全身关节风痛，新久者都可。（出自《名医别录》）

独活：治各种中风湿冷，奔喘逆气，皮肤苦痒，手足挛痛劳损，风毒齿痛。羌活：治贼风失音不语，手足不遂，口面㖞斜，全身皮肤瘙痒。（甄权）

羌活、独活：治一切风证，筋骨拘挛，骨节酸疼，头眩目赤疼痛，五劳七伤，利五脏及伏水气。（出自《日华子诸家本草》）

治风寒湿痹，酸痛不仁，诸风掉眩，颈项难伸。（李杲）

祛肾间风邪，搜肝风，泻肝气，治项强及腰脊疼痛。（王好古）

散痈疽败血。（张元素）

宣通气道，散肾经伏风，治颈项难舒，臀腿疼痛，两足痿痹，不能动移。（出自《药品化义》）

[发明] 李时珍：羌活、独活都能祛风湿，利关节，但两者气味有浓淡的差别。《黄帝内经·素问》中说，从下而上者，引而去之。羌活、独活两药味苦辛，性温，为阴中之阳药，所以能引气上升，通达周身而散风胜湿。

📖|医家名论|

苏颂：独活、羌活现在以产自蜀汉的为好。它们春天生苗叶如青麻；六月开花成丛，有黄有紫。结实时叶黄的，是夹石上所生；叶青的，是土脉中所生。《神农本草经》上说两者属同一类，现在的人以紫色而节密的为羌活，黄色而成块的是独活。大抵此物有两种，产自西蜀的，黄色，香如蜜；产自陇西的，紫色，秦陇人叫作山前独活。

李时珍：按王贶所说，羌活须用紫色有蚕头鞭节的。独活是极大羌活有臼如鬼眼的。

使用禁忌

气血虚而遍身痛及阴虚下体痿弱者禁用。一切虚风类病症都不宜使用独活。

✿|形态特征|

多年生高大草本。根圆柱形，棕褐色，有香气。茎中空，带紫色，光滑或稍有浅纵沟纹。叶宽卵形，另有茎生叶呈卵圆形至长椭圆形，边缘有不整齐的尖锯齿或重锯齿。花序顶生和侧生，复伞形，花白色，花瓣倒卵形。果实椭圆形。

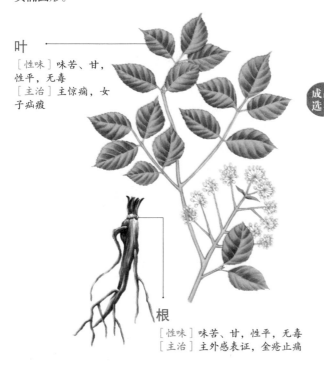

叶

[性味] 味苦、甘，性平，无毒
[主治] 主惊痫，女子疝瘕

根

[性味] 味苦、甘，性平，无毒
[主治] 主外感表证，金疮止痛

成品选鉴

表面粗糙，灰棕色，具不规则纵皱纹及横裂纹；质坚硬，断面灰黄白色。香气特异，味苦辛，微麻舌，以条粗壮、油润、香气浓者为佳

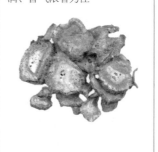

✿|实用妙方|

• 中风口噤，通风发冷，不知人事：独活四两，加好酒一升，煎至半升饮服。

• 中风失语：独活一两，加酒二升，煎至一升；另用大豆五合，炒至爆裂，以药酒热投，盖好。过一段时间，温服三合，不愈可再服。

• 热风瘫痪：羌活二斤，构子一斤，共研为末，每次用酒送服方寸匕，一日三次。

●中药趣味文化●

独活的境界

独活为什么叫这么乖僻的名字？有人说它："一茎直上，得风不摇曳，无风偏自动，露出渗透到骨子里的傲然，祖先们便油然生出一股爱意，将其定名为独活。意思明摆着，只配它自个儿活着。"从这个解释来看，独活作为卑微的草，是真正超凡脱俗、特立独行的。处身自然界，而不受其左右和摆布，甚至执意反其道而行之。独活的这种不慕荣华富贵，不屑功名利禄，超然了无挂碍的境界会给我们一些启示吧。

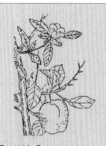

关节酸痛，一网打尽

木瓜

【功效】舒筋活络，和胃化湿。

果部·山果类　祛风寒湿药

木瓜又名楙（音茂），素有"百益果王"之称，产于黄河以南或蜀地，营养极其丰富。它所含的蛋白分解酵素，有助于蛋白质和淀粉质的分解，对消化系统很有好处。

|药用部分|

○果实

修治：李时珍：切片晒干入药用。

性味：味酸，性温，无毒。

主治：治湿痹邪气，霍乱大吐下，转筋不止。（出自《名医别录》）

治脚气冲心，取嫩木瓜一颗，去子煎服佳。能强筋骨，下冷气，止呕逆，祛心膈痰唾，可消食，止水痢后渴不止，用木瓜煎汤，取汁饮用。（陈藏器）

止吐泻奔豚，脚气水肿，冷热痢，心腹痛。（出自《日华子诸家本草》）

调营卫，助谷气。（雷敩）

祛湿和胃，滋脾益肺，治腹胀善噫，心下烦痞。（王好古）

敛肺和胃，理脾伐肝，化食止渴。（出自《海药本草》）

主心痛，煎汁洗风痹。（李时珍）

主利气，散滞血，疗心痛，解热郁。（出自《食物本草》）

下冷气，强筋骨，消食，止水痢后渴不止，做饮服之。又脚气冲心，取一颗去子，煎服之，嫩者更佳。又止呕逆，心膈痰唾。（出自《本草拾遗》）

[发明]李杲：木瓜入手、足太阴血分，气脱能收，气滞能和。

陶弘景：木瓜最能治疗转筋。

李时珍：木瓜所主霍乱、吐痢转筋、脚气，都是脾胃病，非肝病。肝虽主筋，但转筋由湿热、寒湿之邪伤脾胃所致，故筋转必起于足腓。腓及宗筋都属阳明。木瓜治转筋，并不是益筋，而是理脾伐肝。

|医家名论|

李时珍：木瓜可种植，可嫁接，也可以压枝。它的叶子光而厚，果实像小瓜而有鼻。水分多味不木的是木瓜。比木瓜小而圆，味木而涩的是木桃。像木瓜而无鼻，比木桃大，味涩的是木李，也叫木梨。木瓜的鼻是花脱外，并不是脐蒂。木瓜性脆，可蜜渍为果脯。将木瓜去子蒸烂，捣成泥加蜜与姜煎煮，冬天饮用尤其好。木桃、木李质坚，可与蜜同煎或制成糕点食用。

使用禁忌

因精血虚、真阴不足而腰膝无力者不宜用。伤食脾胃未虚、积滞多者，不宜用。不可多食，损齿及骨。

图说经典《本草纲目》

✿|形态特征|

　　落叶灌木，高约2米，枝直立，小枝圆柱形，紫褐色或黑褐色。叶片卵形至椭圆形，少量长椭圆形，边缘有尖锐锯齿。花先叶开放，花瓣倒卵形或近圆形，红色，少量淡红色或白色。果实球形或卵球形，黄色或带黄绿色，有稀疏不明显斑点，味芳香。

叶
[性味]味酸、涩，性温，无毒
[主治]霍乱吐下，转筋，脚气

花
[性味]味酸，性温，无毒
[主治]面黑粉滓

实
[性味]味酸，性温，无毒
[主治]治湿痹邪气，霍乱大吐下，转筋不止

成品选鉴

果实长椭圆形，表面黄棕色或深黄色，果皮肉质，有白色浆汁。种子多数，椭圆形，外包有多浆、淡黄色的假种皮

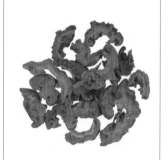

✿|实用妙方|

•治脚筋挛痛：木瓜数枚，加酒、水各半，煮烂，捣成膏状，趁热贴于痛处，外用棉花包好，冷后即换。每天换药三五次。

•治霍乱吐泻，转筋：木瓜一两，酒一升，煮汁饮服。不喝酒的可直接用水煎煮，取汁饮用。

•治小儿泻痢：将木瓜捣烂，取汁饮用。

●中药趣味文化●

木瓜的故事
春秋时，诸侯争霸，战乱纷起。当时狄国比邻近的卫国强大，狄国国君率兵攻打卫国，卫国大败。卫国国君沿通粮河道而逃，被齐桓公相救。齐桓公非但没有落井下石，反而好生款待他，并送给他很多车马器服，还给他一块封地。卫国人听说这件事之后，十分感激齐桓公的仁德，于是作歌曰："投我以木瓜，报之以琼琚。"实际上，以当时卫国的国力，根本无以为报，只是表示永远与齐国相好之意。故卫国与齐国结成联盟。

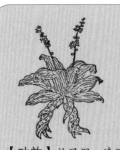

筋脉不痉挛，手脚更灵活

秦艽

草部•山草类　　祛风湿热药

又名：秦纠、秦爪。苏敬说，秦艽俗作秦胶，本名秦纠。李时珍：秦艽产自秦中，以根呈罗纹交纠的质优，故名秦艽、秦纠。

【功效】祛风湿，清湿热，止痹痛。

🐝 |药用部分|

○秦艽根

性味：味苦，性平，无毒。

主治：主寒热邪气，寒湿风痹，关节疼痛，能逐水利小便。（出自《神农本草经》）

疗新久风邪，筋脉拘挛。（出自《名医别录》）

治肺痨骨蒸、疳症及流行疾病。（出自《日华子诸家本草》）

加牛奶冲服，利大小便，又可疗酒黄、黄疸，解酒毒，祛头风。（甄权）

治口噤，肠风泻血。（出自《医学启源》）

除阳明风湿，及手足不遂，治口噤牙痛口疮，肠风泻血，能养血荣筋。（张元素）

祛阳明经风湿痹，仍治口疮毒。（出自《珍珠囊》）

泄热益胆气。（王好古）

疗酒黄，黄疸。（出自《四声本草》）

治胃热虚劳发热。（李时珍）

养血荣筋，治中风手足不遂者，去手足阳明下牙痛。（出自《主治秘要》）

【发明】李时珍：秦艽是手、足阳明经主药，兼入肝胆二经，所以手足活动不利，

黄疸烦渴之类的病症须用，取其祛阳明湿热的作用。阳明经有湿，则身体酸疼烦热；有热，则出现日晡潮热、骨蒸。所以《圣惠方》治疗急劳烦热，身体酸疼，用秦艽、柴胡各一两，甘草五钱，共研为末，每次用白开水调服三钱。治小儿骨蒸潮热，食少瘦弱，用秦艽、炙甘草各一两，每用一至二钱，水煎服。钱乙治此症时加薄荷叶五钱。

🐝 |医家名论|

《名医别录》：秦艽生长在飞鸟山谷，二月、八月采根晒干。

陶弘景：秦艽现在出自甘松、龙洞、蚕陵一带，以根呈罗纹相交且长大、色黄白的为好。其中间多含土，使用时须破开，将泥去掉。

苏颂：现在河陕郡州大多都有秦艽。它的根为土黄色而相互交纠，长一尺多，粗细不等。枝干高五六寸，叶婆娑，连茎梗均是青色，如莴苣叶。秦艽在六月中旬开紫色花，似葛花，当月结子，于每年的春、秋季采根阴干。

使用禁忌

久病而身体虚弱者忌服。病人如有大便溏稀则不宜选用秦艽，否则会加重腹泻，出现不良反应。

🐝 |形态特征|

多年生草本，高40～60厘米。根强直。茎直立或斜上，圆柱形，光滑无毛。叶披针形或长圆状披针形。花轮状丛生，花冠筒状，深蓝紫色。蒴果长圆形。种子椭圆形，褐色，有光泽。

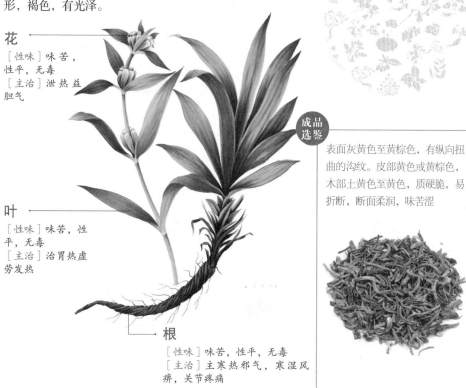

花
[性味]味苦，性平，无毒
[主治]泄热益胆气

叶
[性味]味苦，性平，无毒
[主治]治胃热虚劳发热

成品选鉴
表面灰黄色至黄棕色，有纵向扭曲的沟纹。皮部黄色或黄棕色，木部土黄色至黄色，质硬脆，易折断，断面柔润，味苦涩

根
[性味]味苦，性平，无毒
[主治]主寒热邪气，寒湿风痹，关节疼痛

🥣 |实用妙方|

•暴泻口渴引饮：秦艽二两、炙甘草半两，每服三钱，水煎服。

•伤寒烦热口渴：秦艽一两，牛乳一大盏，煎至六分，分作两次服。

•胎动不安：秦艽、炙甘草、炒鹿角胶各半两，共研末。每次用三钱，加水一大盏、糯米五十粒，煎服。又方：用秦艽、炒阿胶、艾叶等份，煎服方法同上。

•中药趣味文化•

长在高原的"天山龙胆"

秦艽最初记载于《神农本草经》，"秦艽出秦中，以根作罗纹相交者为佳，故名秦艽、秦纠"。有大叶秦艽、麻花秦艽、粗茎秦艽和小秦艽四种，分布于高海拔地区，气候冷凉、雨量较多、日照充足的高山地区，多生长在土层深厚、土壤肥沃、富含腐殖质的山坡草丛中，因此被称为"天山龙胆"。以出产在青海的品质为最佳。现在秦艽被列为国家三级重点保护植物。

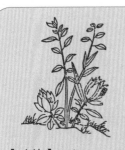

健脾消食的调味佳品

豆蔻

【功效】温中燥湿，行气健脾，温胃止呕。

草部·芳草类　　化湿药

又名：草豆蔻、漏蔻、草果。草豆蔻是针对肉豆蔻而命名。作为果品味道不好，前人就将其编入果部。《金光明经》三十二品香药中称豆蔻为苏泣迷罗。

|药用部分|

○豆蔻仁

性味：味辛、涩，性温，无毒。

主治：能温中，治疗心腹痛，止呕吐，除口臭。（出自《名医别录》）

下气，止霍乱，主一切冷气，消酒毒。（出自《开宝本草》）

能调中补胃，健脾消食，祛寒，治心、胃疼痛。（李杲）

治疗瘴疠寒疟，伤暑吐下泄痢，噎膈反胃，痞满吐酸，痰饮积聚，妇人恶阻带下，除寒燥湿，开郁破气，杀鱼肉毒。制丹砂。（李时珍）

散滞气，消膈上痰。（朱震亨）

益脾胃、祛寒，又治客寒心胃痛。（出自《珍珠囊》）

补脾胃，磨积滞，调散冷气甚速，虚弱不能饮食者最宜，兼解酒毒。（出自《本草原始》）

○豆蔻花

性味：味辛，性热，无毒。

主治：主降气，止呕逆，除霍乱，调中焦，补胃气，消酒毒。（出自《日华子诸家本草》）

[发明] 李时珍：豆蔻治病，取其辛热浮散，能入太阴、阳明经，有除寒燥湿，开郁消食的作用。南方多潮湿、雾瘴，饮食多酸咸，脾胃易患寒湿郁滞之病，所以食物中必用豆蔻。这与当地的气候相适应。但过多食用也会助脾热，伤肺气及损目。也有人说：豆蔻与知母同用，治瘴疟寒热，取一阴一阳无偏胜之害。那是因为草果治太阴独胜之寒，知母治阳明独胜之火。

|医家名论|

《名医别录》：豆蔻生长在南海。

李时珍：草豆蔻、草果虽是一物，但略有不同，今建宁所产豆蔻，大小如龙眼而形状稍长，皮为黄白色，薄而棱尖。其仁大小如缩砂仁而辛香气和。滇、广所产草果，大小如诃子，皮黑厚而棱密。其子粗而辛臭，很像斑蝥的气味，当地人常用来做茶及作为食物作料。广东人将生草蔻放入梅汁中，用盐渍让其泛红，然后在烈日下晒干，放入酒中，名红盐草果。南方还有一种火杨梅，有人用它来伪充草豆蔻。它的形态圆而粗，气味辛爽而不温和，人们也经常使用。也有人说那即山姜实，不可不辨。

《新修本草》：豆蔻，嫩苗似山姜，花黄白色，根和子都像杜若。

使用禁忌

阴虚内热，或胃火偏盛，口干口渴，大便燥结者忌食；干燥综合征及糖尿病病人忌食。

✿ |形态特征|

　　多年生草本，株高1.5～3米。叶片狭椭圆形或线状披针形。花序顶生，直立，花冠白色，边缘有缺刻，前部有红色或红黑色条纹，后部有淡紫红色斑点。蒴果近圆形，外被粗毛，熟时黄色。

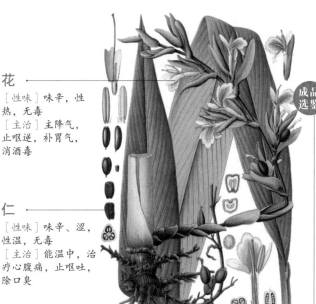

花

[性味] 味辛，性热，无毒

[主治] 主降气，止呕逆，补胃气，消酒毒

仁

[性味] 味辛、涩，性温，无毒

[主治] 能温中，治疗心腹痛，止呕吐，除口臭

成品选鉴

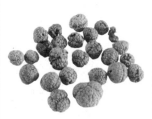

种子椭圆形，表面灰棕色或黄棕色，内有黄白色隔膜分隔。质硬，断面乳白色。气芳香，味辛辣。以个大、饱满、质结实、气味浓者为佳

🍵 |实用妙方|

• 心腹胀满，短气：用草豆蔻一两，去皮研为末，用木瓜生姜汤调服半钱。

• 胃弱呕逆不食：用草豆蔻仁两枚、高良姜半两，加水一盏，煮取汁，再加生姜汁半合，与白面调和后做成面片，在羊肉汤中煮熟，空腹食用。

• 虚疟自汗不止：用草果一枚，面裹煨熟后，连面同研细，加平胃散二钱，水煎服。

·中药趣味文化·

豆蔻的文学象征

我国古诗文中，常用豆蔻来比喻少女。姜夔在《扬州慢》词中说："纵豆蔻词工，青楼梦好，难赋深情。"杜牧有《赠别》一诗，云："娉娉袅袅十三余，豆蔻梢头二月初。春风十里扬州路，卷上珠帘总不如。"此诗作于杜牧"落魄扬州"之时，当时他郁郁不得志，百无聊赖，写下此诗赠给一位歌伎。诗中的"十三余"指出这个歌伎是十三四岁的少女，一如豆蔻的含苞待放，这个比喻十分确切生动。

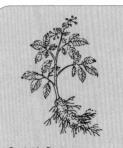

筋骨无力，从此远离

苍术

【功效】健脾益气，燥湿利水，止汗安胎。

草部·山草类　化湿药

又名：赤术、山精、仙术、山蓟。《异术》中说术是山之精，服后可长寿延年，所以有山精、仙术的名字。术有赤、白两种，主治相似，但性味、止汗、发汗不同。

|药用部分|

○苍术根

修治：《日华子诸家本草》载：术须用米泔水浸泡一夜，才能入药。

寇宗奭：苍术辛烈，必须用米泔水浸洗，再换米泔水泡两天，去掉粗皮入药用。

李时珍：苍术性燥，所以用糯米泔水浸泡去油，切片焙干用。也有人用芝麻炒过，以此来制约它的燥性。

性味：味苦，性温，无毒。

李时珍：白术味甘微苦，性温和缓；赤术味甘而辛烈，性温燥烈，可升可降，属阴中阳药，入足太阴、阳明、手太阴、阳明、太阳经。禁忌同白术。

主治：治风寒湿痹，死肌痉疸。久服可轻身延年。（出自《神农本草经》）

主头痛，能消痰涎，除皮间风水结肿，除心下痞满及霍乱吐泻不止，能明胃助消化。（出自《名医别录》）

治麻风顽痹，胸腹胀痛，水肿胀满，能除寒热，止呕逆下泄冷痢。（甄权）

疗筋骨无力，痃癖块，山岚瘴气温疟。（出自《日华子诸家本草》）

明目，暖肾脏。（刘完素）

能健胃安脾，诸湿肿非此不能除。（出自《珍珠囊》）

除湿发汗，健胃安脾，为治痿证要药。（李杲）

散风益气，解各种郁证。（朱震亨）

止水泻飧泄，伤食暑泻，脾湿下血。（出自《本草求原》）

治湿痰留饮，脾湿下流，浊沥带下，滑泻及肠风便溏。（李时珍）

○术苗

主治：作为茶饮很香，能去水，也能止自汗。（陶弘景）

[发明] 张元素：苍术与白术的主治相同，但苍术比白术气重而体沉。如果除上湿发汗，功效最大；如补中焦，除脾胃湿，药效不如白术。

|医家名论|

李时珍：苍术也就是山蓟，各处山中都有生长。苗高二三尺，叶抱茎生长，枝梢间的叶似棠梨，离地面近的叶，有三五个开裂，都有锯齿样的小刺，根像老姜色苍黑，肉白有油脂。

使用禁忌

故阴虚内热，气虚多汗者忌用。

🌿|形态特征|

多年生草本，高30~80厘米。根茎粗大不整齐。茎单一，圆有纵棱，上部稍有分枝。叶互生，革质，上面深绿，下面稍带白粉状。头状花序顶生，花冠管状，白色，有时稍带红紫色。瘦果长圆形，被棕黄色柔毛。

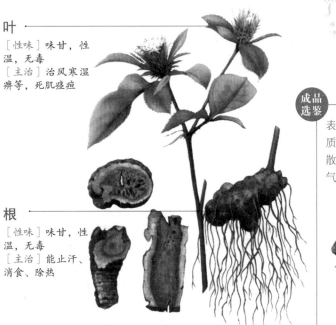

叶

[性味]味甘，性温，无毒

[主治]治风寒湿痹等，死肌痉疸

根

[性味]味甘，性温，无毒

[主治]能止汗、消食、除热

成品选鉴

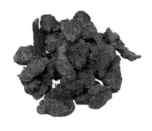

表面灰棕色，有皱纹、横曲纹。质坚实，断面黄白色或灰白色，散有多数橙黄色或棕红色油室。气香特异，味微甘、辛、苦

🍵|实用妙方|

• 交感丹，补虚损，固精气，乌须发，久服可治不孕症：茅山苍术刮净一斤，分成四份，用酒、醋、米泔水、盐汤各浸七天，晒干研末，川椒红、小茴香各四两，炒后研末，陈米糊调和做成如梧桐子大的丸子，每次空腹用温酒送服四十丸。

• 脾湿水泻，困弱无力，水谷不化，腹痛严重的：苍术二两、白芍药一两、黄芩半两、淡桂二钱，混合后，每取一两，加水一盏半，煎取一盏，温服。如脉弦，头微痛，则减去芍药，加防风二两。

· 中药趣味文化 ·

苍术的由来

相传一个观音庵有个老尼姑，医术高明，却贪财吝啬。凡来看病的，若是没有钱就绝不救治。一次，一个患了吐泻重症的穷人来求医，被老尼姑赶了出去。庵里有个小尼姑，不满老尼姑的行为，可是她不懂医道，但她看老尼姑用一把药草医好过患吐泻病的人，就依样画葫芦，治好了那个穷人。后来，小尼姑离开了观音庵，继续用这种药草给人治病，她发现这种药草有点像白术，不过开白花，根苍黑，便将其唤作"苍术"。

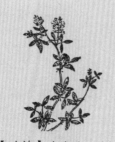

利五脏、通小便的盘中美味

苜蓿

又名：木粟、光风草，原出自古时候的大宛，在今天的乌兹别克斯坦境内。西汉时，张骞出使西域带回了很多当时中原没有的动植物，苜蓿就是其中之一。

【功效】清脾胃、利大小肠、下膀胱结石。

菜部·柔滑类　　利水消肿药

|药用部分|

○苜蓿全株

性味：味苦、涩，性平，无毒。

孟诜：性凉，少吃为好。多吃会令冷气入筋中，使人瘦。

李廷飞：苜蓿不可与蜜同吃，否则会使人腹泻。

主治：安中利人，可以长期食用。（出自《名医别录》）

利五脏，轻身健体，祛脾胃间邪热，通小肠诸恶热毒，煮和酱食，也可煮成羹吃。（孟诜）

利大、小肠。（寇宗奭）

把苜蓿晒干食用，对人有益。（苏颂）

祛腹藏邪气，脾胃间热气，通小肠。（出自《日华子诸家本草》）

利大小肠。（出自《本草衍义》）

治尿酸性膀胱结石。（出自《现代实用中药》）

○苜蓿根

性味：性寒，无毒。

主治：治疗热病烦满，眼睛发黄，小便黄，酒疸，取苜蓿根捣汁服一升，让人呕吐后即愈。（苏恭）

捣取汁煎服，治疗砂石淋痛。（李时珍）

主热病烦满，目黄赤，小便黄，酒疸，捣汁服一升，令人吐利即愈。（出自《新修本草》）

|医家名论|

李时珍：《西京杂记》上说，苜蓿原出自大宛，汉使张骞出使西域才将其带回中原。现在各处田野都有，陕西、甘肃一带的人也有栽种。苜蓿每年自生自发。割它的苗可做蔬菜食用，一年可割三次。苜蓿二月生新苗，一棵有数十茎，茎很像灰藋。一个枝丫上有三片叶子，叶子像决明叶，但小如手指尖，有像碧玉一样的绿色。入夏后到秋天，苜蓿开黄色的小花。它结的荚为圆扁形，周围有刺，结的荚非常多，老了则为黑色。荚内有米，可以做饭，也可以用来酿酒。

|苜蓿的历史|

西汉时，张骞两次出使西域，加强了内地同西域之间的经济文化交流，也带回了很多当时中原没有的植物品种。苜蓿就是在这个时候传入中原地区的。陶弘景的《名医别录》中记载，苜蓿又叫金花菜，属豆科植物。各地有野生，亦有栽培。江苏等地将其嫩苗腌作菜蔬。

使用禁忌

因属渗利之品，故不宜久食多食。尿路结石、大便溏薄者慎食。

🐝 |形态特征|

主根长，多分枝。茎通常直立，近无毛。复叶有3小叶，小叶倒卵形或倒披针形，顶端圆，中肋稍凸出，上半部叶有锯齿，基部狭楔形；托叶狭披针形，全缘。总状花序腋生，花紫色。荚果螺旋形，无刺，顶端有尖曝咀。

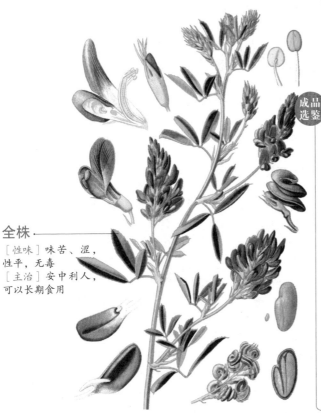

全株
[性味]味苦、涩，性平，无毒
[主治]安中利人，可以长期食用

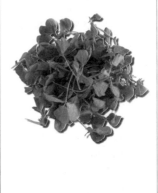

成品选鉴

茎光滑，多分枝，小叶片倒卵状长圆形，花冠紫色。荚果螺旋形，稍有毛，黑褐色，不开裂，种子黄褐色

🍵 |实用妙方|

• 治膀胱结石：鲜南苜蓿三至五两，捣汁服。

• 治浮肿：苜蓿叶五钱（研末），豆腐一块，猪油三两。炖熟一次服下，连续服用。

• 中药趣味文化 •

苜蓿芽，健康的美味

苜蓿芽是一种营养丰富的天然食物，而且还含有丰富的膳食纤维，仅有很少的糖类，热量非常低，是一种极佳的减肥食物。但是不能将苜蓿芽当成减肥过程中三餐的主食，这会破坏饮食的均衡。经常食用苜蓿芽，能消除身体疲劳以及缓解便秘、指甲脆弱等症状。苜蓿芽可以生吃或做三明治。

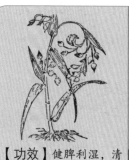

营养价值最高的谷物

薏苡

又名：解蠡、芑实、薏珠子。薏苡仁是我国传统的食品资源之一，可做成粥、饭和各种面食，还具有一定的抑菌、抗病毒的功效。

【功效】健脾利湿，清热排脓。

谷部·稷粟类　　利水消肿药

|药用部分|

○薏苡仁

修治：雷敩：使用时，每一两加糯米一两，同炒熟，去糯米用。也有的用盐汤煮过用。

性味：味甘，性微寒，无毒。

主治：主筋急拘挛、不能屈伸，风湿久痹，可降气。（出自《神农本草经》）

除筋骨麻木，利肠胃，消水肿，使人开胃。（出自《名医别录》）

煮饭或做面食，可充饥。将它煮粥喝，能解渴，杀蛔虫。（陈藏器）

治肺痿、肺气，消脓血，止咳嗽流涕、气喘。将它煎服，能解毒肿。（甄权）

可治干湿脚气。（孟诜）

健脾益胃，补肺清热，祛风胜湿。做饭食，治冷气。煎饮，利小便热淋。（李时珍）

○薏苡根

性味：味甘，性微寒。无毒。

主治：除肠虫。（出自《神农本草经》）

煮汁糜服，很香，驱蛔虫。（陶弘景）

煮服，可堕胎。（陈藏器）

治疗心急腹胀，胸胁痛，将薏苡根锉破后煮成浓汁，服下三升即可。（苏颂）

捣汁和酒服用，能治黄疸。（李时珍）

○薏苡叶

主治：煎水饮，味道清香，益中空膈。（苏颂）

暑天煎服，能暖胃益气血。初生小儿用薏苡叶来洗浴，有益。（李时珍）

[发明]李时珍：薏苡仁属土，为阳明经的药物，所以能健脾益胃。虚则补其母，所以肺痿、肺痈用之。筋骨之病，以治阳明为本，所以拘挛急风痹者用之。土能胜水除湿，所以泄痢水肿用它。

|医家名论|

李时珍：薏苡二三月间老根生苗，叶子像初生的芭茅。五六月间抽出茎秆，开花结实。薏苡有两种。一种黏牙，实尖而壳薄，是薏苡。其米白色像糯米，可以用来煮粥、做饭及磨成面食用，也可以和米一起酿酒。还有一种实圆壳厚而坚硬的，是菩提子。其很少，但可以将它穿成念经的佛珠。它们的根都是白色的，大小如汤匙柄，根须相互交结，味甜。

苏颂：薏苡到处都有，春天生苗茎，高三四尺。叶像黍叶，开红白色花，作穗，五六月结实，为青白色，形如珠子而稍长，所以称为薏珠子。小孩常用线将珠穿成串当玩具。九月、十月采其实。

使用禁忌

薏苡仁会使身体冷虚，虚寒体质的人不适宜长期食用，孕妇和经期女性应该避免食用。另外，汗少、便秘者不宜食用。

🌿|形态特征|

茎直立粗壮，节间中空，基部节上生根。叶鞘光滑，与叶片间具白色薄膜状的叶舌，叶片长披针形，先端渐尖，基部稍鞘状包茎，中脉明显。颖果成熟时，外面的总苞坚硬，呈椭圆形。种皮红色或淡黄色，种仁卵形。

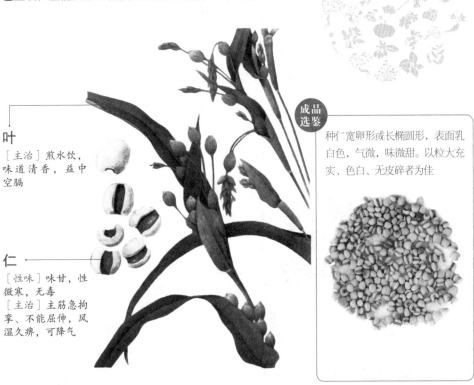

叶

[主治]煎水饮，味道清香，益中空膈

仁

[性味]味甘，性微寒，无毒
[主治]主筋急拘挛、不能屈伸，风湿久痹，可降气

成品选鉴

种仁宽卵形或长椭圆形，表面乳白色，气微，味微甜。以粒大充实、色白、无皮碎者为佳

🍵|实用妙方|

• 风湿身疼，用麻黄杏仁薏苡仁汤：麻黄三两，杏仁二十枚，甘草、薏苡仁各一两，加水四升，煮成二升，分两次服。

• 水肿喘急：郁李仁三两，研细，以水滤汁，煮薏苡仁饭，一天吃两次。

• 肺痿咳吐脓血：薏苡仁十两，捣破，加水三升煎成一升，加酒少许服下。

•中药趣味文化•

成语"薏苡明珠"

成语"薏苡明珠"，指无端受人诽谤而蒙冤。它来源于一段历史故事：东汉名将马援（伏波将军）领兵到南疆打仗，军中士卒病者甚多。当地民间多用薏苡治瘴，马援用此法后果然疗效显著。平定南疆凯旋时，他带回几车薏苡药种。谁知马援死后，朝中有人诬告他带回来的几车薏苡，是搜刮来的大量明珠。这一事件，朝野都认为是一宗冤案，故把它说是"薏苡之谤"。白居易也曾写有"薏苡谗忧马伏波"的诗句。

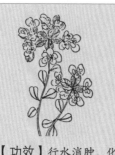

消除水肿，还你本来面目

泽漆

又名：漆茎、猫儿眼睛草、绿叶绿花草、五凤草。它的叶子圆而呈黄绿色，像猫的眼睛，所以叫猫儿眼睛草。一般长在江河、沼泽等湿润地带。

【功效】行水消肿，化痰止咳，解毒杀虫。

草部·毒草类　利水消肿药

🌿|形态特征|

茎丛生，上部淡绿色，叶片倒卵形或匙形，有缺刻或细锯齿，两面深绿色或灰绿色。

叶 ——

[性味] 味苦，性微寒，无毒

[主治] 主皮肤热，腹水，男子阴气不足

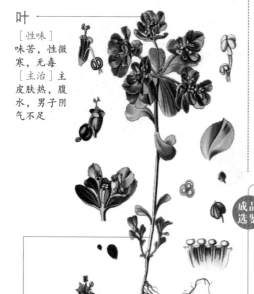

茎

[性味] 味苦，性微寒，无毒
[主治] 止疟疾，消痰退热

🍯|药用部分|

○茎、叶

性味：味苦，性微寒，无毒。

主治：主皮肤热，腹水，四肢面目浮肿，男子阴气不足。（出自《神农本草经》）

能利大、小肠。（出自《名医别录》）

主蛊毒。（苏恭）

止疟疾，消痰退热。（出自《日华子诸家本草》）

治人肌热，利小便。（甄权）

逐水。（出自《新修本草》）

止咳，杀虫。（出自《本草备要》）

成品选鉴

茎光滑，表面黄绿色，基部呈紫红色，具纵纹，质脆。气酸而特异，味淡。以茎粗壮、黄绿色者为佳

🍵|实用妙方|

•咳嗽上气、脉沉，用泽漆汤：泽漆三斤，加水五斗，煮取一斗五升，去渣，再加入半夏半升，紫参、白前、生姜各五两，甘草、黄芩、人参、桂心各三两，最后煎成药汁五升。每次服五合，一天三次。

图说经典《本草纲目》

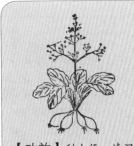

清湿热，利小便，消水肿

泽泻

【功效】利小便，清湿热。

草部·水草类　利水消肿药

又名：水泻、鹄泻、及泻、芒芋、禹孙。除去水患叫泻，如泽水之泻。因禹能治水，所以称泽泻为禹孙。多生长在浅水中，以其根入药，汉中产的最佳。

|形态特征|

沉水叶条形或披针形，挺水叶宽披针形、椭圆形至卵形。花丛自叶丛中生出，白色。

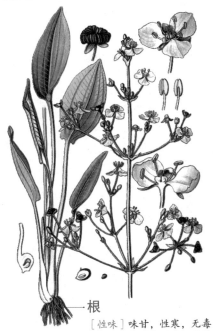

——根

[性味] 味甘，性寒，无毒
[主治] 主风寒湿痹，乳汁不通，能养五脏，益气力

|药用部分|

○泽泻根

性味：味甘，性寒，无毒。

主治：主风寒湿痹，乳汁不通，能养五脏，益气力，使人肥健，可消水。（出自《神农本草经》）

利水，治心下水痞。（李杲）

渗湿热，行痰饮，止呕吐泻痢，疝痛脚气。（李时珍）

[发明] 张元素：泽泻是除湿的圣药，入肾经，治小便淋沥，祛阴部潮湿。无此疾服之，令人目盲。

成品选鉴

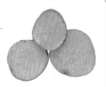

表面黄白色或淡黄棕色，质坚实，断面黄白色，有多数细孔。气微，味微苦。以块大、黄白色、光滑、质充实、粉性足者为佳

|实用妙方|

•水湿肿胀：白术、泽泻各一两，研为末或者做成丸子，每次用茯苓汤送服三钱。

•暑天吐泻，头晕，口渴，小便不利：用泽泻、白术、白茯苓各三钱，加水一盏、姜五片、灯芯十根，煎至八分，温服。

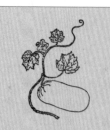

祛湿利尿，降压效果好
冬瓜

【功效】清热解毒，利水消痰，除烦止渴，祛湿解暑。

菜部·蓏菜类　　利水消肿药

又名：白瓜、水芝、地芝。一般在秋季采摘，冬瓜经秋霜后，外皮上会有一层白粉状的物质，好像是冬季的霜一样，所以叫冬瓜。它的子是白色的，所以又叫白瓜。

🐛 |药用部分|

○冬瓜

性味：味甘，性微寒，无毒。

主治：小腹水胀，利小便，止渴。（出自《名医别录》）

捣汁服，止消渴烦闷，解毒。（陶弘景）

主三消渴疾，解积热，利大、小肠。（出自《本草图经》）

益气耐老，除心胸胀满，祛头面热。（孟诜）

消热毒痈肿。将冬瓜切成片，用来摩擦痱子，效果很好。（出自《日华子诸家本草》）

利大小肠，压丹石毒。（苏颂）

患发背及一切痈疽，削一大块置疮上，热则易之，分散热毒气。（出自《本草衍义》）

治痰吼、气喘，姜汤下。又解远方瘴气，又治小儿惊风。润肺消热痰，止咳嗽，利小便。（出自《滇南本草》）

○瓜练（瓜瓤）

性味：味甘，性平，无毒。

主治：绞汁服，止烦躁热渴，利小肠，治五淋，压丹石毒（甄权）。

用瓜练洗面沐浴，可祛黑斑，令人肌肤悦泽白皙。（李时珍）

○冬瓜子

性味：味甘，性平，无毒。

主治：除烦闷不乐。可用来做面脂。（出自《名医别录》）

治肠痈。（李时珍）

益气。（出自《神农本草经》）

利水道，去淡水。（崔禹锡）

去皮肤风剥黑䵟，润肌肤。（出自《日华子诸家本草》）

能润肺化痰，兼益胃气。（陈念祖）

【发明】孟诜：冬瓜热食味佳，冷食会使人消瘦。煮食养五脏，因为它能下气。

寇宗奭：凡是患有发背及一切痈疽的人，可以削一大块冬瓜贴在疮上，瓜热时即换，分散热毒气的效果好。

📖 |医家名论|

李时珍：冬瓜三月生苗引蔓，大叶圆而有尖，茎叶都有刺毛。六七月开黄色的花，结的瓜大的直径有一尺，长三四尺。瓜嫩时绿色有毛，老熟后则为苍色，皮坚厚有粉，瓜肉肥白。瓜瓤叫作瓜练，白虚如絮，可用来洗衣服。子叫瓜犀，在瓜囊中排列生长。霜后采收冬瓜，瓜肉可煮来吃，也可加蜜制成果脯。子仁也可以食用。凡收瓜忌酒、漆、麝香及糯米，否则必烂。

使用禁忌

因营养不良而致虚肿者慎用。

🌿|形态特征|

　　一年生蔓生或架生草本，全株被黄褐色硬毛及长柔毛。叶片肾状近圆形。花单性，雌雄同株，花冠黄色。瓠果大型，肉质，长圆柱状或近球形，表面有硬毛和蜡质白粉。种子多数，卵形，白色或淡黄色。

果实

[性味]味甘，性微寒，无毒

[主治]小腹水胀

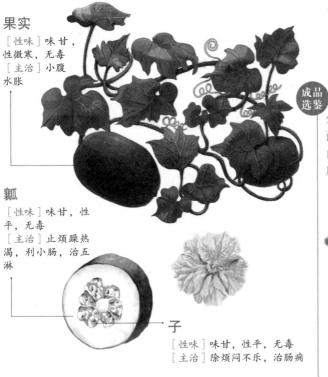

成品选鉴

外层果皮为不规则碎片，外表面灰绿色或黄白色，有的被有白霜，内表面较粗糙。体轻，质脆。无臭，味淡

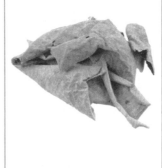

瓤

[性味]味甘，性平，无毒

[主治]止烦躁热渴，利小肠，治五淋

子

[性味]味甘，性平，无毒

[主治]除烦闷不乐，治肠痈

🍵|实用妙方|

• 治伤寒后痢，日久津液枯竭，四肢浮肿，口干：冬瓜一枚，黄土泥厚裹五寸，煨令烂熟，去土绞汁服之。

• 治夏月生痱子：冬瓜切片，捣烂涂之。

• 治食鱼中毒：饮冬瓜汁。
• 痔疮肿痛：用冬瓜煎汤洗。

•中药趣味文化•

是东瓜还是冬瓜

传说神农培育了"四方瓜"，即东瓜、南瓜、西瓜、北瓜，令它们各奔所封之地安心落户。结果，南、西、北瓜各自都到受封的地方去了，唯有东瓜不服从分配。神农只好让它换个地方，西方它嫌沙多，北方它怕冷，南方它惧热，最后还是去了东方。神农看到冬瓜回心转意了，便高兴地说："东瓜，东瓜，东方为家"。东瓜立即答道："是冬瓜不是东瓜，处处都是我的家。"神农说："冬天无瓜，你喜欢就叫冬瓜。"

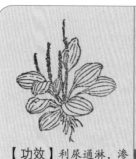

治疗泌尿系统疾病的妙药

车前草

草部·隰草类　　利尿通淋药

【功效】利尿通淋，渗湿止泻，明目，祛痰。

又名：当道、马舄（音昔）、牛遗、车轮菜、地衣、蛤蟆衣。陆玑《诗义疏》上说，此草爱长在路旁及牛马足迹中，所以有车前、当道、马舄、牛遗的名称。

🌿|药用部分|

○车前草全草

性味：味甘，性寒，无毒。

主治：主金疮出血，鼻出血，瘀血，血块，便血，小便红赤，能止烦下气，除小虫。（出自《名医别录》）

○叶

主治：主泄精，治尿血，能明目，利小便，通五淋。（甄权）

○车前子

修治：李时珍：凡用须以水淘去泥沙，晒干。入汤液，炒过用；入丸散，则用酒浸泡一夜，蒸熟研烂，做成饼晒干，焙后研末。

性味：味甘，性寒，无毒。

主治：主下腹至阴囊胀痛、小便不畅或尿后疼痛，能利小便、除湿痹。（出自《神农本草经》）

主男子伤中，女子小便淋沥不尽、食欲不振，能养肺强阴益精，明目，疗目赤肿痛。（出自《名医别录》）

祛风毒，肝中风热，毒风冲眼，赤痛障翳，头痛，流泪。能压丹石毒，除心胸烦热。（甄权）

主小便不通，导小肠中热。（出自《医学启源》）

清小肠热，止暑湿气伤脾所致的痢疾。（李时珍）

通小便淋涩，壮阳。治脱精，心烦。下气。（出自《日华子诸家本草》）

消上焦火热，止水泻。（出自《滇南本草》）

去肾之邪水，兼去脾之积湿，润心肾。（出自《医林纂要探源》）

主淋沥癃闭，阴茎肿痛，湿疮，泄泻，赤白带浊，血闭难产。（出自《雷公炮制药性解》）

车前子，能利小便而不走气，与茯苓同功。（李杲）

[发明] 王好古：车前子，能利小便而不走气，与茯苓作用相同。

🦌|医家名论|

苏颂：车前草初春长出幼苗，叶子布地像匙面，连年生长的长一尺多。此草从中间抽出数茎，结长穗像鼠尾。穗上的花很细密，色青微红。它结的果实像葶苈，为红黑色。如今人们在五月采苗，七八月采实，也有在园圃里种植的。蜀中一带多种植，采其嫩苗当菜吃。

《名医别录》：车前草，多生长在路边，五月五日采摘，阴干后使用。

使用禁忌

若虚滑精气不固者禁用。

🌿|形态特征|

多年生草本，连花茎可高达50厘米。叶片卵形或椭圆形，贴地面，全缘或呈不规则的波状浅齿，通常有弧形脉。花茎从叶中抽出，花序穗状，花冠小，膜质，淡绿色。蒴果卵状圆锥形。种子近椭圆形，黑褐色。

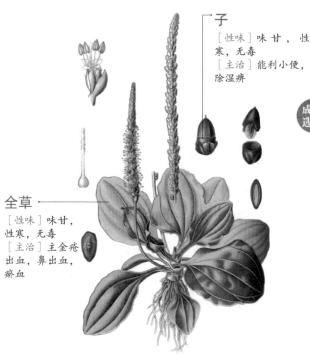

子
[性味] 味甘，性寒，无毒
[主治] 能利小便，除湿痹

全草
[性味] 味甘，性寒，无毒
[主治] 主金疮出血，鼻出血，瘀血

成品选鉴

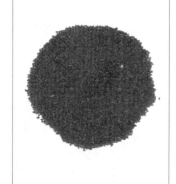

叶呈灰绿色而卷曲，展平成椭圆形，花茎顶部留存有尚未开放的花。气微，味苦而带黏液性

🥘|实用妙方|

• 小便血淋作痛：车前子晒干研细，每次服二钱，用车前叶煎汤送下。

• 小便不通：车前草一斤，加水三升，煎取一升半，分三次服。

• 金疮血出：车前叶捣烂外敷。

·中药趣味文化·

车前草与大禹治水

相传大禹在江西治水时，当年夏天天气炎热，久旱无雨，乡民们头昏发热、小便短赤，病倒的人不计其数。大禹为了此事愁眉不展，几日之后，有个马夫来帐中求见，他说马厩里有一些马也跟人得了一样的病，但是有一些马却很健康，经过几天的观察，他发现健康的马经常吃一种长在车前面的草。大禹让他用这种草熬成水给有病的士兵喝，结果他们的病也好了。因为这种草长在马车前面，所以就命名为"车前草"。

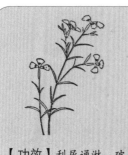

清心热、利小便的石竹花

瞿麦

【功效】利尿通淋，破血通经。

草部·隰草类

利尿通淋药

又名：蘧麦、巨句麦、大菊、大兰、石竹、南天竺草。它的花朵小而妩媚，颜色多样，具有很高的观赏价值。一般除根之外，全草入药，在我国的大部分地区均有分布。

|形态特征|

茎丛生，直立，叶呈线形至线状披针形，全缘，两面粉绿色，花稍小，色彩斑斓。

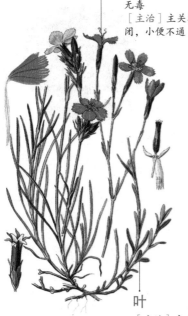

穗

[性味] 味苦，性寒，无毒

[主治] 主关格各种癃闭，小便不通

叶

[主治] 主痔瘘并泻血，做成汤粥食用

|药用部分|

○瞿麦穗

性味：味苦，性寒，无毒。

主治：主关格各种癃闭，小便不通，能出刺，去痈肿，明目去翳，破胎堕子，下瘀血。（出自《神农本草经》）

养肾气，逐膀脱邪逆，止霍乱，长毛发。（出自《名医别录》）

主五淋。（甄权）

○瞿麦叶

主治：主痔瘘并泻血，又治小儿蛔虫，以及丹石药发。（出自《日华子诸家本草》）

成品选鉴

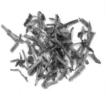

茎中空，质脆易断。气微，味微甜。以青绿色、干燥、无杂草、无根及花未开放者为佳

|实用妙方|

•小便不利，有水气，栝楼瞿麦丸主之：瞿麦二钱半，栝楼根二两，大鸡子一个，茯苓、山芋各三两，研为末，用蜜调和成梧子大小的丸状。一次服三丸，一日三次。不愈，增至七八丸，以小便利、腹中温为止。

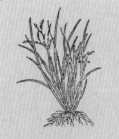

降心火，下肺气，治喉痹最快

灯芯草

【功效】清心降火，利尿通淋。

草部·隰草类　利尿通淋药

又名：虎须草、碧玉草。多年生草本水生植物，主产区为江苏、四川、云南、浙江、福建、贵州等地，《本草品汇精要》中说，其芯能燃灯，故名灯芯草。

|形态特征|

根茎横走，茎簇生，叶片退化呈刺芒状，红褐色或淡黄色，花序聚伞状，多花，密集或疏散。

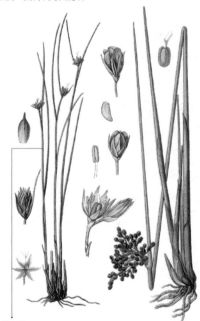

茎髓
[性味] 味甘，性寒，无毒
[主治] 降心火，止血通气，散肿止渴

|药用部分|

○灯芯草

性味：味甘，性寒，无毒。

主治：泻肺，治阴窍阻涩不利，行水，除水肿癃闭。（张元素）

治急喉痹，烧灰吹之甚捷。烧灰涂乳上，饲小儿，能止小儿夜啼。（朱震亨）

降心火，止血通气，散肿止渴。烧灰入轻粉、麝香，治阴疳。（李时珍）

通阴窍涩，利小水，除水肿闭，治五淋。（出自《医学启源》）

治急喉痹，小儿夜啼。（出自《本草衍义补遗》）

成品选鉴

细圆柱形，表面白色或淡黄白色。置质轻柔软，有弹性，易拉断，气味不显著。以条长，粗壮，色白，有弹性者为好

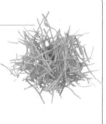

|实用妙方|

•伤口流血：用灯芯草嚼烂敷患处。

•鼻血不止：用灯芯草一两研为末，加丹砂一钱。每次用米汤送服二钱。

•喉痹：用灯芯草一把，瓦上烧存性，加炒盐一匙，每取少许吹入喉中，数次即愈。

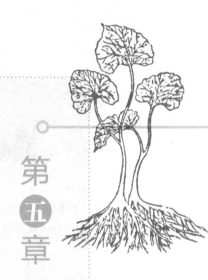

第五章 温里理气、开窍安神篇

温里药指能温里祛寒，用以治疗里寒证的药物，又称祛寒药。药性偏温热，代表药物有花椒、胡椒、丁香。

理气药主要用于治疗由「气滞」引起的胸腹疼痛等症，又称行气药。多辛、苦，性温，气味芳香，代表药物有枳实、莎草、刀豆。

开窍药是以通关开窍、苏醒神志为主要作用的一类中药。多属辛香，常用开窍药物有苏合香、菖蒲等。

安神药指以镇静安神为主要功效的药物，分为重镇安神药和养心安神药两类。常用的安神药有远志、灵芝等。

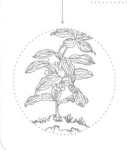

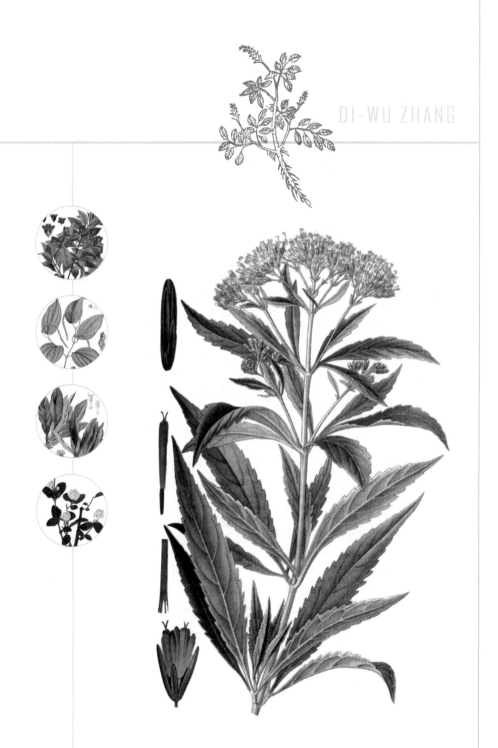

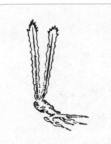

回阳救逆第一品

附子

草部·毒草类　　温里药

【功效】回阳救逆，补火助阳，散寒除湿。

初种为乌头，因像乌鸦的头而名。附乌头而生的为附子。乌头像芋魁，附子像芋子，是同一物。另外有草乌头、白附子，故俗称此为川乌头、黑附子以区别。

|药用部分|

○根

性味：味辛，性温，有大毒。

张元素：附子大辛大热，气厚味薄，可升可降，为阳中之阴，浮中沉，无所不至，是各经的引经药。

王好古：附子入手少阳三焦命门，其性走而不守，不像干姜止而不行。

徐之才：附子与地胆相使。恶蜈蚣。畏防风、黑豆、甘草、人参、黄芪。

主治：风寒咳逆邪气，能温中，治寒湿痿痹，拘挛膝痛，不能走路，可破症硬积聚血瘕，疗金疮。（出自《神农本草经》）

治腰脊风寒，脚疼冷弱，心腹冷痛，霍乱转筋，赤白痢疾，能强阴，坚肌骨，堕胎。（出自《名医别录》）

温暖脾胃，除脾湿肾寒，补下焦阳虚。（张元素）

除脏腑沉寒，三阳厥逆，湿淫腹痛，胃寒蛔动，治闭经，补虚散壅。（李杲）

督脉为病，脊强而厥。（王好古）

治三阴伤寒，阴毒寒疝，中寒中风，痰厥气厥，癫痫，小儿慢惊，风湿麻痹，肿满脚气，头风，肾厥头痛，暴泻脱阳，久痢脾泄，寒疟瘴气，久病呕哕，反胃噎膈，痈疽不敛，久漏冷疮。合葱涕，塞耳治聋。（李时珍）

醋浸削如小指，纳耳中，去聋。去皮炮令坼，以蜜涂上炙之，令蜜入内，含之，勿咽其汁，主喉痹。（出自《本草拾遗》）

|医家名论|

李时珍：乌头有两种。出彰明者即附子之母，现在人叫它川乌头。它在春末生子，所以说春天采的是乌头。冬天已经生子，所以说冬天采的是附子。天雄、乌喙、侧子，都是生子多的，因象命名。出自江左、山南等地的，是现在人所说的草乌头。其汁煎为射罔。此草在十一月播种，春天生苗。它的茎像野艾而润泽，叶像地麻而厚，花是紫瓣黄蕊，苞长而圆。四月采的，蜷缩而小，还没长好，九月采的才好。此物有七种，初种的是乌头，附乌头而旁生的是附子，左右附而偶生的是鬲子，附而长的是天雄，附而尖的是天锥，附而上出的是侧子，附而散生的是漏篮子，都有脉络相连，如子附母。附子的外形，以蹲坐正节角少的为好，有节多鼠乳的次之，形不正有伤缺风皱的为下。附子的颜色，以花白的为好，铁色的次之，青绿色的为下。天雄、乌头、天锥，都以丰实盈握的为好。

使用禁忌

孕妇禁用。不宜与半夏、栝楼、天花粉、贝母、白蔹、白及同用。用量过大，容易引起中毒。

🌿|形态特征|

多年生草本，高60～120厘米。块根通常2个连生，纺锤形至倒卵形，外皮黑褐色。茎直立或稍倾斜，下部光滑无毛，上部散生柔毛。叶互生，革质，叶片卵圆形。圆锥花序，花萼蓝紫色，外被微柔毛。蓇葖果长圆形，具横脉。

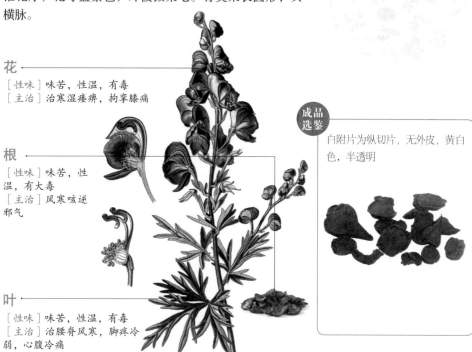

花

[性味]味苦，性温，有毒
[主治]治寒湿痿痹，拘挛膝痛

根

[性味]味苦，性温，有大毒
[主治]风寒咳逆邪气

叶

[性味]味苦，性温，有毒
[主治]治腰脊风寒，脚疼冷弱，心腹冷痛

成品选鉴

白附片为纵切片，无外皮，黄白色，半透明

🍵|实用妙方|

附子需在医生指导下使用，一般不用生药而用炮制品。

• 治呕逆翻胃：大附子一个，生姜一个（细锉）。煮研如面糊，米饮下。

• 治中风偏废：生附子一个（去皮脐），羌活、乌药各一两。上为粗末，每服四钱，生姜三片，水一盏，煎七分，去滓温服。

• 治头痛：附子（炮）、石膏（煅）各等份。为末，入脑、麝少许，茶酒下半钱。

·中药趣味文化·

附子的毒性

《汉书·霍光传》载，宣帝时，大将军霍光把持朝政，霍光的夫人为让自己的小女儿成君做皇后，就处心积虑想找机会谋害当时的皇后许氏。宣帝即位第二年，许皇后怀孕，御医淳于衍被指派伺候许皇后。霍夫人胁迫淳于衍借许皇后分娩之时，投下毒药杀死许皇后。淳于衍别无选择，将附子捣碎，掺在产后吃的一种丸药中，带进宫中，待许皇后分娩以后，让她服下。不久之后，许皇后觉得头痛难忍，很快昏迷死亡。

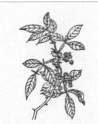

厨房里的芳香之宝

花椒

果部·味果类　　温里药

【功效】 芳香健胃，温中散寒，除湿止痛，杀虫解毒，止痒解腥。

又名：大椒、秦椒，有浓郁的香气，炒菜时可用于去除肉类的腥气，是川菜最常用的调味品，有降低血压的作用。最早产于秦地，所以也叫秦椒。

|药用部分|

○椒红（椒的果壳）

性味：味辛，性温，有毒。

徐之才：恶栝楼、防葵，畏雌黄。

主治：除风邪气，温中，去寒痹，坚齿发，明目。（出自《神农本草经》）

疗咽喉肿痛，吐逆疝瘕。散瘀血，治产后腹痛。能发汗，利五脏。（出自《名医别录》）

治上气咳嗽，久风湿痹。（孟诜）

治恶风遍身，四肢麻痹，口齿浮肿摇动，闭经，产后恶血痢，慢性腹泻，疗腹中冷痛，生毛发，灭疤痕。（甄权）

能消肿除湿。（朱震亨）

破症结，开胃，治天行时气温疾，产后宿血，治心腹气，壮阳，疗阴汗，暖腰膝，缩小便。（出自《日华子诸家本草》）

散寒除湿，解郁结，消宿食，通三焦，温脾胃，补右肾命门，杀蛔虫，止泄泻。（李时珍）

灭瘢，下乳汁。（出自《食疗本草》）

温中去痹，除风邪气，治吐逆疝瘕，下肿湿气。疮毒腹痛，冷水下一握效，其能通三焦，引正气，下恶气。（出自《本经逢原》）

○花椒叶

性味：味辛，性热，无毒。

主治：治寒积，霍乱转筋，脚气，漆疮，疥疮。

治奔豚、伏梁气及内外肾钓并霍乱转筋，和艾及葱研，以醋汤拌罨并得。（出自《日华子诸家本草》）

杀虫，洗脚气及漆疮。（李时珍）

敷寒湿脚肿，风弦烂眼。（出自《本草求原》）

○花椒根

性味：味辛，性温，有小毒。

主治：肾与膀胱虚冷，血淋色瘀者，煎汤细饮，色鲜者勿服。（李时珍）

杀虫。煎汤洗脚气及湿疮。（出自《本草从新》）

|医家名论|

李时珍：秦椒也就是花椒。它最早出自秦地，现在各地都可种植，很容易繁衍。它的叶是对生的，尖而有刺。四月开小花，五月结子，生时为青色，熟后变成红色，比蜀椒大，但其子实中的子粒不如蜀椒的黑亮。范子计说，蜀椒产自成都，红色的好；秦椒出自陕西天水，粒小的好。

《新修本草》载：秦椒，树叶及子都似蜀椒，但味短实细。蓝田秦岭间多有。

使用禁忌

阴虚火旺者禁服，孕妇慎服。

🌸 |形态特征|

灌木或小乔木，高3～6米。茎略向上斜，嫩枝被短柔毛。叶互生，叶片卵形、椭圆形至广卵形，边缘钝锯齿状，齿间具腺点。伞房状圆锥花序，顶生或顶生于侧枝上，花单性，雌雄异株，花轴被短柔毛。果实红色至紫红色。种子黑色，有光泽。

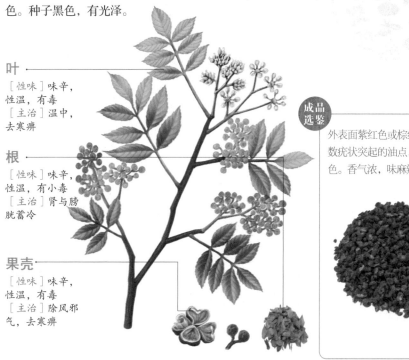

叶
[性味]味辛，性温，有毒
[主治]温中，去寒痹

根
[性味]味辛，性温，有小毒
[主治]肾与膀胱蓄冷

果壳
[性味]味辛，性温，有毒
[主治]除风邪气，去寒痹

成品选鉴
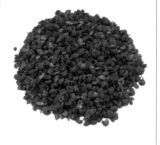
外表面紫红色或棕红色，散有多数疣状突起的油点，内表面淡黄色。香气浓，味麻辣而持久

🫕 |实用妙方|

• 手足心肿：椒、盐末各等份，用醋调匀敷肿处。

• 牙齿风痛：秦椒煎醋含漱。

• 久患口疮：取花椒去掉闭口的颗粒，水洗后面拌，煮为粥，空腹服，以饭压下。重者可多服几次，以愈为度。

• 元藏伤惫，耳聋目暗：将花椒研末，取生地黄捣绞自然汁，铜器中煎至一升许，住火，候稀稠得所，即和椒末为丸，如梧桐子大，每日空心酒下三十九。

中药趣味文化

神农和花椒的故事

传说有一年，神农到临江察访庶民生活，当地地方官将神农的午饭安排在一对年轻夫妻椒儿和花秀的家中。神农生活朴素，提出要吃庶民的家常便饭，地方官很为难，但椒儿和花秀很有把握。吃饭时神农发现他们做的汤非常好喝，就问用了什么材料。夫妻俩说只用了萝卜、青菜和山上一种树结出的有香味的种子。神农尝了尝他们摘回来的种子，发现味道辛香，还能调理胃气，就各取夫妻俩名字的第一个字，称其为"花椒"。

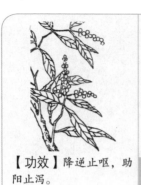

温暖肝胃的驱寒药

吴茱萸

【功效】降逆止呕，助阳止泻。

果部·味果类　温里药

又名：吴萸、茶辣、漆辣子、优辣子、曲药子、气辣子。茱萸南北都有，入药以吴产的为好，所以有吴之名。多生于温暖地带的山地，芳香浓郁，味辛辣。

药用部分

○吴茱萸果实

性味：味辛，性温，有小毒。

王好古：味辛、苦，性热。性味俱厚，为阳中之阴。半浮半沉，入足太阴经血分，少阴、厥阴经气分。

孙思邈：陈久的吴茱萸为好，闭口的有毒。多食伤神动火，令人咽喉不通。

徐之才：与蓼实相使。恶丹参、消石、白垩，畏紫石英。

主治：能温中下气，止痛，除湿血痹，逐风邪，开腠理，治咳逆寒热。（出自《神农本草经》）

利五脏，祛痰止咳，除冷气，治饮食不消，心腹诸冷绞痛，中恶心腹痛。（出自《名医别录》）

疗霍乱转筋、胃冷吐泻、腹痛、产后心痛。治全身疼痛麻木，腰脚软弱，能利大肠壅气，治痔疮，杀三虫。（甄权）

杀恶虫毒，治龋齿。（陈藏器）

下女产后余血，治肾气、脚气水肿，通关节，起阳健脾。（出自《日华子诸家本草》）

主痢疾，止泻，厚肠胃。（孟诜）

治痞满塞胸，咽膈不通，润肝燥脾。（王好古）

能开郁化滞，治吞酸，厥阴痰涎头痛，阴毒腹痛，疝气血痢，喉舌口疮。（李时珍）

杀恶虫毒，牙齿虫蛀。（出自《本草拾遗》）

[发明]张元素：吴茱萸的作用有三，能去胸中逆气满塞，止心腹感寒疼痛，消宿酒。与白豆蔻相使。

李时珍：茱萸辛热，能散能温；苦热，能燥能坚。所以它所治的病，都是取其能散寒温中、郁湿解郁的作用。

医家名论

《名医别录》：吴茱萸生长于上谷和宛句一带。每年九月九日采摘，阴干，以存放时间久的为好。

李时珍：茱萸的树枝柔软而粗，叶子长且有皱。它的果实长在树梢，累累成簇，果实中没有核，与花椒不同。有一种粒大，有一种粒小，以粒小的入药为好。《淮南万毕术》中说，井边适宜种植茱萸，叶子落入井中，人们饮用这种水不得瘟疫。在屋里挂上茱萸子，可以避邪气。

使用禁忌

呕吐吞酸属胃火、腹痛属血虚，有火者不宜用。因暑邪入于肠胃而赤白下痢者不宜用。一切阴虚之症及有内热的人不宜使用。

🌸|形态特征|

　　常绿灌木或小乔木，高3～10米。树皮青灰褐色，有细小圆形的皮孔。叶对生，椭圆形至卵形，全缘或有不明显的钝锯齿，两面均被淡黄褐色长柔毛。圆锥花序，顶生，花瓣白色，长圆形。果实扁球形，紫红色，种子黑色，有光泽。

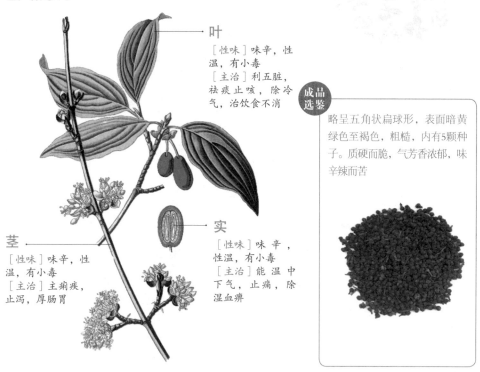

叶
[性味]味辛，性温，有小毒
[主治]利五脏，祛痰止咳，除冷气，治饮食不消

成品选鉴

略呈五角状扁球形，表面暗黄绿色至褐色，粗糙，内有5颗种子。质硬而脆，气芳香浓郁，味辛辣而苦

茎
[性味]味辛，性温，有小毒
[主治]主痃疾，止泻，厚肠胃

实
[性味]味辛，性温，有小毒
[主治]能温中下气，止痛，除湿血痹

🍵|实用妙方|

• 全身发痒：用茱萸一升、酒五升，煮成一升半，温洗。	• 冬天受寒：吴茱萸五钱煎汤服，取汗。	• 呕吐、头痛，用吴茱萸汤：茱萸一升、枣二十枚、生姜一两、人参一两，加水五升，煎成三升，每服七合，一天三次。

●中药趣味文化●

吴茱萸名字的由来

据说，"吴茱萸"在春秋时本名"茱萸"，因产在吴国而得此名，是一味止痛良药。后来吴国衰落，楚国强大，吴国每年需向楚国进贡。一次吴国将它进献给楚王。楚王不解其意，很生气，觉得吴国不把自己放在眼里。御医朱大夫恳请楚王允许他用吴萸治疗楚王的腹痛。后来楚王的腹痛病果然好了。为表彰朱大夫的功劳，楚王下令把"吴萸"更名为"吴朱萸"。后来，为了标明这是一种草药，改为"吴茱萸"。

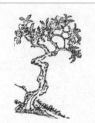

香气浓郁的温里药

桂

木部·香木类　　温里药

【功效】补火助阳，散寒止痛，温经通脉，引火归元。

桂亦称牡桂。产于南方高山地区，四季常青。桂树一般自为林，不与其他杂树共同生长。中秋前后开花，花香气浓郁甜腻，可酿酒或制作成糕点。

药用部分

○肉桂

性味：味甘、辛，性大热，有小毒。

主治：主上气咳逆，结气喉痹吐吸，利关节，补中益气。（出自《神农本草经》）

主心痛，胁风，胁痛，温筋，通脉，止烦、出汗。主温中，利肝肺气，心腹寒热、冷疾、霍乱转筋，头痛，腰痛，止唾、咳嗽，鼻齆；能堕胎，坚骨节，通血脉，理疏不足；宣导百药，无所畏。（出自《名医别录》）

治一切风气，补五劳七伤，通九窍，利关节，益精，明目，暖腰膝，破痃癖症瘕，消瘀血，治风痹骨节挛缩，续筋骨，生肌肉。（出自《日华子诸家本草》）

补命门不足，益火消阴。（王好古）

治寒痹，风喑，阴盛失血，泻痢，治阳虚失血，内托痈疽痘疮，能引血化汗化脓，解蛇蝮毒。（李时珍）

○桂心

性味：味苦、辛，无毒。

主治：治九种心痛，腹内冷气、痛不忍，咳逆结气壅痹，脚中疼痛，止下痢，除三虫，治鼻中息肉，破血，通利月闭，胞衣不下。治一切风气，补五劳七伤，通九窍，利关节，益精明目，暖腰膝，治风痹骨节挛缩，生肌肉，消瘀血，破胸腹胀痛，杀草木毒。治咽喉肿痛，失音，阳虚失血。

○叶

主治：捣碎浸水，洗发，去垢除风。

医家名论

李时珍：桂有很多种。牡桂，叶长得像枇杷叶，坚硬，有毛和细锯齿，其花白色，其皮多脂；菌桂，叶子像柿叶，尖狭而光净，有三纵纹路而没有锯齿，其花有黄有白，其皮薄而卷曲。现在的商人所卖的都是以上两种。但皮卷的是菌桂，半卷的和不卷的是牡桂。

使用禁忌

食用过量，轻者会口干、喉咙痛、精神不振、失眠等，还可能诱发高血压、胃肠炎等疾病。孕妇慎用。

|形态特征|

常绿乔木，高12~17米。树皮灰褐色，芳香。叶互生，革质，长椭圆形至近披针形，无锯齿，有光泽。圆锥花序腋生或近顶生，花冠小，黄色或白色。浆果椭圆形或倒卵形，暗紫色。种子长卵形，紫色。

桂心
[性味] 味苦、辛，无毒
[主治] 治九种心痛，腹内冷气、痛不忍

叶
[性味] 味苦，无毒
[主治] 捣碎浸水，洗发，去垢除风

树皮
[性味] 味甘、辛，性大热，有小毒
[主治] 主上气咳逆，结气喉痹吐吸

成品选鉴

外皮褐色或棕褐色，粗糙，或有灰棕色花斑，内表面灰棕色或棕色，断面浅棕色或棕色。质硬，香气弱，微有樟及气，味辛凉、微辣

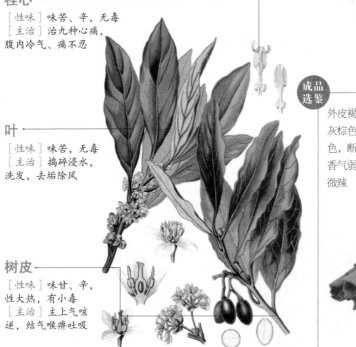

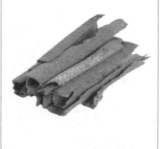

|实用妙方|

• 产后心痛，恶血冲心，气闷欲绝：桂心三两研末，狗胆汁做如芡子大小的丸子，每次用热酒服一丸。

• 心腹胀痛，气短欲绝：桂二两，水一升二合，煮至八合，顿服。

• 喉痹不语，中风失音：取桂放在舌下，咽汁。又方：桂末三钱，水二盏，煎成一盏，服用取汗。

·中药趣味文化·

巧用肉桂治喉痛

相传有一天，西施抚琴吟唱，忽然觉得咽喉疼痛，用了一些清热泻火的中药，却不见什么效果。一位名医来为她诊病，望闻问切一番后，又仔细询问了病情。见西施四肢不温、六脉沉细、小便清长，于是开了以下处方：肉桂一斤。但西施命下人去药房照方抓药，药店老板却对名医的方子很不以为然，直骂庸医害人。西施取一小块儿肉桂放在口里嚼，感觉香甜可口。嚼完半斤，症状全消，饮食也正常了。

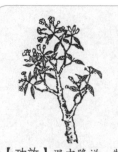

温中散寒治呕逆

丁香

【功效】温中降逆，散寒止痛，温肾助阳。

木部·香木类　　温里药

丁香亦称丁子香、鸡舌香。我国的广东、广西栽培较多，因其花筒细长，形状如钉，且有浓郁香气，故名丁香。花朵以白色和紫色居多。

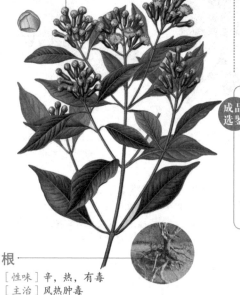

|形态特征|

常绿乔木，叶片长方卵形或长方倒卵形，花芳香，白色或淡紫色，短管状，浆果红棕色，长方椭圆形，种子长方形。

花蕾

[性味] 味辛，性温，无毒
[主治] 主温脾胃，止霍乱拥胀

根

[性味] 辛，热，有毒
[主治] 风热肿毒

|药用部分|

○丁香花蕾

　性味：味辛，性温，无毒。

　主治：主温脾胃，止霍乱拥胀，风毒诸肿，齿疳溃疡。

　治冷气腹痛。（甄权）

　补肝、润命门，暖胃、祛中寒，泻肺、散风湿。（出自《医林纂要探源》）

○丁香根

　性味：辛，热，有毒。

　主治：风热毒肿。不入心腹之用。

成品选鉴

棒状，长1～2厘米。花冠圆球形，花瓣棕褐色至褐黄色，搓碎后可见黄色细粒状花粉。质坚实，富油性。气芳香浓烈，味辛辣、有麻舌感

|实用妙方|

• 突然心痛：丁香末酒服一钱。

• 干霍乱痛：丁香十四枚，研末，开水一碗送服。不愈再服。

• 反胃，气噎不通：丁香、木香各一两，每取四钱，水煎服。

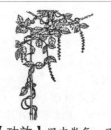

温中下气，善解食物毒

胡椒

果部·味果类　　温里药

又名：昧履支。原产于西域，名字里有"胡"字，又因其辛辣似椒，所以得椒名。一般四月成熟，五月采收，在古代就是人们日常生活的必需品。

【功效】温中散气，下气止痛，止泻，开胃，解毒。

🌿|形态特征|

攀援状藤本，叶片厚革质，阔卵形或卵状长圆形，花黄白色，果实初为青色，成熟后变成红色。

叶 ━━

[性味] 味辛，性温，无毒
[主治] 祛胃寒吐水，大肠寒滑

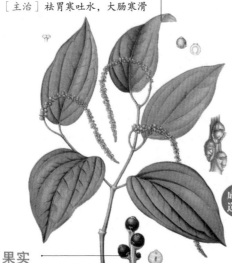

果实 ━━

[性味] 味辛，性大温，无毒
[主治] 主下气温中祛痰，除脏腑中冷气

🐚|药用部分|

○果实

性味：味辛，性大温，无毒。

李时珍：辛热纯阳，走气助火，昏目发疮。

主治：主下气温中祛痰，除脏腑中冷气。（出自《新修本草》）

调五脏，壮肾气，治冷痢，杀一切鱼、肉、鳖、蕈毒。（出自《日华子诸家本草》）

暖肠胃，除寒湿，治反胃虚胀，冷积阴毒，牙齿浮热疼痛。（李时珍）

[发明] 李时珍：胡椒大辛热，为纯阳之物，肠胃寒湿的人适宜吃。有热病的人吃了，动火伤气，深受其害。

成品选鉴

果实近圆球形，表面暗棕色或白色，有网状皱纹，内果皮淡黄色。气芳香，味辛辣。以粒大、饱满。色黑、皮皱、气味强烈者为佳

🍵|实用妙方|

•心腹冷痛：胡椒二十粒，淡酒送服。

•伤寒咳逆，日夜不止：胡椒三十粒打碎，麝香半钱，酒一盏，煎成半盏，热服。

•砂石淋痛，用二拗散：胡椒、朴硝各等份，研为末。每次用开水服二钱，一天两次。

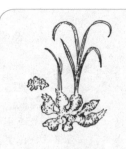

回阳通脉不可少

干姜

【功效】温中散寒，回阳通脉，温肺化饮。

菜部·荤辛类　　温里药

又名：白姜。李时珍：干姜是用母姜制成的。江西、襄都有，以白净结实的为好，以前人称其为白姜，又名均姜。凡入药都宜炮用。

|形态特征|

叶线状披针形，穗状花序卵形至椭圆形，花冠黄绿色，唇瓣有淡紫色条纹及淡黄色斑点，雄蕊微紫色。

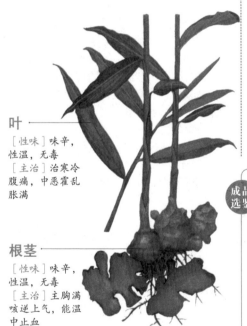

叶 ——
[性味]味辛，性温，无毒
[主治]治寒冷腹痛，中恶霍乱胀满

根茎 ——
[性味]味辛，性温，无毒
[主治]主胸满咳逆上气，能温中止血

|药用部分|

○根茎

性味：味辛，温，无毒。

主治：主胸满咳逆上气，能温中止血，出汗，逐风湿痹，止肠澼下痢。生的尤好。（出自《神农本草经》）

治寒冷腹痛，中恶霍乱胀满，风邪诸毒，皮肤间结气，止唾血。（出自《名医别录》）

[发明] 李时珍：干姜能引血药入血分，气药入气分，又能去恶养新，有阳生阴长之意，所以血虚的人可以用；而吐血、衄血、下血，有阴无阳的人，也宜使用。

成品选鉴

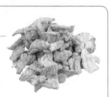

为不规则切片，具指状分枝。外皮灰黄色或浅黄棕色，粗糙，具纵皱纹及明显的环节，断面灰黄色或灰白色、纤维性。气香、特异，味辛辣

|实用妙方|

•胃冷生痰致头晕吐逆：川干姜（炮）二钱半、甘草（炒）一钱二分，加水一碗半，煎成一半服下。

•中寒水泻：炮干姜研为末，用粥送服二钱即愈。

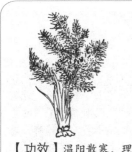

暖胃驱寒、理气止痛的香料

茴香

【功效】温阳散寒，理气止痛。

菜部·荤辛类　　温里药

茴香又名八角珠，是常用的一种调味料，为烧鱼炖肉或制作卤制食品时的必需品。因为它们能去除肉中的腥气臭气，使之重新添香，所以叫作"茴香"。

|形态特征|

有特殊香辛味，表面有白粉。茎肥叶细，夏季开黄色花，果椭圆形，黄绿色。

子

[性味]味辛，性平，无毒
[主治]主诸瘘、霍乱及蛇伤

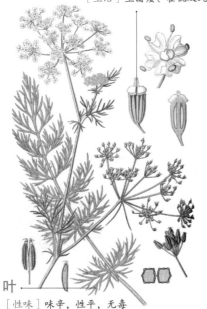

叶

[性味]味辛，性平，无毒
[主治]治干湿脚气，肾劳，腹疝

|药用部分|

○茴香子

性味：味辛，性平，无毒。

主治：主诸瘘、霍乱及蛇伤。（出自《新修本草》）

除膀胱、胃部冷气，能调中、止痛、止呕吐。（马志）

治干湿脚气，肾劳，腹疝，阴疼。能开胃下气。（出自《日华子诸家本草》）

补命门不足。（李杲）

【发明】李时珍：小茴香性平，理气开胃，夏天驱蝇辟臭，食物中适宜使用。大茴香性热，多食伤目发疮，食料中不宜过多使用。

成品选鉴

干燥果实呈长椭圆形，断面呈五边形。气芳香，味甘微辛。以颗粒均匀。饱满。黄绿色、香浓味甜者为佳

|实用妙方|

•疝气：茴香炒过，分作两包，交替熨患处。

•胁下刺痛：小茴香一两（炒）、枳壳五钱（麸炒），同研末，每次用盐酒调服二钱。

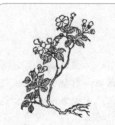

芳香解郁，缓解胸腹胀痛

茉莉

【功效】清热解表，理气和中，利湿，缓解精神紧张。

草部·芳草类　　理气药

又名：柰花，原产于印度半岛，我国很早就有广泛的种植。茉莉的香气清新，沁人心脾，喜温暖湿润，不耐霜冻，在北方不易成活。

|形态特征|

高可达1米，叶对生，宽卵形或椭圆形，光亮。聚伞状花序，顶生或腋生，花冠白色，极芳香。

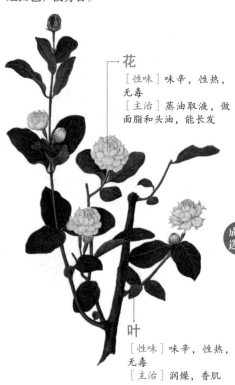

花
[性味]味辛，性热，无毒
[主治]蒸油取液，做面脂和头油，能长发

叶
[性味]味辛，性热，无毒
[主治]润燥，香肌

|药用部分|

○茉莉花

性味：味辛，性热，无毒。

主治：蒸油取液，做面脂和头油，能长发、润燥、香肌，也可加入茶中饮用。（李时珍）

能清虚火，祛寒积，治疮毒，消疽瘤。（出自《本草再新》）

和中下气，辟秽浊。治下痢腹痛。（出自《随息居饮食谱》）

平肝解郁，理气止痛。（出自《饮片新参》）

用菜油浸泡，滴入耳内，治耳心痛。（出自《四川中药志》）

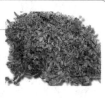

成品选鉴

花多呈扁缩团状，花瓣展平后呈椭圆形，黄棕色至棕褐色，表面光滑无毛；质脆。气芳香，味涩。以朵大、色黄白、气香浓者为佳

|实用妙方|

•内服：煎汤，半钱至一钱；或代茶饮。

•外用：适量，煎水洗目或菜油浸滴耳。

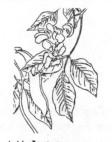

佳肴良药，益肾补元气

刀豆

【功效】降气止呃，温肾助阳。

谷部·菽豆类　　理气药

又名：挟剑豆。李时珍：它是以豆荚的形状而命名的。《酉阳杂俎》中说："乐浪有挟剑豆，其豆荚横斜着生长，像人挟持着刀剑，就是此豆。"

|形态特征|

叶阔卵形或卵状长椭圆形，总状花序腋生，花冠蝶形，淡红紫色，荚果带形而扁，略弯曲，边缘有隆脊。

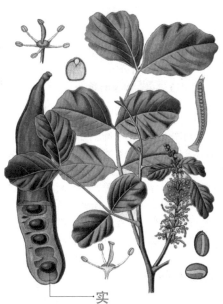

——实

[性味] 味甘，性平，无毒
[主治] 温中下气，利肠胃，止呃逆，益肾补元气

|药用部分|

○刀豆实

性味：味甘，性平，无毒。

主治：温中下气，利肠胃，止呃逆，益肾补元气。（李时珍）

和胃，升清，降浊。（出自《新修本草》）

治胸中痞满及腹痛，疗肾气不归元及痢疾。（出自《四川中药志》）

健脾。（出自《滇南本草》）

补肾，散寒，下气，利肠胃，止呕吐。治肾气虚损，肠胃不和，呕逆，腹胀，吐泻。（出自《中药材手册》）

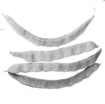

成品选鉴

干燥种子呈扁卵形，表面淡红色，略有光泽，微皱缩不平。气微，味淡，嚼之具有豆腥味。以个大、饱满、色鲜艳、干燥者为佳。

|实用妙方|

•治气滞呃逆，膈闷不舒：刀豆取老而绽者，每服二三钱，开水下。

•治肾虚腰痛：刀豆子两粒，包于猪腰子内，外裹叶，烧熟食。

•治百日咳：刀豆子十粒（打碎），甘草一钱。加冰糖适量，水一杯半，煎至一杯，去渣，频服。

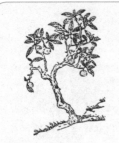

消积破气，通利关节

枳

【功效】破气消积，化痰除痞。

木部·灌木类　　理气药

枳子名枳实、枳壳，两者皆可入药。"橘生淮北则为枳"，由此可见，枳一般分布在淮北，相对耐寒。它与橘是两种不同的植物，枳很像橘，但比橘要小一些。

药用部分

○枳实

性味：苦，寒，无毒。

张元素：性寒味苦，气厚味薄，浮而升（微降），阴中之阳。

主治：主大风在皮肤中，如麻豆苦痒，除寒热结，止痢，长肌肉，利五脏。（出自《神农本草经》）

除胸胁痰癖，逐停水，破结实，消胀满，心下急痞痛，逆气，胁风痛，安胃气，止溏泄，明目。（出自《名医别录》）

解伤寒结胸，入陷胸汤用；主上气喘咳。肾内伤冷，阴痿而有气，加而用之。（甄权）

祛胃中湿热。（出自《珍珠囊》）

主心痞，化心胸痰，消食，散败血，破积坚。（出自《主治秘诀》）

破气，化痰，消食宽肠，杀虫，败毒。（出自《本草再新》）

○枳壳

性味：苦，酸，微寒，无毒。

主治：治遍身风疹，肌中如麻豆恶痒，主肠风痔疾，心腹结气，两胁胀虚，关膈壅塞。（甄权）

健脾开胃，调五脏，下气，止呕逆，消痰。治反胃，霍乱泻痢，消食，破症结痃癖，五膈气，除风明目及肺气水肿，利大小肠，皮肤痒。痔肿可炙熨。（出自《日华子诸家本草》）

主风痒麻痹，通利关节，劳气咳嗽，背膊闷倦，散留结、胸膈痰滞，逐水，消胀满、大肠风，安胃，止风痛。（出自《开宝本草》）

破气，泄肺中不利之气。（出自《珍珠囊》）

破心下坚痞，利胸中气，化痰，消食。（出自《主治秘诀》）

治里急后重。（李时珍）

[发明]李时珍：枳实、枳壳，气味功用俱同，以前本没有分别，魏、晋以来，开始将它们分开使用。其功皆能利气，气下则痰喘止，气行则痞胀消，气通则痛刺止，气利则后重除，故以枳实利胸膈，枳壳利肠胃。或胎前气盛壅滞者宜用之，所谓八九月胎必用枳壳、苏梗以顺气，胎前无滞，则产后无虚也。若气禀弱者，即大非所宜矣。

医家名论

苏颂：现在洛西、江湖州郡等地皆有，以商州的为最好。树木像橘但稍小，高五七尺。叶如橙、多刺。春天开白花，秋天长成果实，在九十月采摘的为枳壳。现在的人用汤泡去苦味后，蜜渍糖拌，当作果品。

使用禁忌

脾胃虚弱及孕妇慎服。小儿如服入大量果皮，可致中毒。

🌸|形态特征|

　　小乔木，茎枝三棱形，光滑。叶退化成单叶状，互生，革质，叶片长椭圆形，全缘或有不明显的波状锯齿。总状花序，花瓣白色，长椭圆形。柑果圆形而稍扁，成熟时橙黄色，果皮粗糙。

实

[性味] 味苦，性寒，无毒
[主治] 除寒热结，长肌肉，利五脏，止痢

壳

[性味] 味苦、酸，性微寒，无毒
[主治] 主风痒麻痹，通利关节，劳气咳嗽

成品选鉴

该品呈半球形，外果皮暗棕绿色，具颗粒状突起和皱纹，切面中果皮略隆起，黄白色或黄褐色。质坚硬。气清香，味苦、微酸

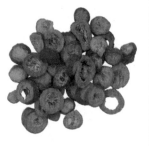

🍵|实用妙方|

• 卒胸痹痛：枳实捣末。汤服方寸匕，每日三次、夜一次。

• 产后腹痛：枳实（麸炒）、芍药（酒炒）各二钱，水一盏煎服。亦可研末服。

• 奔豚气痛：枳实炙后研末。饮下方寸匕，日三次、夜一次。

•中药趣味文化•

橘子和枳实

　　"橘化为枳"是一句古老的成语，见于《晏子春秋·内篇杂下》："橘生淮南则为橘，生于淮北则为枳，叶徒相似，其实味不同，所以然者何？水土异也。"橘味甜美，枳味酸苦，由于水土的不同，淮南的橘种在淮北就会变成枳，比喻由于环境的影响，人的习性也会由好变坏。枳又名枸橘，俗称臭橘，果肉少而味酸。现代研究表明，橘和枳虽然都属于芸香科，但不同种，橘不会变成枳，古人观察不周，因而造成误会。

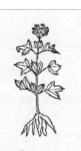

调节脏腑之间气的平衡

兰草

草部·芳草类　　理气药

【功效】生津止渴，利水调气，滋润肌肤。

又名：香水兰、燕尾香、兰泽草、省头草、都梁香。因其叶像马兰，故名兰草；当地人用它煮水洗浴，以御风邪，又名香水兰；生长在湖泽河畔，故又称兰泽。

|药用部分|

○兰草叶

性味：味辛，性平，无毒。

主治：能利水道，杀蛊毒，辟秽邪。（出自《神农本草经》）

可除胸中痰饮。（出自《名医别录》）

能生血，调气，养颜。（雷敩）

兰草气味清香，能生津止渴，滋润肌肤，治疗消渴、黄疸。（李杲）

煎水用来洗浴，可疗风病。（马志）

能消痈肿，调月经，水煎服可解吃牛、马肉中毒。（李时珍）

主恶气，其气芳香润泽，可做膏剂用来涂抹头发。（陈藏器）

[正误] 李时珍：寇、朱二人说的是现在的兰花，并不是古代的兰草。兰有好几种，兰草、泽兰生长在水边，山兰即生长在山中的兰草。兰花也生长在山中，但与兰草、泽兰、山兰有很大区别。生长在附近的兰花，叶像麦冬，在春天开花；生长在福建的兰花，叶像菅茅，在秋天开花。兰草与泽兰属同类。古时的香草，花叶都有香味且燥湿不变，所以可以佩戴。现在所说的兰蕙，只是花有香味而叶并没有气味，质弱易萎，不能采来佩戴。

|医家名论|

《名医别录》：兰草生长在太吴池塘湖泊，四月、五月采挖。

马志：此草的叶像马兰，故名兰草。它的叶上有开裂，俗称燕尾香。当地人用它煮水沐浴，以御风邪，故又名香水兰。

陈藏器：兰草生长在湖泽河畔，妇人用它调油来抹头，故称兰泽。盛弘《荆州记》上记载；都梁有山，山下有水清浅，水中生长着兰草，所以名都梁香。

李时珍：兰草、泽兰为一类植物的两个品种。两者都生长在水边低湿处，二月老根发芽生苗成丛，紫茎素枝，赤节绿叶，叶子对节生，有细齿。但以茎圆节长，叶片光滑有开裂的是兰草；茎微方，节短而叶上有毛的是泽兰。它们鲜嫩时都可摘来佩戴，八九月后渐渐长老，高的有三四尺，开花成穗状，像鸡苏花，呈红白色，中间有细子。

使用禁忌

肺虚有热者，元气虚脱及阴虚内热，诸病有热，心痛属火者禁用。脏腑燥热，胃气虚弱者禁用。

🌿 |形态特征|

茎直立或微有倾斜，叶复生，小叶片呈长卵形，边缘有规则的锯齿，背面叶脉明显。头状花序顶生，花萼细长，绿色，花冠较小，红白色，中间有细子。

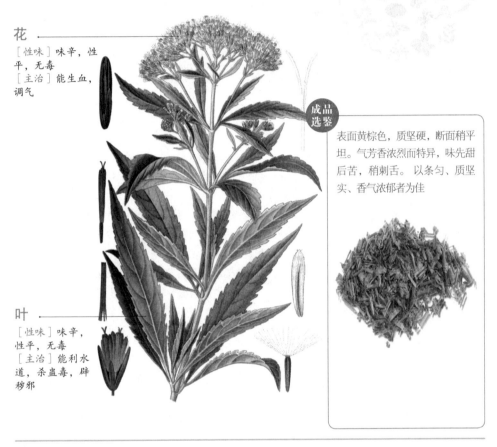

花

[性味] 味辛，性平，无毒

[主治] 能生血，调气

叶

[性味] 味辛，性平，无毒

[主治] 能利水道，杀蛊毒，辟秽邪

成品选鉴

表面黄棕色，质坚硬，断面稍平坦。气芳香浓烈而特异，味先甜后苦，稍刺舌。以条匀、质坚实、香气浓郁者为佳

🍵 |实用妙方|

• 吃牛、马肉中毒：用兰草连根叶一起煎服，可解毒。

• 中药趣味文化 •

兰草种植需注意

兰草为草本石蒜科，喜阴，喜温润通风的生长环境。它与泽兰都是兰花的一种，但不是我们常见的兰花。兰草适宜的土壤是腐土，最好是山里的；浇水不能过勤，否则容易烂根，也不能太干燥。如果在北方，空气干燥，需要一周浇两次水；如果在江南，一周一次就可以了。兰花开花周期很长，香气淡雅而沁人心脾。如果想延长花期，可以在兰花结苞时往根部撒一些草木灰，花凋零后再在兰花花盆的边缘打一个鸡蛋即可。

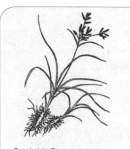

气病之总司，女科之主帅

莎草

【功效】疏肝解郁，温经止痛，理气调中。

草部·芳草类　　理气药

又名：崔头香、草附子、水香棱、水巴戟、水莎、侯莎、莎结，夫须、续根草、地毛。莎草可做斗笠和雨衣，因其为衣下垂穗，像孝子的蓑衣，也写成"蓑"。

|药用部分|

○莎草根（香附子）

修治：李时珍：采来后，连苗晒干，用火燎去苗及毛。使用的时候，用水洗干净，放在石上磨去皮，洗后晒干捣用。或生用，或炒用，或用酒、醋、盐水浸，根据具体情况。又有用稻草煮的，味不苦。

性味：味甘，性微寒，无毒。

李时珍：味辛甘、微苦而性平，为足厥阴、手少阳经的主药。并兼行十二经，八脉气分，宜与醋、川芎、苍术同用。

主治：除胸中热，濡润肌肤，久服利人，益气，长须眉。（出自《名医别录》）

散时气寒疫，利三焦，解六郁，消饮食积聚，痰饮痞满，脚肿腹胀、脚气，止心腹、肢体、头目、齿耳各种痛证，疗痈疽疮疡，止吐血下血尿血，妇人崩漏带下，月经不调，胎前产后各种疾病。（李时珍）

○苗及花

主治：治男子心肺中虚风及客热，膀胱间连胁下气机不畅，皮肤瘙痒瘾疹，饮食不多，日渐瘦损，常有忧愁、心悸、少气等症。用苗花二十多斤锉细，加水二石五斗，煮至一石五斗，倒入斛中熏洗浸浴，令全身出汗，其瘙痒即止。四季经常使用，可根治风疹。（出自《天宝单方药图》）

煎饮能散气郁，利胸膈，降痰热。（李时珍）

【发明】李时珍：香附性平，味多辛能散，微苦能降，微甘能和，是足厥阴肝经、手少阳三焦经气分主药，而兼通十二经气分。香附生用则上行胸膈，外达皮肤；熟用则下走肝肾，外彻腰脚；炒黑则止血；用盐水浸炒则入血分而润燥；用青盐炒则补肾气；用酒浸炒则通经络；用醋浸炒则消积聚；用姜汁炒则能化痰饮。

|医家名论|

寇宗奭：香附子今人多用。它虽生于莎草根，但有的根上有而有的根上则没有。香附子有薄皱皮，为紫黑色，毛不多，刮去皮则色白。如果以莎草根为香附子，那就错了。

李时珍：莎草的叶子光泽有剑脊棱，五六月中抽一茎，三棱中空，茎端再长出数片叶子。开青色的花，花成穗子上有细黑毛，大小像羊枣而两头尖。采来根上子燎去细毛晒干后，就是现在的常用药。

> 使用禁忌
>
> 凡月事先期者，血热也，法当凉血，禁用此药。独用、多用、久用，耗气损血。

🌿 **|形态特征|**

　　多年生草本，块茎呈纺锤形，紫褐色，有棕毛或黑褐色的毛状物。茎呈锐三棱形。叶窄线形，穗状花序，轮廓为陀螺形，青色，中间有细子，子上有细黑毛，大小像羊枣而两头尖。小坚果长圆状倒卵形。

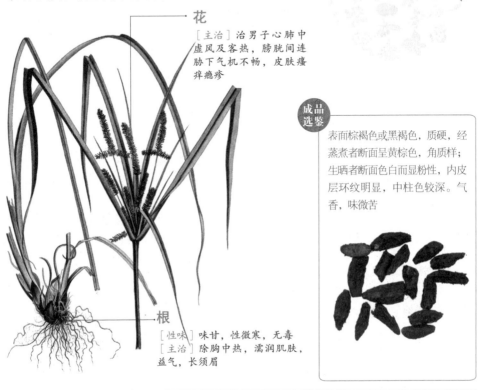

花
[主治] 治男子心肺中虚风及客热，膀胱间连胁下气机不畅，皮肤瘙痒瘾疹

根
[性味] 味甘，性微寒，无毒
[主治] 除胸中热，濡润肌肤，益气，长须眉

成品选鉴

表面棕褐色或黑褐色，质硬，经蒸煮者断面呈黄棕色，角质样；生晒者断面色白而显粉性，内皮层环纹明显，中柱色较深。气香，味微苦

🪨 **|实用妙方|**

•心腹刺痛，用小乌沉汤：香附子擦去毛后焙二十两，乌药十两、炒甘草一两，同研末，每次用盐汤送服二钱。

•心腹诸痛，用艾附丸，治疗心气痛、腹痛、小腹痛、血气痛等：香附子二两、蕲艾叶半两，用醋汤同煮熟后去艾叶，将香附炒后研末，米醋调糊做成梧桐子大的丸子，每次用白开水送服五十丸。

•中药趣味文化•

莎草的传说
　　莎草的根叫作香附子，相传两晋时，有个美丽的妇人叫索索。一年，村里闹瘟疫，只有索索一家安然无恙，丈夫认为是索索身上的香气起了作用，让她给乡亲们治病，果真人们都好了。可丈夫听到了这样的谣言："索索每到一家，就脱去衣服让人闻。"丈夫羞愧难当，毒死了索索。不几天，索索的坟上长出几缕小草，蜂围蝶绕。人们都说，索索死得冤屈。直到今天，尽管药名改叫"香附子"，可当地人仍叫它"索索草"。

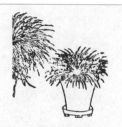

补五脏，开九窍，醒神益脑

菖蒲

草部·水草类　　开窍药

【功效】除风寒湿痹，咳逆上气，开心窍，补五脏，通九窍，明耳目。

又名：昌阳、尧韭、水剑草。李时珍：因其是蒲类植物中生长昌盛的，所以叫菖蒲。《典术》上说，尧帝时，天降精于庭为韭，感百阴之气为菖蒲，所以叫尧韭。

药用部分

○菖蒲根

性味：味辛，性温，无毒。

徐之才：与秦皮、秦艽相使，恶地胆、麻黄。

主治：能除风寒湿痹，咳逆上气，开心窍，补五脏，通九窍，明耳目，出声音。主耳聋，痈疮，能温肠胃，治尿频。（出自《神农本草经》）

四肢湿痹不能屈伸，小儿温疟身热不退，可用菖蒲煎汤洗浴。（出自《名医别录》）

治耳鸣、头昏、泪下、杀诸虫，疗恶疥疮瘙。（甄权）

将菖蒲根做末炒，趁热外敷，能除风下气，疗男子肾病、女子血海冷败，治健忘，除烦闷，止心腹痛，霍乱转筋及耳痛。（出自《日华子诸家本草》）

治痰蒙清窍引起的昏迷、癫痫，疗崩漏，安胎漏，散痈肿。捣汁服，能解巴豆、大戟毒。（李时珍）

治心积伏梁。（王好古）

治九种胃气，止疼痛。（出自《滇南本草》）

补肝益心，祛湿逐风，除痰消积，开胃宽中。疗噤口毒痢，风痹惊痫。（出自《本草备要》）

止鼻血，散牙痈。（出自《本草再新》）

○菖蒲叶

主治：洗疥疮、大风疥。（李时珍）

[发明]李时珍：开国之初，周颠仙见太高祖皇帝经常嚼食菖蒲喝水，便问其中的原因。高祖皇帝说：吃了不会有腹痛的毛病。这在高祖皇帝的御制碑中有记载。菖蒲性温味辛，入手少阴、足厥阴经。心气不足的人用它，是虚则补其母。

医家名论

《日华子诸家本草》：菖蒲以生长在石涧中，坚小，一寸九节的为好。

李时珍：菖蒲有五种。生长在池泽中，蒲叶肥，根长二三尺的是泥菖蒲，也叫白菖；生长在溪涧中，蒲叶瘦，根长二三尺的是水菖蒲，也叫溪荪；生长在水石之间，叶有剑脊，瘦根密节，根长一尺多的是石菖蒲；人们用砂石栽种一年的，到春天剪洗，越剪越细，高四五寸，叶如韭，根如匙柄粗的，也是石菖蒲；经多次剪洗，根长二三分，叶长一寸多的，称为钱蒲。服食入药用的只有上面所说的两种石菖蒲，其余的都不可用。

使用禁忌

阴虚阳亢、烦躁汗多、咳嗽、吐血、精滑者慎服。心劳、神耗者禁用。

🌿|形态特征|

多年生草本，根茎横卧，外皮黄褐色。叶剑状线形，长30～50厘米，先端渐尖，暗绿色，有光泽。花茎高10～30厘米，花淡黄绿色。浆果肉质，倒卵形，红色。

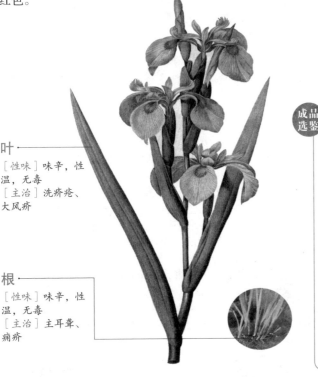

叶
[性味]味辛，性温，无毒
[主治]洗疥疮、大风疥

根
[性味]味辛，性温，无毒
[主治]主耳聋、痈疥

成品选鉴

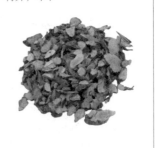

表面棕白色至棕红色，有细纵纹。质硬，折断面呈海绵样，类白色或淡棕色。气较浓烈而特异，味辛

🍵|实用妙方|

• 霍乱胀痛：生菖蒲锉四两，水和捣汁，分四次温服。

• 食积、气积、血积等引起的各种鼓胀：取石菖蒲八两，锉细，斑蝥四两，去翅足，同炒黄后，去掉斑蝥不用。将炒好的石菖蒲研为细末，加醋糊成梧桐子大的丸子，每次用温水送服三十至五十丸。也可以加入香附末两钱。

• 眼睑长挑针：用菖蒲根同盐一起，研末敷患处。

中药趣味文化

我国的菖蒲文化

菖蒲在我国传统文化中，是可以防疫驱邪的灵草。菖蒲"不假日色，不资寸土""耐苦寒，安淡泊""生野外则生机盎然，富有而滋润；着厅堂则亭亭玉立，飘逸而俊秀"。江南人家每逢端午节时，悬菖蒲、艾叶于门、窗，饮菖蒲酒，以祛避邪疫；夏、秋之夜，燃菖蒲、艾叶，以驱蚊灭虫。这些习俗保持至今。古人夜读，常在油灯下放置一盆菖蒲，原因就是菖蒲具有吸附空气中微尘的功能，可免灯烟熏眼之苦。

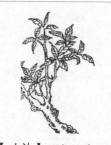

通窍醒脑，驱一切不正之气

苏合香

苏合香又名帝膏，是一种芳香的黏稠液体。李时珍：因为此香出自苏合国，因此得名。苏合香产于印度、伊朗、土耳其等国，是苏合香树所分泌的树脂。

【功效】开窍醒神，辟秽止痛。

木部•香木类 　　　开窍药

🌰|形态特征|

苏合香树，乔木，叶片掌状5裂，花黄绿色，蒴果先端喙状，成熟时顶端开裂，种子狭长圆形、扁平。

花
[性味] 味甘，性温，无毒
[主治] 主水汽水肿，轻身延年

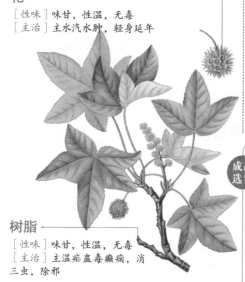

树脂
[性味] 味甘，性温，无毒
[主治] 主温疟蛊毒癫痫，消三虫，除邪

🐞|药用部分|

○苏合香树脂

性味：味甘，性温，无毒。

主治：辟恶，主温疟蛊毒癫痫，消三虫，除邪。久服，通神明，轻身延年。

主辟恶，温疟，痫痉。去浊，除邪，令人无梦魇。（出自《名医别录》）

杀虫毒。疗癫痫，止气逆疼痛。（出自《本草正》）

走窜，通窍开郁，辟一切不正之气。（出自《本草备要》）

利水消肿，治胀，疹痱，气积血症，调和脏腑。（出自《玉楸药解》）

成品选鉴

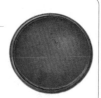

半流质的黏稠液体，棕黄色或暗棕色，半透明，不溶于水。有特异气、芳香气，味淡，微辛。以质黏稠、含油足、半透明、气香浓者为佳

🫕|实用妙方|

•苏合香丸（治结核，霍乱，鬼魅瘴疟，赤白暴痢，瘀血月闭，痃癖疔肿，小儿惊痫客忤，大人中风，中气，心痛）：用苏合油一两，安息香末二两，以酒熬成膏，入苏合油内。白术、香附子、丁香、青木香、白檀香、沉香、麝香、荜茇、诃梨勒（煨、去核）、朱砂、乌犀牛角各二两，龙脑、熏陆香各一两，研末，以香膏加炼蜜和成剂，蜡纸包收。每服旋丸如梧桐子大，早取井华水，化服四丸。老人、小孩各一丸。

•水汽水肿：苏合香、白粉、水银各等份，捣匀，以蜜制成如小豆大的丸，每服二丸，白水送服。

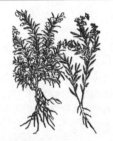

赶走失眠健忘，还您清醒的头脑

远志

【功效】安神益智，祛痰，消肿。

草部·山草类　　养心安神药

远志苗名小草、细草、棘菀、葽绕。李时珍：服用此草能益智强志，所以叫远志。远志生长在山谷中，有大叶、小叶之分，一般四月采其根、叶晒干入药。

|形态特征|

茎细柱形，质坚硬，叶片线形，花小而稀疏，淡紫色，蒴果圆状倒心形，绿色，种子卵形，棕黑色。

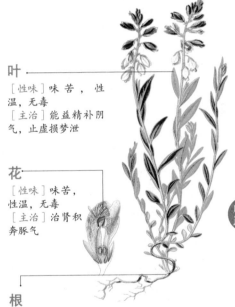

叶

[性味]味苦，性温，无毒

[主治]能益精补阴气，止虚损梦泄

花

[性味]味苦，性温，无毒

[主治]治肾积奔豚气

根

[性味]味苦，性温，无毒

[主治]主咳逆伤中，补虚，除邪气

|药用部分|

○远志根

性味：味苦，性温，无毒。

主治：主咳逆伤中，补虚，除邪气，利九窍，益智慧，聪耳明目，增强记忆力。久服可以轻身延年。（出自《神农本草经》）

治一切痈疽。（李时珍）

○远志叶

主治：能益精补阴气，止虚损梦泄。（出自《名医别录》）

[发明]李时珍：远志入足少阴肾经，不是心经药。它的作用主要是安神定志益精，治健忘。

成品选鉴

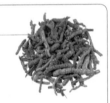

表面灰黄色至灰棕色，有皱纹及裂纹。质硬而脆，易折断，断面皮部棕黄色，木部黄白色。气微，味苦、微辛，嚼之有刺喉感

|实用妙方|

•喉痹作痛：取远志肉研末，吹喉痛处，至涎出为止。

•吹乳肿痛：远志焙干研细，用酒冲服二钱，药渣外敷患处。

•各种痈疽，用远志酒治疗：取远志，不限量，入淘米水中浸洗后，捶去心，研为末。每次服三钱，用温酒一盏调匀，沉淀后饮上面清澈部分，药渣敷患处。

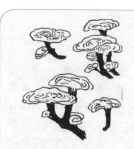

神经衰弱和失眠患者的必备佳品

灵芝

灵芝又名茵。李时珍：芝本作之，篆文像草生长在地上的样子。后人因"之"字为语气词，所以加草头为"芝"以与"之"相区别。芝是菌类，可以食用。

【功效】 益气血，安心神，健脾胃。

菜部·芝栭类　　养心安神药

|药用部分|

○青芝（一名龙芝）

性味：味酸，性平，无毒。

主治：主明目，补肝气，安精魂。久服轻身不老。（出自《神农本草经》）

增强记忆力。（出自《新修本草》）

○赤芝（一名丹芝）

性味：味苦，性平，无毒。

主治：主胸中郁结，益心气，补中，长智慧，增强记忆力。久食，令人轻身不老，延年成仙。（出自《神农本草经》）

○黄芝（一名金芝）

性味：味甘，性平，无毒。

主治：主心腹五邪，益脾气，安神，使人忠信和乐。久食，令人轻身不老，延年成仙。（出自《神农本草经》）

○白芝（一名玉芝、素芝）

性味：味辛，性平，无毒。

主治：治咳逆上气，益肺气，通利口鼻，使人意志坚强，长勇气，安魄。久食，令人轻身不老，延年成仙。（出自《神农本草经》）

○黑芝（一名玄芝）

性味：味咸，性平，无毒。

主治：治尿闭，能利水道，益肾气，通九窍，使人耳聪目明。久食，令人轻身不老，延年成仙。（出自《神农本草经》）

○紫芝（一名木芝）

性味：味甘，性温，无毒。

主治：主耳聋，利关节，保精神，益精气，坚筋骨，令人面色好。久食，使人轻身不老。（出自《神农本草经》）

疗虚劳，治痔。（李时珍）

|医家名论|

李时珍：芝的种类很多，也有开花结实的。本草唯以六芝标明，但对其种属不能不知道。《神农本草经》载，吸收山川云雨、四时五行、阴阳昼夜精华而生长的五色神芝，是供圣王用的。《瑞应图》说，芝草常在六月生长，春青、夏紫，秋白，冬黑。葛洪《抱朴子》说，芝有石芝、木芝、肉芝、菌芝等，品种有数百种。李时珍常疑惑，芝乃是腐朽余气所生，就像人生瘤赘。而古今都认为芝是瑞草，又说吃了芝能成仙，实在是迂腐荒谬。

使用禁忌

实证慎服。恶恒山。畏扁青、茵陈蒿。一次不可服用过多。

❀ 形态特征

一年生，有柄，栓质。菌盖半圆形或肾形，盖表褐黄色或红褐色，盖边渐趋淡黄，有同心环纹，微皱或平滑，有亮漆状光泽，边缘微钝。菌肉乳白色，近管处淡褐色。菌口近圆形，初白色，后呈淡黄色或黄褐色。菌柄圆柱形，侧生或偏生。

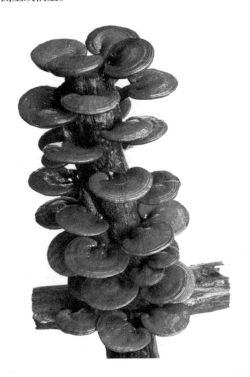

成品选鉴

外形呈伞状，皮壳坚硬，黄褐色至红褐色，有光泽，具环状棱纹和辐射状皱纹。边缘常稍内卷，菌肉白色至淡棕色。气微香，味苦涩

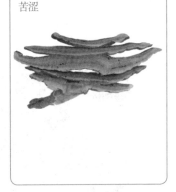

🍵 实用妙方

• 治慢性支气管炎：服用灵芝片，日3次，每次1片（含量相当于生药0.5克），或用灵芝酊（质量分数20%），日3次，每次10毫升（每日量相当于生药6克），一般15～30天开始见效。

• 治支气管哮喘：小儿患者每日肌肉注射1～2毫升（每毫升含0.5～1.0克生药），连续注射1个月左右。

• 中药趣味文化 •

古人对灵芝的信奉

灵芝历史悠久，自古以来就被认为是吉祥、富贵、美好、长寿的象征，有"仙草""瑞草"之称。传说秦始皇为求长生不老，曾派徐福带领三千童男童女到蓬莱仙岛寻不死之药，要寻找的就是"灵芝仙草"。《白蛇传》中，白娘子为救夫君，历尽艰辛从仙山上盗来灵芝仙草，给许仙一吃便起死回生。传说中的长寿老翁彭祖，因常服武夷山的"灵芝仙草"，活到七百六十多岁，依然不见衰老。由此可见古人对灵芝的信奉。

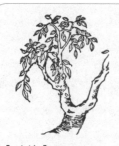

行气止痛的香木圣品

檀香

【功效】行气止痛，散寒调中。

木部·香木类　　理气药

檀香亦称旃檀、真檀。主产于印度、澳大利亚、印度尼西亚等地，我国的主要种植区在海南、广东、云南、台湾等地。檀香一向备受佛教的推崇，因其香气能让人沉静。

形态特征

常绿小乔木，叶片椭圆状卵形，聚伞式圆锥花序腋生或顶生，果成熟时深紫红色至紫黑色。

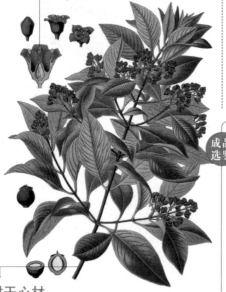

花
[性味] 味辛，性温，无毒
[主治] 煎服，止心腹痛、霍乱肾气痛

树干心材
[性味] 味辛，性温，无毒
[主治] 主消风热肿毒，治中恶鬼气，杀虫

药用部分

○紫檀
性味：味咸，性微寒，无毒。
主治：可磨涂风毒。刮末敷金疮，能止血止痛。

○白檀
性味：味辛，性温，无毒。
主治：主消风热肿毒。治中恶鬼气，杀虫。煎服，止心腹痛，霍乱肾气痛。磨水，可涂外肾及腰肾痛处。散冷气，引胃气上升，噎膈吐食。另外如面生黑子，可每夜用浆水洗拭至红，再磨汁涂，甚佳。

成品选鉴

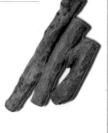

心材圆柱形，有的略弯曲，表面淡灰黄色，光滑细密，有时可见纵裂纹，有刀削痕。横切面棕色，显油迹；纵向劈开纹理顺直。质坚实，不易折断。气清香，味微苦。燃烧时香气浓烈。以体重质坚、显油迹、香气浓郁而持久、烧之气香者为佳

实用妙方

•胃脘寒痛，呕吐食少：研末，用干姜汤泡服。

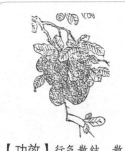

妃子笑，疝气走

荔枝

【功效】行气散结，散寒止痛。

果部·夷果类　　理气药

又名离枝、丹荔。诗人白居易曾描述，此果若离开枝干，一日色变，二日香变，三日则味变，则离枝之名，也可能是这个意思。

🌱|形态特征|

常绿乔木，羽状复叶互生，叶片披针形或卵状披针形，花雌雄同株，花5瓣，果卵圆形至近球形，成熟时通常暗红色至鲜红色。

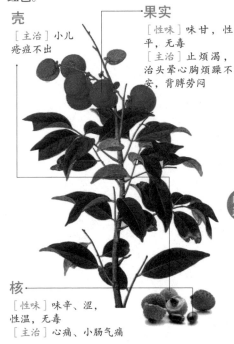

壳
[主治]小儿疮痘不出

果实
[性味]味甘，性平，无毒
[主治]止烦渴，治头晕心胸烦躁不安，背膊劳闷

核
[性味]味辛、涩，性温，无毒
[主治]心痛、小肠气痛

🦪|药用部分|

○**果实**
性味：味甘，性平，无毒。
主治：止烦渴，治头晕心胸烦躁不安，背膊劳闷。（李珣）

○**荔枝核**
性味：味甘、涩，性温，无毒。
主治：心痛、小肠气痛，取荔枝核一枚煨存性，研为末，新酒调服。（寇宗奭）
治疝气痛、妇女血气刺痛。（李时珍）

○**荔枝壳**
主治：小儿疮痘出不快，取荔枝壳煎汤服。泡水喝，可解吃荔枝过多的火热。（李时珍）

成品选鉴

种子长圆形或长卵形，稍扁，表面棕色至棕红色，稍具光泽，有不规则凹隙和细皱纹。质坚硬，剖开后种皮薄革质而脆。气微，味微甘、苦、涩。以粒大、饱满者为佳

🍵|实用妙方|

•治心腹胃脘久痛，屡触屡发者：荔枝核一钱，木香八分，研为末。每服一钱，清汤调服。

•治心痛及小肠气：荔枝核一枚。煅存性，酒调服。

•治肾大如斗：舶上茴香、青皮（全者）、荔枝核各等份。锉散，炒，出火毒，研为末。酒下二钱，日三服。

第六章 泻下消食篇

凡能攻积、逐水，引起腹泻，或润滑大肠、促进排便的药物，称为泻下药。主要适用于大便秘结、胃肠积滞、实热内结、水肿停饮等症。按作用强弱不同，一般可分攻下药、润下药和峻下逐水药三类。代表药物有大黄、芫花、牵牛子、甘遂等。

消食药指以消化食积为主要作用，主治饮食积滞的药物，又称消导药或助消化药。主要适用于食积停滞所致的脘腹胀满、嗳气泛酸、恶心呕吐、不思饮食、脾胃虚弱、消化不良等症。如山楂等。

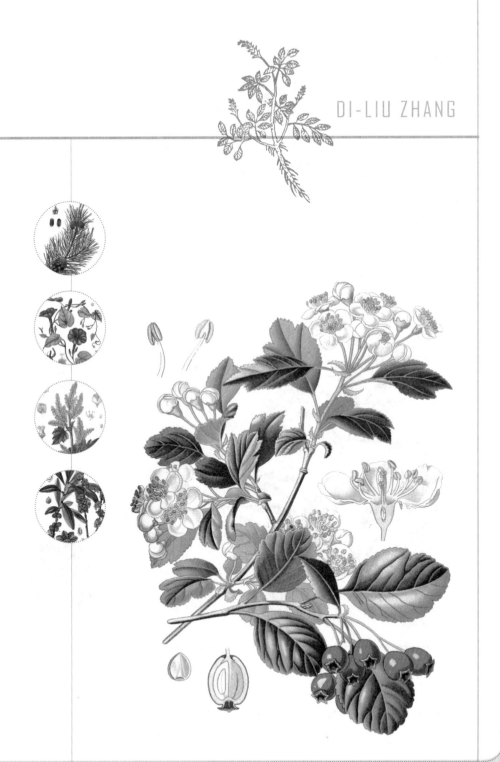

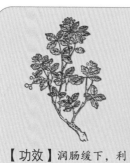

消水肿，清宿食

郁李

【功效】润肠缓下，利尿，治水肿脚气。

木部·灌木类　　泻下药

郁李也叫车下李、爵李、崔梅、常棣。生于高山川谷及丘陵上，山野到处都有，五六月采根。郁李子红熟可食，微涩，可蜜煎。

|形态特征|

叶卵形或宽卵形，边缘有锐重锯齿。花瓣粉白色，核果近球形，暗红色，光滑而有光泽。

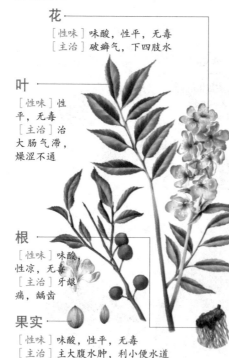

花
[性味]味酸，性平，无毒
[主治]破癖气，下四肢水

叶
[性味]性平，无毒
[主治]治大肠气滞，燥涩不通

根
[性味]味酸，性凉，无毒
[主治]牙龈痛，龋齿

果实
[性味]味酸，性平，无毒
[主治]主大腹水肿，利小便水道

|药用部分|

○郁李核仁

性味：味酸，性平，无毒。

张元素：辛、苦，阴中之阳，乃脾经气分药。

李时珍：郁李仁甘苦而润，性主降，能下气利水。

主治：主大腹水肿，面目四肢水肿，利小便水道。肠中结气，关格不通。通泄五脏膀胱急痛，宣腰胯冷脓，消宿食下气。破癖气，下四肢水。酒服四十九粒，可泻结气。破血润燥。专治大肠气滞，燥涩不通。

○郁李根

性味：味酸，性凉，无毒。

主治：牙龈痛，龋齿。去白虫。治风虫牙痛，浓煎含漱。治小儿身热，作汤浴之。

成品选鉴

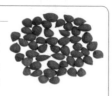

种子卵形或圆球形，种皮淡黄白色至浅棕色。先端尖，基部钝圆。气微，味微苦

|实用妙方|

•肿满气急，睡卧不得：用郁李仁一合，捣末，和面做饼吃，吃下即可通便，气泄出后即愈。

•心腹胀满，二便不通，气急喘息，脚气水肿：郁李仁十二分，捣烂，水磨取汁，薏苡三合，捣如粟大，一同煮粥吃。

图说经典《本草纲目》

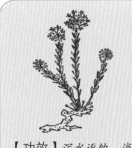

性味苦寒的泄水圣药

甘遂

【功效】泻水逐饮，消肿散结。

草部·毒草类　　泻下药

甘遂又名甘藁、陵藁、陵泽、甘泽、重泽、苦泽、白泽、主田、鬼丑。甘遂苗像泽漆，根皮赤而肉白，以连珠实重的为好。

|形态特征|

全株含白色乳汁。茎常从基部分枝，下部带紫红色，上部淡绿色。

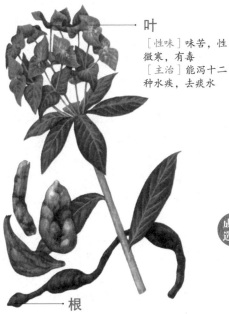

叶

[性味]味苦，性微寒，有毒
[主治]能泻十二种水疾，去痰水

根

[性味]味苦，性寒，有毒
[主治]能破坚积聚，利水谷道

|药用部分|

○甘遂根

性味：味苦，性寒，有毒。

徐之才：与瓜蒂相使，恶远志，反甘草。

李时珍：现在的人用面裹煨熟用，去其毒。

主治：主大腹疝瘕，腹满，面目水肿，留饮宿食，能破坚积聚，利水谷道。（出自《神农本草经》）

下五水，散膀胱留热，皮中痞，热气肿满。（出自《名医别录》）

泻肾经及隧道水湿，脚气，阴囊肿坠，痰迷癫痫，噎膈痞塞。（李时珍）

成品选鉴

质脆，易折断，断面粉性，皮部类白色，木部淡黄色，有放射状纹理。以肥大、类白色、粉性足者为佳

|实用妙方|

本品有毒，应在医生指导下使用。

• 水肿腹满：甘遂（炒）二钱二分、牵牛一两半，同研末，水煎，时时含呷。

• 疝气偏肿：甘遂、茴香各等份，同研末，每次用酒送服二钱。

• 水肿喘急，大小便不通，用十枣丸：甘遂、大戟、芫花各等份，同研末，用枣肉和成梧桐子大的丸子。每天清晨用热汤送服四十丸，以利去黄水为度。

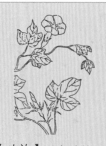

泻下驱虫的胃肠"清洁工"

牵牛花

【功效】 泻水通便，消痰涤饮，杀虫攻积。

草部·蔓草类

峻下逐水药

牵牛花又名黑丑、草金铃、盆甑草、狗耳草。叶有三尖角。花不作瓣，像旋花但较大些。子有黑白两种，大如荞麦，有三棱。

|药用部分|

○牵牛子

性味： 味苦，性寒，有毒。

主治： 逐痰消饮，通大肠气秘风秘，杀虫。（出自《本草纲目》）

主下气，疗脚满水肿，除风毒，利小便。（出自《名医别录》）

治腰痛，下寒性脓液，为泻蛊毒药，疗一切气壅滞。（出自《日华子诸家本草》）

治痃癖气块，利大小便，除水气，虚肿。落胎。（甄权）

与山茱萸同服，去水病。（孟诜）

除气分湿热，三焦壅结。（李杲）

能祛痰消饮，通大肠气秘风秘，杀虫，达命门。（李时珍）

适用于急性关节炎。（出自《江苏植药志》）

[发明] 李杲：牵牛辛烈，能泻人元气，比诸辛药泻气尤甚。今重为备言之，若病湿胜，湿气不得施化，致大小便不通，则宜用之耳，湿去则气得周流，所谓五脏有邪，更相平也。

|医家名论|

苏颂：牵牛到处都有生长。三月生苗，藤蔓绕篱墙，高的有二三丈。它的叶为青色，有三尖角。七月开花，微红带碧色，像鼓子花但大些。八月结实，外有白皮裹成球状，每球内有子四五枚，大如荞麦，有三棱。牵牛子有黑白两种，九月后采收。

李时珍：牵牛有黑白两种，黑的到处都有，多为野生。其藤蔓有白毛，折断后有白汁流出。叶子有三尖，像枫叶。花不作瓣，像旋花但较大些。其果实有蒂包裹着，生时青色，枯老时则泛白色。其核与棠棣子核一样，只是颜色为深黑色。白的多是人工种植。其藤蔓微红无毛，有柔刺，掐断有浓汁。叶子圆形，有斜尖，像山药的茎叶。其花比黑牵牛花小，色浅碧带红色。其果实蒂长约一寸，生时青色，干枯时呈白色。其核为白色，稍粗。人们也采摘嫩果实用蜜糖煎制成果品食用，叫作天茄。那是因为它的蒂像茄子。

使用禁忌

孕妇及胃弱气虚者忌服。不胀满，不便秘者勿用。治痰壅气滞、咳逆喘满，则不可久服。不宜用本品攻泻消积，克伐胃气。本品有一定毒性，使用时需慎重。

图说经典《本草纲目》

🌿 |形态特征|

全株密被白色长毛。叶互生，阔心形，全缘；叶柄与总花梗近等长。花序有花1~3朵；萼片5深裂，裂片卵状披针形，先端尾尖；花冠白色、蓝紫色或紫红色。

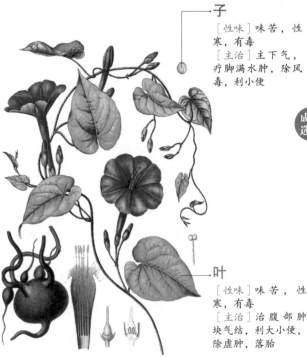

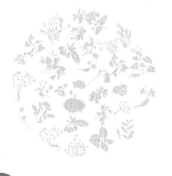

子

[性味]味苦，性寒，有毒

[主治]主下气，疗脚满水肿，除风毒，利小便

成品选鉴

种子似橘瓣状，略有3棱，表面灰黑色或淡黄白色。质坚硬，以颗粒饱满、无果皮等杂质者为佳

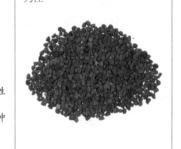

叶

[性味]味苦，性寒，有毒

[主治]治腹部肿块气结，利大小便，除虚肿，落胎

🍵 |实用妙方|

• 水肿尿涩：牵牛子研为末，每服一匙，以小便通利为度。

• 湿气中满，足胫微肿，小便不利，气急咳嗽：黑牵牛子末一两、制厚朴半两，同研为末，每次用姜汤送服二钱。

• 风热赤眼：白牵牛为末，以葱白汤煮，研绿豆大小的丸子，每次服五丸。

• 停饮肿满：黑牵牛头末四两、茴香一两（炒），或加木香一两。上为细末，以生姜自然汁调一二钱，临卧服。

• 中药趣味文化 •

牵牛子名字的由来

从前，有个小伙子叫李虎，身体很结实，却得了鼓胀病，多次诊治不见好转。他夫人请来一个老郎中，老郎中开了个药方："用野喇叭花子煎汤服用。"他夫人照药方煎汤给李虎吃了几剂，果然见效。为感谢老郎中救命之恩，李虎牵了一头牛，要送给老郎中，并问老郎中给他吃的是什么药。当时这种野喇叭花还没名字。老郎中想：这种花能治好不治之症，力能牵牛，今日病人又牵牛上门，不如就叫"牵牛子"吧！

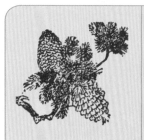

延年益寿的"长寿果"
松树

【功效】润肠通便，润肺止咳。

木部·香木类　泻下药

松树属于乔木类，松柏为百木之长。松好比公，柏好比伯。因此松从公，柏从伯。松树坚固，常年不死。

|药用部分|

○松叶

性味：味苦，性温，无毒。

主治：治风湿疮，生毛发，安五脏，不饥延年。切细，用水及面饮服，或者捣成粉制成丸服，可以断谷及治恶疾。炙治冻疮、风疮效果颇佳。祛风痛脚痹，杀米虫。

○松花（松黄）

性味：味甘，性温，无毒。多吃会引发上焦热病。

主治：主润心肺，益气，除风止血，还可以酿酒。

○松脂（松香）

修治：苏颂：凡是取用松脂，须先经炼制。用大釜加水放入瓦器中，用白茅垫在瓦器底部，又在茅上加黄沙，厚一寸左右。然后把松脂散布于上，用桑树发火来烧，汤变少时频加热水。等到松脂全部进入釜中再取出来，然后投入冷水里，冷凝后又蒸热，如此两次。其白如玉，再拿来使用。

性味：味苦、甘，性温，无毒。

主治：主痈疽恶疮，头疡白秃，疥瘙风气，安五脏，除热。（出自《神农本草经》）

○松子

性味：味苦、甘，性温，无毒。

主治：主骨节风、头眩，去死肌，使人白，能散水气，润五脏，充饥。（出自《开宝本草》）

逐风痹寒气，虚羸少气，补不足，润皮肤，肥五脏。（出自《名医别录》）

主诸风，温肠胃。（李珣）

润肺，治燥结咳嗽。（李时珍）

与柏子仁一样，能治体虚便秘。（寇宗奭）

【发明】朱震亨：松花即松黄，拂取正蒲黄，酒服，能轻身治病，比皮、叶和脂都好。

苏颂：花上黄粉，山里人及时拂取，做汤时放少许，效果很好。但不能长久存放，所以很少寄往远方。

李时珍：现在的人用松黄、白砂糖和米粉做成糕饼，特别好吃。

|医家名论|

李时珍：松树挺拔耸直多枝节，其皮粗厚有鳞形，其叶后凋。二三月抽蕤开花，长四五寸，采其花蕊叫作松黄。结的果实形状如猪心，叠成鳞砌，秋后种子长成时鳞裂开，而且叶子有二针、三针、五针的区别。三针的是栝子松，五针的是松子松。其种子如柏子，只有辽海和云南的种子大小如巴豆，可以吃，称作海松子。

使用禁忌

松子存放时间长会产生哈喇味，不宜食用，胆功能不良者也应慎食松子。此外，松子有润肠通便的作用，所以肠滑泄泻者应慎用。

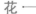 **|形态特征|**

　　树皮多为鳞片状，线状披针形，叶缘具齿。花单性，雌雄同株，结球果，卵圆形或圆锥形，有木质的鳞片；球果成熟时种鳞张开，种子脱落。

花
[性味] 味甘，性温，无毒
[主治] 主润心肺，益气，除风止血

子
[气味] 味苦、甘，性温，无毒
[主治] 润肺，治燥结咳嗽

叶
[性味] 味苦，性温，无毒
[主治] 治风湿疮，生毛发，安五脏

松脂
[性味] 味苦，，甘，性温，无毒
[主治] 主痈疽恶疮

成品选鉴

松子颗粒仁丰满、大而均匀、色泽光亮、干燥者佳。闻起来无油脂腐败的异味，而有干果的香甜味

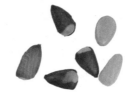

|实用妙方|

●关节风痛：用松叶捣汁一升，在酒中浸七日，每服一合。一天服三次。

●中风口斜：青松叶一斤，捣成汁，放酒中浸两宿，又在火旁温一宿，初服半升，渐加至一升，以头面出汗为度。

●风牙肿痛：松叶一把、盐一合、酒二升，共煎含漱。

●风热牙痛：油松节如枣大一块，切碎，加胡椒七颗，浸热酒中，乘热再加飞过的白矾少许，取以漱口。又方：松节二两，槐白皮、地骨皮各一两，煎汤漱口，热漱冷吐。

•中药趣味文化•

松子的神奇功效
《神仙传》中记载，有一个名叫赵瞿的人得了很重的癞病，家里人害怕传染，就把他送到深山老林之中。有一天，赵瞿忽遇三位鹤发童颜的老者，他们送给他一些松子仁和柏子仁，并对他说："此物不但能治你的病，而且还可以使你长生不老，服至一年，病当痊愈，愈则去根。"赵瞿谨遵老者的嘱咐，不到一年，病果然痊愈，而且自觉身体强健，便回家了。又继续服用两年，面颜转少，行走如飞。传说此人活了三百多岁。

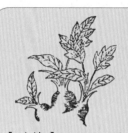

峻猛"将军"，泻下有奇功

大黄

【功效】 攻积滞，清湿热，泻火，凉血，祛瘀，解毒。

草部·毒草类　　泻下药

又名黄良、将军、火参、肤如。大黄，是因其颜色而得名。大黄能推陈致新，就像平定祸乱得太平，所以得将军之名。

|药用部分|

○大黄根

修治：陈藏器：大黄有蒸的、生的、熟的，不能一概用之。

性味：味苦，性寒，无毒。

张元素：大黄味苦性寒，气味俱厚，沉而降，属阴。用之须酒浸煨熟，是寒因热用。大黄酒浸入太阳经，酒洗入阳明经，其余经不用酒。

主治：能下瘀血，除寒热，破肿块，去留饮宿食，荡涤畅胃，排出肠道积滞，通利水谷，调中化食，安和五脏。（出自《神农本草经》）

可平胃下气，除痰实，肠间积热，心腹胀满，女子寒血闭胀，小腹痛，各种陈久瘀血凝结。（出自《名医别录》）

通女子月经，利水肿，利大小肠，贴热肿毒，小儿寒热时疾，烦热蚀脓。（甄权）

宣通一切气，调血脉，利关节，泄壅滞水气，温瘴热疟。（出自《日华子诸家本草》）

泻各种实热不通，除下焦湿热，消宿食，泻心下痞满。（张元素）

主下痢赤白，里急腹痛，小便淋沥，实热燥结，潮热谵语，黄疸，各种火疮。（李时珍）

[发明] 李时珍：大黄是足太阴、手足阳明、手中厥阴五经血分之药。凡病在五经血分者，适宜使用。如果病在气分而用大黄，是诛伐无过。泻心汤治疗心气不足、吐血、衄血，是真心之气不足，而手厥阴心包络、足厥阴肝、足太阴脾、足阳明胃之邪火有余。虽然说是泻心，实际是泻四经血中的伏火。

|医家名论|

吴普：大黄生长在蜀郡北部或陇西。二月叶子卷曲生长，黄赤色，叶片四四相当，茎高三尺多。它三月开黄色花，五月结实黑色，八月采根。根有黄汁，切片阴干。

苏恭：大黄的叶、子、茎都像羊蹄，但茎高达六七尺而脆，味酸，叶粗长而厚。根细的像宿羊蹄，大的有碗大，长二尺。其性湿润而易蛀坏，烘干就好。

陈藏器：用的时候应当区分，如果取深沉、能攻病的，可用蜀中像牛舌片紧硬的；如果取泻泄迅速、除积滞祛热的，当用河西所产有锦纹的大黄。

使用禁忌

凡表证未罢，血虚气弱，脾胃虚寒，无实热、积滞、瘀结者均应慎服。哺乳妇女服用后，可能引起婴儿腹泻。妇女产前、产后及月经期间也必须慎用。

✿|形态特征|

高1.5米左右。茎直立，疏被短柔毛。根生叶有长柄，叶片圆形至卵圆形，掌状浅裂，先端锐尖。圆锥花序，花小成簇，淡绿色或黄白色。瘦果三角形，有翅，顶端下凹，呈红色。花果期6~7月。

花
[性味]味苦，性寒，无毒
[主治]通利水谷，调中化食，安和五脏

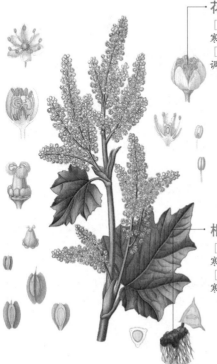

成品选鉴

外皮者表面黄棕色，质坚实，有的中心稍松软，断面淡红棕色或黄棕色，显颗粒性。气清香，味苦而微涩，嚼之黏牙，有沙粒感

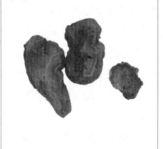

根
[性味]味苦，性寒，无毒
[主治]下瘀血，除寒热，破肿块

🍵|实用妙方|

• 热痢，里急后重：大黄一两，用酒浸泡半日，取出煎服。

• 产后血块：大黄末一两，头醋半升，熬膏做成梧桐子大的丸子，每服五丸，温醋化下。

• 湿热眩晕：取酒炒大黄研末，用清茶送服二钱。

• 汤火伤灼：大黄生研，调蜜涂搽，不仅止痛，还能灭瘢。

• 中药趣味文化 •

大黄与黄根

从前有个郎中，承袭祖业擅长采挖黄连、黄芪、黄精、黄芩、黄根这五种药材为人治病，被誉为"五黄先生"。一天一位孕妇因泻肚子来求医。他一时疏忽，把治泻的黄连错写成了泻火通便的黄根，结果孕妇服后大泻不止，差点没命，胎儿也死了。这事被告到县衙，县老爷念郎中一向名声极好，只责罚他赔孕妇家一些银两。但让他给黄根改个名字，以免日后混淆再惹麻烦。郎中便把黄根改叫"大黄"，以便区别。

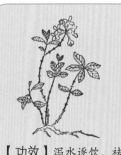

既能泻水，又可行气

芫花

【功效】泻水逐饮，祛痰止咳，杀虫疗疮。

草部·毒草类　　泻下药

芫花又名杜芫、赤芫、去水、毒鱼、头痛花。根名黄大戟、蜀桑。称去水，是说它的功用；毒鱼，是说它的药性；大戟，言其形似。

🌿 |药用部分|

○花

修治：陶弘景：用的时候在微熬，不可近眼。

李时珍：芫花以留数年陈久的为好。用的时候以好醋煮沸十数次，去醋，以水浸一夜，晒干用，则毒灭。或用醋炒，较前者为次。

性味：味辛，性温，有小毒。

徐之才说：与决明相使。反甘草。

主治：咳逆上气，喉鸣喘，咽肿短气，蛊毒鬼疟，疝瘕痈肿。杀虫鱼。（出自《神农本草经》）

消胸中痰水，喜唾，水肿，五水在五脏皮肤及腰痛，下寒毒肉毒。根：疗疥疮。可用来毒鱼。（出自《名医别录》）

治心腹胀满，去水气寒痰，涕唾如胶，通利血脉，治恶疮风痹湿，一切毒风，四肢挛急，不能行步。（甄权）

去水气，利五脏寒痰，能泻水肿胀满。（出自《药性论》）

疗咳嗽瘴疟。（出自《日华子诸家本草》）

治水饮痰澼，胁下痛。（李时珍）

消痰饮水肿，治咳逆咽肿，疝瘕痈毒。（出自《本经逢原》）

煎汁渍丝线，系痔易落，并能系瘤。（出自《本草原始》）

○芫花根

性味：味辛、苦，性温，有小毒。

主治：疗疥疮。（出自《名医别录》）

治风湿筋骨痛，跌打损伤。（出自《分类草药性》）

[发明] 杨士瀛《仁斋直指方》上说，破癖须用芫花，行水后便养胃。

🌿 |医家名论|

吴普说：芫花二月生，叶青色，加厚则黑。花有紫、赤、白的。三月实落尽，才生叶。三月采花，五月采叶，八月、九月有采根，阴干。

苏颂：芫花各处都有。宿根旧枝茎紫，长一二尺。根入土深三五寸，为白色，像榆根。春天生苗叶，小而尖，像杨柳枝叶。二月开紫花，很像紫荆而作穗，又像藤花而细。

使用禁忌

体质虚弱、津液亏损、孕妇，以及心脏病、溃疡病、消化道出血患者禁用。反甘草。用量宜轻，逐渐增加，病去即止，不可久服。

🌺 |形态特征|

　　落叶灌木，茎多分枝，幼枝有淡黄色绢状柔毛，老枝褐色或带紫红色，无毛或有疏柔毛。叶对生，长椭圆形或椭圆形，背面有长绢状柔毛；花紫色或粉红色，簇生于叶腋。

花

[性味] 味辛，性温，有小毒
[主治] 咳逆上气，喉鸣喘，咽肿短气

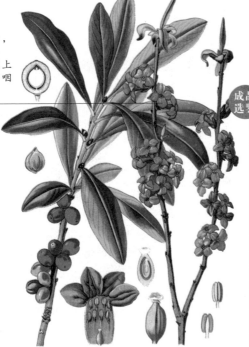

成品选鉴

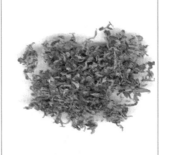

单朵呈棒槌状，多弯曲，花被筒表面淡紫色，密被短柔毛，先端有裂口，裂片淡紫色或黄棕色。质软。气微，味甘、微辛

🍵 |实用妙方|

•咳嗽有痰：芫花（炒）一两，加水一升，煮沸四次，去渣，再加入白糖半斤。每服约一个枣子大的分量。忌食酸咸物。

•牙痛难忍：用芫花末擦牙令热，痛定后，以温水漱口。

•白秃头疮：芫花末，猪脂和涂之。

•干呕胁痛，用十枣汤：芫花（熬过）、甘遂、大戟各等份，研为末。以大枣十枚，水一升半，煮成八合后，去渣纳药。体壮者服一钱，弱者服半钱，清晨服下，能下泻则病除，否则次晨再服药。

酷似丁香的"头痛花"
芫花在《山海经》中就有记载："首山其草多芫，是也。"芫花呈紫色或粉红色，生于山坡路边或疏林中，形态和丁香很相似，并且也在春季里开放，香气浓烈，所以常常被误认作丁香。芫花是中国植物图谱数据库收录的有毒植物，它全株有毒，花蕾和根的毒性最大，含刺激皮肤的油状物，中毒后会引起腹痛和水泻。入药的芫花可泻下逐水，解毒杀虫。芫花的香气过于浓重，闻久了会头疼，所以有别称"头痛花"。

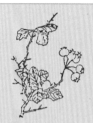

健胃消食的灵丹妙药

山楂

果部·山果类　　消食药

【功效】化滞消积、开胃消食、活血散瘀、化痰行气。

山楂又名赤爪子、鼠楂、猴楂、茅楂、羊梾、棠梾子、山里果。入药归脾、胃、肝经，有消食化积、活血散瘀的功效。

|药用部分|

○果实

性味：味酸，性冷，无毒。

李时珍：味酸、甘，性微温。生吃使人烦躁易饥，损齿。有龋齿的人尤其不宜吃。

主治：煮汁服，止水痢。洗头浴身，治疮痒。（出自《新修本草》）

煮汁洗漆疮，多愈。（陶弘景）

治腰痛有效。（苏颂）

能消食积，补脾，治小肠疝气，发小儿疮疹。（吴瑞）

健胃，行结气。煎水加砂糖服，治妇人产后儿枕痛，恶露不尽。（朱震亨）

化饮食，消肉积，治痰饮痞满吞酸，滞血痛胀。（李时珍）

化血块气块，活血。（宁源）

○山楂叶

性味：味酸，性平，无毒。

主治：茎叶煮汁，洗漆疮。（出自《肘后备急方》）

○山楂核

性味：味苦，性平，无毒。

主治：吞之化食磨积，治颓疝。（李时珍）

治疝，催生。（出自《本草从新》）

[发明] 朱震亨：山楂能消化饮食。如果胃中没有食积，脾虚不能运化，没有食欲者，多吃山楂，反而会克伐脾胃生发之气。

|医家名论|

李时珍：赤爪、棠梾、山楂是一种植物。古方中很少用山楂，所以《新修本草》虽载有赤爪，后人不知那就是山楂。从朱丹溪开始记录山楂的功效后，它才成为重要的药物。山楂有两种，都生长在山中。一种小的，人们叫它茅楂、猴楂，可以入药用。树高数尺，叶有五尖，桠间有刺。三月开五瓣小白花。果实有红、黄两种颜色，大的像小林檎，小的如指头，九月才成熟，小孩采来卖。闽人将熟山楂去掉皮、核后，与糖、蜜同捣，做成山楂糕。它的核像牵牛子，黑色，很坚硬。另一种大的，山里人称作羊杭子。树高丈余，花叶都与小的相同，但果实稍大而颜色为黄绿色，皮涩肉虚，这与小的不同。初时味特别酸涩，经霜后才可以吃。它们两者的功效应该是相同的，但采药的不收这种。

使用禁忌

生食多，令人嘈烦易饥，损齿，齿龋人尤不宜。脾胃虚，兼有积滞者，当与补药同施，亦不宜过用。多食耗气，损齿，易饥，空腹及羸弱人或虚病后忌之。

🌿 |形态特征|

　　落叶灌木。枝密生，有细刺，幼枝有柔毛。叶倒卵形，先端常3裂，基部狭楔形下延至柄，边缘有尖锐重锯齿。伞房花序，总花梗和花梗均有柔毛，花白色。梨果球形或梨形，红色或黄色，宿萼较大，反折。

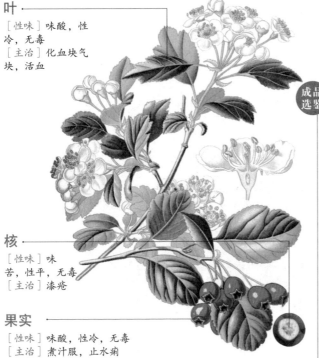

叶
[性味]味酸，性冷，无毒
[主治]化血块气块，活血

核
[性味]味苦，性平，无毒
[主治]漆疮

果实
[性味]味酸，性冷，无毒
[主治]煮汁服，止水痢

成品选鉴

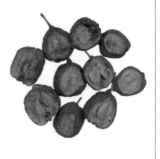

本品为圆形片，皱缩不平。外皮红色，具皱纹，有灰白色小斑点。果肉深黄色至浅棕色。气微清香，味酸、微甜

🍵 |实用妙方|

• 偏坠疝气：山楂肉、茴香（炒）各一两，同研末，调糊做成梧桐子大的丸子，每次空腹服一百丸，白开水送下。

• 肠风下血：干山楂研为末，用艾汤调下。

• 高血脂症：山楂一钱，杭菊一钱，决明子一钱，稍煎后代茶饮。

·中药趣味文化·

山楂与糖葫芦
南宋绍熙年间，宋光宗最宠爱的黄贵妃生了怪病，面黄肌瘦，不思饮食。御医用了许多贵重药品，都不见什么效果。皇帝见爱妃日渐憔悴，也整日愁眉不展。最后无奈只好张榜求医。一位江湖郎中揭榜进宫，为黄贵妃诊脉后说："只要用冰糖与红果（即山楂）煎熬，每顿饭前吃五至十枚，不出半月病准见好。"按照这个方法，黄贵妃的病果然在半个月内痊愈了。后来，这种做法流传到民间，渐渐演变成了冰糖葫芦。

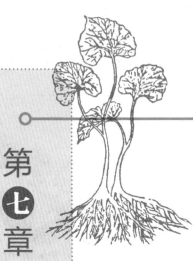

第七章 止血活血篇

凡能制止体内外出血，治疗各种出血病症的药物，称为止血药。根据药性和功效的不同，分为凉血止血药，如大蓟、小蓟、地榆、槐花；化瘀止血药，如香蒲；收敛止血药，如地榆；温经止血药，如艾叶。

活血指以通利血脉、促进血行、消散瘀血为主要作用的一类药物，适用于一切瘀血阻滞之症。依据作用强弱不同，分为活血止痛药，如川芎、姜黄、延胡索；活血调经药，如丹参、红花、益母草、王不留行；活血疗伤药，如骨碎补；破血消症药等。

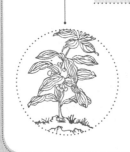

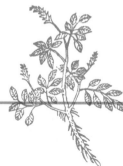

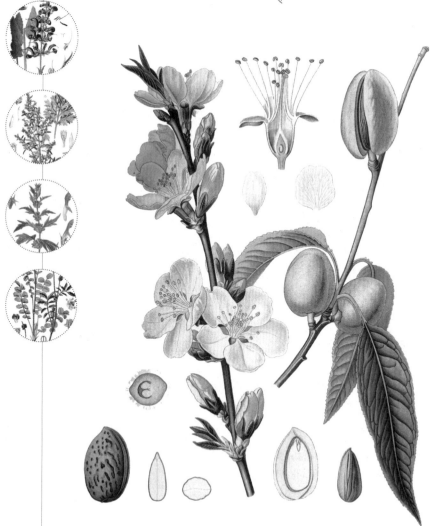

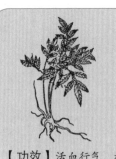

血虚头痛用川芎

川芎

【功效】活血行气，祛风止痛。

草部·芳草类　　活血止痛药

川芎又名胡䓖、香果、山鞠穷。有人说人头顶的穹隆最高，如天之象。川芎以产自胡戎的品质最优，又称胡䓖。后世的人因其状如雀脑，叫它雀脑芎。

🐛 |药用部分|

○川芎根茎

性味：味辛，性温，无毒。

徐之才：与白芷相使，畏黄连，伏雌黄。配细辛用，可止痛疗金疮。配牡蛎用，治头风吐逆。

主治：治中风头痛，寒痹筋挛拘挛，刀箭伤，妇人经闭不孕。（出自《神农本草经》）

治腰腿软弱，半身不遂，胞衣不下。（甄权）

治一切风证、气分病、劳损及血分病。补五劳，壮筋骨，调血脉，破症结宿血，养新血，止吐血、鼻出血、尿血，治脑痈发背、瘰疬瘿赘，痔瘘疥疮，能长肉排脓，消瘀血。（出自《日华子诸家本草》）

疏肝气，补肝血，润肝燥，补风虚。（王好古）

燥湿，止泻痢，行气开郁。（李时珍）

用蜂蜜拌和做丸，晚上服，治疗风痰有很好的疗效。（苏颂）

治齿根出血，含服。（陶弘景）

[发明] 张元素：川芎上行头目，下行血海，所以清神及四物汤中都有用它。它能散肝经之风，治少阳厥阴经头痛，是血虚头痛的圣药。川芎的功用有四，一是少阳经引经药；二治各经头痛；三助清阳之气；四祛湿气在头。

李时珍：芎䓖为血中气药。如果肝苦急，辛味药可补，所以血虚者适宜使用。因辛能散气，所以气郁结者也适宜。

📖 |医家名论|

李时珍：蜀地气候温和，人工多栽培芎䓖，深秋时节茎叶也不枯萎。清明后，上年的根长出新苗，将枝分出后横埋入土，则节节生根。八月的时候根下开始结川芎，便可挖取蒸后晒干备用。《救荒本草》上说：芎䓖叶像芹菜叶，但略微细窄些，有丫杈；也像白芷叶，叶细；又像胡荽叶而微壮；还有一种像蛇床叶，但比它粗些。芎䓖的嫩叶可以食用。

苏颂：关陕、川蜀、江东山中多有生长，而以川蜀生长的最好。芎䓖四五月生叶，像水芹、胡荽、蛇床子，成丛生长而茎细。它的叶非常香，江东、蜀人因此采其叶当茶泡水喝。芎䓖七八月开碎白花，像蛇床子花；根瘦而坚硬，为黄黑色。

使用禁忌

气升痰喘不宜用，火剧中满，脾虚食少，火郁头痛皆禁用。凡病人上盛下虚，虚火炎上，呕吐咳嗽，自汗、盗汗、咽干口燥，发热作渴烦躁，法并忌之。久服则走散真气。恶黄芪、山茱萸、狼毒，反藜芦。

|形态特征|

多年生草本。全株有浓烈香气。根茎呈不规则的结节状拳形团状，下端有多数须根。茎直立，圆柱形，中空，表面有纵直沟纹根茎匍匐，下部木质化。单叶对生，具短柄。

花

[性味]味辛，性温，无毒
[主治]治刀箭伤，妇人经闭不孕

叶

[性味]味辛，性温，无毒
[主治]治中风头痛，寒痹筋挛拘挛

根茎

[性味]味辛，性温，无毒
[主治]疏肝气，补肝血，润肝燥，补风虚

成品选鉴

表面黄褐色至黄棕色，粗糙皱缩，质坚实，不易折断，断面黄白色或灰黄，具波状环纹形成层，全体散有黄棕色油点。香气浓郁而特殊

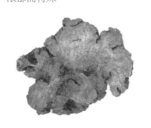

|实用妙方|

• 气虚头痛：取川芎研末，每取二钱，用腊茶调服，效果明显。

• 风热头痛：取川芎一钱，茶叶二钱，水一盏，煎至五分，饭前热服。

• 心痛：大川芎一个，研为末，用烧酒送服。

• 牙痛：大川芎一个，焙后加入细辛，共研为末，擦牙。

中药趣味文化

良药降苍穹

唐朝初年，药王孙思邈云游到四川采药。一天，他看见林中一只白鹤，突然头颈低垂，双脚颤抖，不断地哀鸣，这只白鹤患了急病。然而没过几天，白鹤就渐渐好起来了，很快就恢复了健康。药王发现它在空中一边飞，一边吃一种开小白花的植物。药王发现这种植物有活血通经、祛风止痛的作用，便用它去为病人对症治病并因此吟诗一首："青城天下幽，川西第一洞。仙鹤过往处，良药降苍穹。"川芎由此而得名。

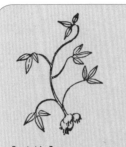

活血行气第一品药

延胡索

【功效】活血，利气，止痛。

草部·山草类　　活血止痛药

延胡索又名玄胡索、元胡索、元胡。此草名玄胡索时，因避宋真宗名讳，故改玄为延。夏季开花，有镇痛、镇静、催眠作用。一般生长在山林地下，以根入药。

🌿 |药用部分|

○延胡索块茎

性味：味辛，性温，无毒。

王好古：味苦、辛，性温，纯阳，浮，入手、足太阴经。

主治：能破血，疗妇人月经不调，腹中结块，崩漏，产后各种血病，血运，暴血冲上，因损下血。将其煮酒或用酒磨服。（出自《开宝本草》）

延胡索，能行血中气滞，气中血滞，故专治一身上下诸痛，用之中的，妙不可言。（出自《本草纲目》）

能除风治气，暖腰膝，止暴腰痛，破症瘕，治跌打损伤瘀血，能落胎。（出自《日华子诸家本草》）

凡用之行血，酒制则行；用之上血，醋制则止；用之破血，非生用不可；用之调血，非炒用不神。随病制宜，应用无穷者也。（出自《本草汇言》）

治心气小腹痛，有神。（王好古）

散气，治肾气，通经络。（李珣）

能活血利气，止痛，通小便。（李时珍）

治脾胃气结滞不散，主虚劳冷泻，心腹痛，下气消食。（出自《医学启源》）

治心痛欲死。（出自《雷公炮炙论》）

不论是血是气，积而不散者，服此力能通达。理一身上下诸痛。（出自《本草求真》）

治内外上下气血不宣之病，通滞散结，主一切肝胃胸腹诸痛，盖攻破通导中之冲和品也。（出自《本草正义》）

[发明] 李时珍：玄胡索味苦、微辛，性温，入手足太阴、厥阴四经，能行血中气滞、气中血滞，所以专治一身上下诸痛，用之恰当特别有效，是活血行气第一品药。

🌿 |医家名论|

陈藏器：延胡索生长在奚地，从安东道运来，根像半夏，色黄。

李时珍：奚也就是东北夷地。现在二茅山西上龙洞有栽种。每年寒露后栽种，立春后生苗，叶如竹叶样，三月长三寸高，根丛生像芋卵，立夏后挖取。

使用禁忌

妊娠期间不能服用延胡索。经事先期及一切血热为病，禁用。产后血虚或经血枯少不利，气虚作痛者，也不宜使用。

🐝 |形态特征|

　　块茎扁球形，上部略凹陷，下部生须根，有时纵裂成数瓣，断面深黄色。茎直立或倾斜。叶宽三角形，花冠淡紫红色，葫果条形，数粒，细小，扁长圆形，黑色，有光泽，表面密布小凹点。

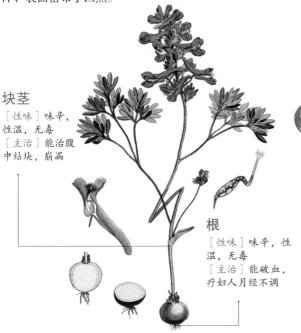

块茎
[性味]味辛，
性温，无毒
[主治]能治腹
中结块，崩漏

根
[性味]味辛，性
温，无毒
[主治]能破血，
疗妇人月经不调

成品选鉴

表面黄色或褐黄色，质坚硬而脆，断面黄色，角质，有蜡样光泽。无臭，味苦。以个大、饱满、质坚、色黄、内色黄亮者为佳

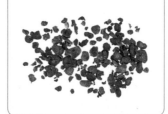

🍵 |实用妙方|

● 老少咳嗽：玄胡索一两，枯矾二钱半，共研为末。每次取二钱，用软糖一块和药含咽。

● 产后诸病：凡产后血污不净，腹满，以及产后血晕，心头硬，或寒热不禁，或心闷，手足烦热等病，都可将玄胡索炒后研末，每次用酒送服一钱，很有效。

● 尿血：玄胡索一两，朴硝七钱半，研末，每次服四钱，用水煎服。

● 妇女气血瘀滞的腹中刺痛、月经不调：玄胡索去皮醋炒，当归酒浸炒各一两，橘红二两，共研为末，酒煮米糊和药做成丸子，如梧桐子大，每次空腹用艾醋汤送服一百丸。

中药趣味文化

延胡索的故事
相传，唐末年间，有一天，一位行医的老人上山采药时，不慎失足跌落到山下，昏迷不醒。他鼻青脸肿，身上也摔伤了，处处瘀青。当老人醒过来后，感到浑身疼痛，动弹不得。于是，他让后辈们挖出他身边的野草球茎，带回家直接生吃或者煎水服。过了几天，老人就能行走自如了。儿孙们见此药的功效如此神速，便问老人叫什么药。老人说叫延胡索。从此，延胡索就被用来救治病人了，并逐渐传至其他地方。

第七章　07　止血活血篇

165

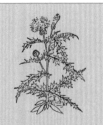

皆是凉性能止血

大蓟 小蓟

草部·隰草类　凉血止血药

【功效】养精保血，治女子赤白带下，安胎，止吐血鼻出血，令人肥健。

又名虎蓟（大蓟）、猫蓟（小蓟）、马蓟、刺蓟、山牛蒡、鸡项草、千针草、野红花。大蓟是虎蓟，小蓟是猫蓟。它们的叶都多刺，很相似。

🦋 |药用部分|

○大蓟全草

性味：味甘，性温，无毒。

主治：治女子赤白带下，安胎，止吐血，鼻出血，令人肥健。（出自《名医别录》）

捣根绞汁服半升，治崩中下血，即刻见效。（甄权）

消瘀血，生新血，止吐血、鼻血。治小儿尿血，妇人红崩下血，生补诸经之血，消疮毒，散瘰疬结核，疮痈久不收口者，生肌排脓。（出自《滇南本草》）

治金疮。（出自《玉揪药解》）

坚肾水，去血热，泄逆气。治肠风，肠痈。（出自《医林纂要探源》）

○小蓟地上部分

性味：味甘，性温，无毒。

主治：养精保血。（出自《名医别录》）

破旧血，止新出血，治突然下血、血痢、金疮出血呕血等，都绞取汁温服。煎后和糖，可促进金疮愈合，用来治蜘蛛蛇蝎毒，服用也佳。（陈藏器）

治热毒风以及胸膈烦闷，能开胃下食，退热，补虚损。苗生研后服汁，去烦热。（出自《日华子诸家本草》）

做菜食用，能除风热。夏天热烦不止，捣汁服半升，立愈。（孟诜）

[发明]《日华子诸家本草》：小蓟力微，只能退热，不像大蓟一样能健养下气。

🏛 |医家名论|

苏恭：大、小蓟的叶虽然相似，但功效有差别。大蓟生长在山谷，它的根可治疗痈肿；小蓟生于平泽，不能消肿。大、小蓟都能破血。

苏颂：小蓟到处都有，俗名青刺蓟。二月生苗，长到二三寸时，连根一起可做菜食用，味好。四月长至一尺多高，多刺，花从蓟中长出来，如红蓝花，但为青紫色。北方人叫它千针草。

寇宗奭：大、小蓟相似，花如发髻。但大蓟高三四尺，叶皱；小蓟高一尺多，叶不皱，以此来区别它们。做菜食用，虽有尖毛，但对人体无害。

使用禁忌

脾胃虚寒而无瘀滞者忌服。不宜用于胃弱泄泻及血虚极、脾胃弱不思饮食等症。气虚体质的人应慎用。

🐝|形态特征|

茎直立，叶椭圆形或椭圆状披针形，先端钝或圆形，通常无叶柄，上部茎叶渐小，叶缘有细密的针刺或刺齿。头状花序单生于茎端，花冠紫红色。瘦果椭圆形或长卵形，略扁平。

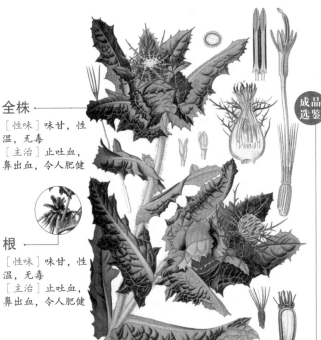

全株

[性味] 味甘，性温，无毒

[主治] 止吐血，鼻出血，令人肥健

根

[性味] 味甘，性温，无毒

[主治] 止吐血，鼻出血，令人肥健

成品选鉴

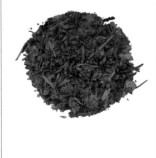

褐棕色或绿褐色，质略硬而脆。断面灰白色，髓部疏松或中空。叶皱缩，多破碎，绿褐色，气微味淡

🍵|实用妙方|

| ●突然便鲜血：小蓟叶捣汁，温服一升。 | ●小产流血过多：小蓟根叶、益母草各五两，加水三大碗，煎煮成一盏，分两次服，一日服完。 | ●刀伤出血不止：将小蓟苗捣烂外敷伤处。 | ●小便热淋：蓟根捣汁服。 | ●妇人阴痒：用小蓟煮汤，每天外洗三次。 |

中药趣味文化

救过庞统的"功臣"

大蓟是一种特别常见的草药，在路边、田野、山边都能看到它的身影。它还救过三国时期大将庞统的命呢。庞统在一次战斗中受伤，当时他身中数箭，血流如注，因伤势严重而跌落马下。恰好他身边有个懂医药的士兵，赶忙从道旁扯来一种茎秆笔直的草药，揉搓后按在他的伤口上，很快就把血止住了，庞统因此才保住了性命。这种有着神奇的止血功效的草药就是大蓟。

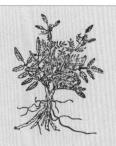

清火明目的凉血药

地榆

草部·山草类　　凉血止血药

【功效】凉血止血，清热解毒。

地榆又名玉豉、酸赭。其叶像榆但要长些，初生时铺在地上，所以叫地榆。地榆的花和子是紫黑色的，像豉，所以又叫玉豉。

🌸 |药用部分|

○地榆根

性味：味苦，性微寒，无毒。

徐之才：恶麦冬，伏丹砂、雄黄、硫黄。

主治：主产后腹部隐痛，带下崩漏，能止痛止汗，除恶肉，疗刀箭伤。（出自《神农本草经》）

止脓血，治诸瘘恶疮热疮，补绝伤，疗产后内塞，可制成膏药治疗刀箭创伤。能解酒，除渴，明目。（出自《名医别录》）

治冷热痢疾、疳积，有很好的效果。（出自《开宝本草》）

止吐血、鼻出血、便血、月经不止、崩漏及胎前产后各种血证，并治水泻。（出自《日华子诸家本草》）

治胆气不足。（李杲）

地榆汁酿的酒，可治风痹，且能补脑。将地榆捣汁外涂，用于虎、犬、蛇虫咬伤。（李时珍）

止血痢蚀脓。（甄权）

主带下十二病。（出自《新修本草》）

治酒寒，面寒疼，肚腹疼。（出自《滇南本草》）

清火明目。治带浊痔漏，产后阴气散失。亦敛盗汗，疗热痞。（《本草正》）

解诸热毒痈。（出自《药品化义》）

调敷汤火伤，疮疡溃烂。（出自《药物图考》）

[发明]李时珍：地榆除下焦血热，治大、小便出血。如果用来止血，取上半截切片炒用。它的末梢能行血，不可不知。杨士瀛曾说："治疗各种疮，疼痛的加用地榆，伴瘙痒的加黄芩。"

🏵 |医家名论|

李时珍：据《外丹方言》说，地榆也称酸赭，因它味酸，色如赭。现在蕲州当地人把地榆叫作酸赭，又讹传赭为枣，则地榆、酸赭为一种药物，主治功用也相同，所以将《名医别录》中"有名未用"类的酸赭合并。

苏颂：现在各处的平原川泽都有地榆。它的老根在三月里长苗，初生时铺在地面，独茎直上，高三四尺，叶子对分长出，像榆叶但窄而细长，呈锯齿状，青色。七月开花像葚子，为紫黑色。它的根外黑里红，像柳根。

陶弘景：可用来酿酒。山里人在没有茶叶时，采它的叶泡水喝，也很好。叶还能炸着吃。把它的根烧成灰，能够烂石，故煮石方里古人经常使用它。

使用禁忌

虚寒泄痢及热痢初起都不宜使用。胎产虚寒泄泻，血崩脾虚泄泻者禁用。痈疮久病无火，并阳衰血证者禁用。性能伤胃，误服过多会导致食欲不振、胃纳不佳。恶麦冬。

图说经典《本草纲目》

🌿|形态特征|

根粗壮，多呈纺锤形，茎直立，有棱；叶子对分长出，卵圆形，呈锯齿状，青色。花像葚子，为紫黑色。根外黑里红，像柳根。穗状花序椭圆形，果实包藏在宿存萼筒内，外面有斗棱。

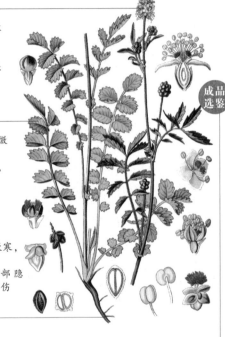

花
[性味] 味苦，性微寒，无毒
[主治] 止吐血、鼻出血、便血、月经不止

叶
[性味] 味苦，性微寒，无毒
[主治] 作饮代茶，甚解热

根
[性味] 味苦，性微寒，无毒
[主治] 主产后腹部隐痛，除恶肉，疗刀箭伤

成品选鉴

表面棕褐色，具明显纵皱。质坚，稍脆，横断面形成层环坏明显，皮部淡黄色，木部棕黄色或带粉红色，呈显著放射状排列。气微，味微苦涩

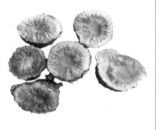

🌿|实用妙方|

• 吐血及妇人赤白漏下，人极黄瘦：地榆三两，米醋一升，煎沸几次后去渣，饭前温服一合。

• 小儿湿疮：用地榆煎成浓汁，每天外洗两次。

• 赤白下痢：地榆一斤，水三升，煮取一升半，去渣后熬成膏，每次空腹服三合，一日两次。

• 久病肠风下血，痛痒不止：地榆五钱，苍术一两，水二盅，煎取一盅，空腹服，一日一次。

·中药趣味文化·

诗仙李白与地榆

唐代大诗人李白喜欢喝酒，尤其喜欢五加皮和地榆做的药酒。传说，他用刺五加、地榆各一斤，用袋盛装，放入好酒中。把坛子封上口，放在大锅里，用文武火来煮。之后，把药渣捞出来，晒干研碎，做成药丸，早晚各服用一次，服用时用煮药材的酒送下。据说这个药酒的方子有添精补髓、健脑增智之益，李白就是靠它写出了流传千古的诗歌文章。

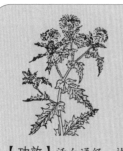

活血美容的中药名花

红花

【功效】活血通经，祛瘀止痛。

草部·隰草类　　活血调经药

红花又名红蓝花、黄蓝。初生的嫩叶、苗都可以食用。它的叶像小蓟叶，在五月开花，像大蓟花，为红色。

|形态特征|

花下结球猬，多刺，花开在球上。球中结实，为白色像小豆大的颗粒。

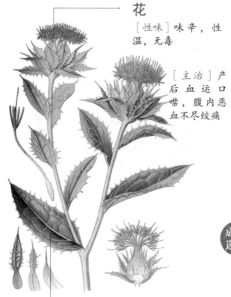

花

[性味]味辛，性温，无毒

[主治]产后血运口噤，腹内恶血不尽绞痛

叶

[性味]味辛，性温，无毒
[主治]活血润燥，止痛散肿，通经

|药用部分|

○花

性味：味辛，性温，无毒。

主治：治产后失血过多饮食不进，腹内恶血不尽绞痛，胎死腹中，用红蓝花和酒煮服。也治蛊毒。（出自《开宝本草》）

红蓝花本行血之药也，血晕解、留滞行，即止，过用能使血行不止而毙。（出自《本草经疏》）

多用破积血，少用养血。（朱震亨）

活血润燥，止痛散肿，通经。（李时珍）

[发明]李时珍：血生于心包，藏于肝，属于冲任。红花汁与之同类，所以能行男子血脉，通女子经水。多用则行血，少用则养血。

成品选鉴

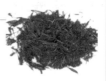

筒状花缩弯曲，成团或散在，质柔软。气微香，味微苦。以花冠长、色红、鲜艳、质柔软无枝刺者为佳

|实用妙方|

• 风疾兼腹内血气痛：红花一大两，分作四份。取一份，加酒一升，煎取一盏半，一次服下。如不止，再服。

• 一切肿疾：红花熟捣取汁服。

• 喉痹壅塞不通：将红花捣烂，取汁一小升服下，以病愈为度。如在冬天没有新鲜的花，可用干花浸湿绞汁煎服。

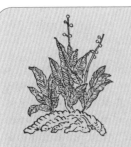

活血效果好，行气更有效

姜黄

【功效】破血行气，通经止痛。

草部·芳草类　活血止痛药

姜黄又名蒁（音述）、宝鼎香。现在以扁如干姜的，为片子姜黄；圆如蝉腹的，为蝉肚郁金，两者都可浸水染色。蒁的外形虽然像郁金，但色不黄。

|形态特征|

根茎发达，分枝呈椭圆形或圆柱状，橙黄色，极香；根粗壮，末端膨大成块根。

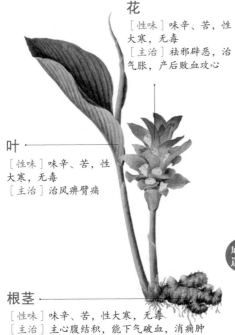

花
［性味］味辛、苦，性大寒，无毒
［主治］祛邪辟恶，治气胀，产后败血攻心

叶
［性味］味辛、苦，性大寒，无毒
［主治］治风痹臂痛

根茎
［性味］味辛、苦，性大寒，无毒
［主治］主心腹结积，能下气破血，消痈肿

|药用部分|

○姜黄根茎

性味：味辛、苦，性大寒，无毒。

主治：主心腹结积，能下气破血，除风热，消痈肿，药效强于郁金。（出自《新修本草》）

治症瘕血块，通月经，治跌打损伤瘀血，止暴风痛冷气，下食。（出自《日华子诸家本草》）

祛邪辟恶，治气胀，产后败血攻心。（苏颂）

治风痹臂痛。（李时珍）

[发明] 李时珍：姜黄、郁金、蒁药三物，外形功用都相近。但郁金入心治血；姜黄入脾，兼治气；蒁药则入肝，兼治气中之血，这是它们的区别。古方五痹汤用片子姜黄，治风寒湿气手臂痛。

成品选鉴

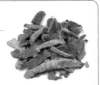

表面深黄色，粗糙。质坚实，不易折断，断面棕黄色至金黄色，角质样，有蜡样光泽。气香特异，味苦、辛

|实用妙方|

•心痛难忍：姜黄一两、桂三两，共研为末，每次用醋汤送服一钱。

•疮癣初生：用姜黄研为末外擦。

•产后血痛，腹内有血块：姜黄、桂心各等份，研为末，用酒调服方寸匕。血下尽后即愈。

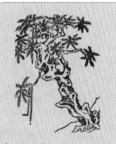

芳香清甜的止血药
槐树

【功效】清肝泻火，凉血止血。

木部·灌木类　　凉血止血药

槐者，同怀，指怀念来人之意。一般将槐树的花称为"槐花"，也称"槐蕊"，花蕾叫作"槐米"。具有清热解毒、凉血润肺、降血压的功效。

|药用部分|

○槐花

性味：味苦，性平，无毒。

主治：凉血止血，清肝泻火。用于吐血、便血、痔疮出血、尿血崩漏、高血压。外用适量。止血多炒炭用；祛痰止咳多生用。

炒香频嚼，治失音及喉痹。又疗吐血，衄血，崩中漏下。（李时珍）

治五痔，心痛，眼赤，杀腹藏虫及热，治皮肤风，并肠风泻血，赤白痢。（出自《日华子诸家本草》）

凉大肠热。（出自《医学启源》）

治大、小便血，舌衄。（出自《本草求真》）

为凉血要药。治胃脘卒痛，杀蛔虫。（出自《本草求原》）

凉大肠，杀疳虫。治痈疽疮毒，阴疮湿痒，痔漏，解杨梅恶疮，下疳伏毒。（出自《本草正》）

○槐叶

性味：味苦，性平，无毒。

入足厥阴、阳明经。（出自《得配本草》）

主治：清肝泻火，凉血解毒，燥湿杀虫。治惊痫，壮热，肠风，溲血，痔疮，疥癣，湿疹，疔肿。

主邪气，产难，绝伤。又主瘾疹，牙齿诸风疼。（出自《食疗本草》）

煎汤，治小儿惊痫壮热，疥癣及疔肿。（出自《日华子诸家本草》）

○槐白皮

性味：味苦，性平，无毒。

主治：风邪外中；身体强直；肌肤不仁；热病口疮；牙疳；喉痹；肠风下血；痢；痔疮；痈疽疮疡；阴部湿疮；水火烫伤。主烂疮。（出自《名医别录》）

煮汁淋阴囊坠肿、气痛。以煎浆水煮含之。又煎淋浴男子阴疝肿。（甄权）

|医家名论|

苏颂：槐树到处都有生长，四五月开黄花，六七月成熟。

李时珍：槐树在春季时长得像兔子的眼睛，十天后像老鼠的耳朵，十五天后才会有槐树的样子，三十天后叶子才长成。槐实，味苦，性寒。主五内邪气热，止涎唾；补绝伤；五痔；火疮；妇人乳瘕，子脏急痛。生平泽。

使用禁忌

槐花虽然美味，但在食用时也有一些禁忌。由于槐花比较甜，糖尿病病人最好不要多吃。粉蒸槐花不易消化，消化系统不好的人，尤其是中老年人不宜过量食用。同时，过敏性体质的人也应谨慎食用槐花。

🌿 |形态特征|

枝叶密生。羽状复叶，花蝶形，夏季开黄白色花，略具芳香。荚果肉质，念珠状不开裂，黄绿色，常悬垂树梢，内含种子1~6粒。种子肾形，棕黑色。

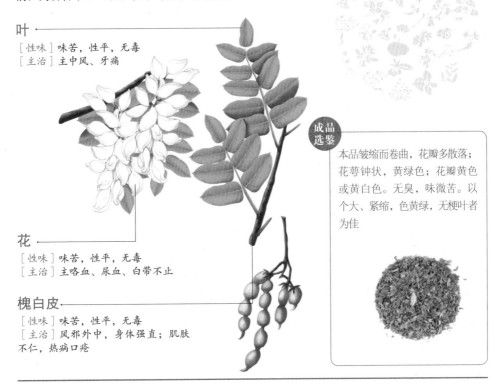

叶

[性味]味苦，性平，无毒
[主治]主中风、牙痛

花

[性味]味苦，性平，无毒
[主治]主咯血、尿血、白带不止

槐白皮

[性味]味苦，性平，无毒
[主治]风邪外中，身体强直；肌肤不仁，热病口疮

成品选鉴

本品皱缩而卷曲，花瓣多散落；花萼钟状，黄绿色；花瓣黄色或黄白色。无臭，味微苦。以个大、紧缩，色黄绿，无梗叶者为佳

🥘 |实用妙方|

• 痈疽发背（凡中热毒，眼花头晕，口干舌甘，心惊背热，四肢麻木）：用槐花一堆，炒成褐色，泡好酒一碗中，趁热饮酒，汗出即愈。

• 疔疮肿毒：用槐花微炒，核桃仁二两，放入酒一碗中煎开多次，热服。疮未成者二三服，疮已成者一二服，即可见效。

• 肠风泻血：用槐角一两，地榆、当归（酒焙）、防风、黄芩、枳壳（麸炒）各半两，共研为末，加酒、糊做成丸子，如梧桐子大。每服五十九，米汤送下。此方名"槐角丸"。

• 中药趣味文化 •

诗歌中的槐花

在中国诗歌中提及槐花的诗句很多，多用以表达悲凉和愁思，唐代罗邺曾有一首诗名为《槐花》，全文为"行宫门外陌铜驼，两畔分栽此最多。欲到清秋近时节，争开金蕊向关河。层楼寄恨飘珠箔，骏马怜香撼玉珂。愁杀江湖随计者，年年为尔剩奔波。"其他例如白居易的《秋日》中，"袅袅秋风多，槐花半成实"及《秋凉闲卧》中"薄暮宅门前，槐花深一寸"，都寄托了秋日悲凉之感。

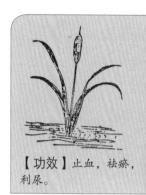

药用兼食用的水边仙草

香蒲

【功效】止血，祛瘀，利尿。

草部·水草类 | 化瘀止血药

香蒲又名甘蒲、醮石。生于浅水、河流两岸、池沼等地水边，以及沙漠地区浅水滩中。春天生苗，取白色鲜嫩的制成腌菜，也可以蒸来食用。蒲黄即香蒲的花粉。

🦀 |药用部分|

○根茎（又名、蒲笋、蒲黄根）

性味：味甘，性平，无毒。

李时珍说：性寒。

主治：除五脏心下邪气，口中烂臭。能固齿，明目聪耳。《神农本草经》能祛热燥，利小便。（宁源）

生吃，可止消渴。（汪颖）

能补中益气，和血脉。（出自《饮膳正要》）

捣成汁服，治孕妇劳热烦躁，胎动下血。（李时珍）

○花粉 （蒲黄）

性味：味甘，性平，无毒。

使用的时候，不要用松黄和黄蒿。这两种和蒲黄非常相似，只是味不正会使人呕吐。真蒲黄须隔三层纸焙干至黄色，蒸半日，冷却后再焙干备用。

破血消肿者，生用；补血止血者，炒用。（出自《日华子诸家本草》）

主治：主心腹膀胱寒热，能利小便，止血，消瘀血。（出自《神农本草经》）

治痢血、鼻血、吐血、尿血等血证。能利水道，通经脉，止女子崩漏。（甄权）

治妇人带下，月经不调，血气心腹痛，孕妇流血或流产。能排脓，治疮疖游风肿毒，下乳汁，止泄精。（出自《日华子诸家本草》）

能凉血活血，止心腹诸痛。（李时珍）

治癥结，五劳七伤，停积瘀血，胸前痛即发吐颐。（出自《本草经疏》）

生用则性凉，行血而兼消；炒用则味涩，调血而且止也。（出自《本草汇言》）

上治吐血咯血，下治肠红崩漏。生用亦能凉血消肿。（出自《药品化义》）

能导瘀结而治气血凝滞之病。若舌疮口疮，皮肤湿痒诸病，敷以生蒲黄细粉可愈。（出自《本草正义》）

[发明]李时珍：蒲黄是手足厥阴血分主药，所以能治血治痛。蒲黄生用则行血，熟用则能止血。它与五灵脂同用，能治一切心腹诸痛。

🦀 |医家名论|

苏颂：春初生嫩叶，没出水面时为红白色。取其中心白色根茎，大如匕柄的生吃，甜脆。又可醋浸，像吃笋那样，味美。花在茎的顶端，像棒杵，蒲黄也就是花中蕊屑，细如金粉。在花欲开时采集。

李时珍：蒲丛生于水边，似莞但狭小，有脊而柔软，二三月生苗。采其嫩根，煮后腌制，过一夜可食。也可以炸食、蒸食及晒干磨粉做成饼吃。

使用禁忌

孕妇慎服。不可多食，一切劳伤发热，阴虚内热，无瘀血者禁用。

🌿|形态特征|

多年生水生或沼生草本。根状茎乳白色，地上茎粗壮，叶片条形，光滑。花序轴呈棒状，具白色弯曲柔毛，干燥后絮状，有丰富的花粉。小坚果椭圆形至长椭圆形，褐色，微弯。

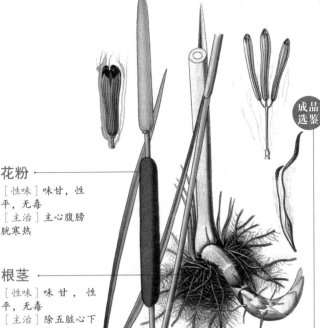

花粉

[性味]味甘，性平，无毒

[主治]主心腹膀胱寒热

根茎

[性味]味甘，性平，无毒

[主治]除五脏心下邪气，口中烂臭

成品选鉴

蒲黄为黄色细粉，质轻松，易飞扬，手捻之有润滑感，入水不沉。无臭，味淡。以色鲜黄，润滑感强，纯净者为佳

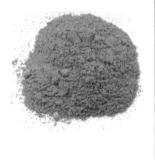

🫕|实用妙方|

• 肺热鼻出血：蒲黄、青黛各一钱，用新汲水调服。

• 肠痔出血：蒲黄末方寸匕，水服，一日三次。

• 产后血瘀：蒲黄三两，加水三升，煎取一升，一次服下。

• 关节疼痛：蒲黄八两、熟附子一两，同研为末，每次用凉水送服一钱，一日一次。

• 乳汁不通及乳痈：将蒲黄草根捣料外敷患处，同时煎汁服汤吃渣。

•中药趣味文化•

织女和"仙草"香蒲

很久以前，人间的水边是只长芦苇不长香蒲的。蒲草是一种能治病的仙草，长在天河岸边，王母娘娘派天兵天将守护。一天，织女散步来到天河边，看到天河中长满了挺拔的香蒲，就随手拔下一株，一个人坐在天河边，用香蒲的叶子编织起花环来。这时织女的几个姐姐也来到了天河边，看到织女，就怂恿她一起去人间沐浴。织女走得匆忙，无意间把一株香蒲带到了人间，从此香蒲就留在了人间，随风飘散，见水生根。

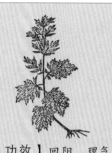

艾灸回阳理气治百病

艾

【功效】回阳，理气血，逐湿寒，止血安胎。

草部·隰草类　　温经止血药

又名冰台、医草、黄草、艾蒿。初春生苗，茎像蒿，叶的背面为白色，以苗短的为好。以蕲州所产的艾最好，称为蕲艾。

|药用部分|

○艾叶

修治：艾叶不好着力，如果加入白茯苓三五片同碾，马上可碾成细末，这也是一种不同的修治方法。

性味：味苦，性微温，无毒。

主治：灸百病。也可煎服，止吐血下痢，阴部生疮，妇女阴道出血。能利阴气，生肌肉，辟风寒，使人有子。（出自《名医别录》）

安胎止腹痛。止赤白痢及五藏痔泻血。长服止冷痢。又心腹恶气，取叶捣汁饮。（出自《药性论》）

捣汁服，止损伤出血，杀蛔虫。（陶弘景）

主鼻血下血，脓血痢，水煮或制成丸、散都可以。（苏恭）

止崩血、肠痔血，揭金疮，止腹痛，安胎。用苦酒作煎剂，治癣极有效。捣汁饮，治心腹一切冷气。（甄权）

治带下，止霍乱转筋，痢后寒热。（出自《日华子诸家本草》）

治带脉病，腹胀腰疼。（王好古）

温中逐冷除湿。（李时珍）

主下血，衄血，脓血痢，水煮及丸散任用。（出自《新修本草》）

金疮，崩中，霍乱，止胎漏。（出自《食疗本草》）

温胃。（出自《珍珠囊》）

调经开郁，理气行血。治产后惊风，小儿脐疮。（出自《本草再新》）

○艾实

性味：味苦、辛，性暖，无毒。

主治：明目，疗一切鬼气。（甄权）

壮阳，助肾强腰膝，暖子宫。（出自《日华子诸家本草》）

|医家名论|

《名医别录》：艾叶，生田野。三月采，暴干作煎，勿令见风。

李时珍：艾叶与苦酒、香附相使。凡用艾叶，必须用陈久的，通过修治使它变细软，称作熟艾。如果用生艾灸火，则容易伤人的肌脉。拣取干净的艾叶，放入石臼内用木杵捣熟，筛去渣滓，取白的再捣，捣至柔烂如绵为度。用的时候焙干，这样灸火才得力。入妇人丸散中使用，必须用熟艾，用醋煮干，捣成饼子，烘干再捣成细末用。

使用禁忌

阴虚火旺，血燥生热，以及宿有失血病者禁用。如果不慎口服会导致中毒，危及生命，需要立即催吐洗胃急救。

🐝|形态特征|

多年生草本，地下根茎分枝多。外被灰白色软毛，叶片卵状椭圆形，羽状深裂，基部裂片常成假托叶，裂片椭圆形至披针形，边缘具粗锯齿，正面深绿色，稀疏白色软毛，背面灰绿色，有灰色茸毛。

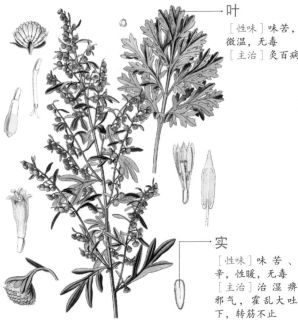

叶

[性味] 味苦，性微温，无毒
[主治] 灸百病

实

[性味] 味苦、辛，性暖，无毒
[主治] 治湿痹邪气，霍乱大吐下，转筋不止

成品选鉴

干燥的叶片，多皱缩破碎，上面灰绿色，下面密生灰白色茸毛。质柔软。气清香，味微苦辛。以下面灰白色、茸毛多、香气浓郁者为佳

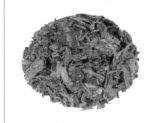

🍵|实用妙方|

•流行伤寒，温病头痛，壮热脉盛：用干艾叶三升，加水一斗，煮取一升，一次服完取汗。	•中风口噤：用熟艾灸承浆穴与两侧颊车穴，各五壮。	•脾胃冷痛：用开水冲服白艾末两钱。	•久痢：艾叶、陈皮各等份，水煎服。	•盗汗不止：熟艾二钱、白茯神三钱、乌梅三个，加水一盏，煎至八分，临睡前温服。

•中药趣味文化•

艾叶救大象

古时有个人叫莫徭，他在芦苇丛旁遇到一头老象，老象卧在地上痛苦地呻吟。老象一见莫徭，便举起前脚，莫徭看到它脚上扎进了一个竹钉。莫徭用力将竹钉拔出，鲜血随即涌出。旁边的小象用鼻子拔起一把艾叶，交到莫徭手中。莫徭把艾叶敷在老象的伤口上，血便立刻止住了，老象随即便能站起来走动了。后来老象经常和小象一起为莫徭耕田犁地，人们也因此而知道了这普普通通的艾叶是一种止血的良药。

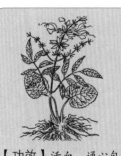

轻松赶走痛经的烦恼

丹参

【功效】活血，通心包络，治疝气痛。

草部·山草类　　活血调经药

丹参又名赤参、山参、木羊乳、逐马、奔马草。中医有理论说，五参五色配五脏，而丹参入心，故又名赤参，可治风湿脚软。

🌿|药用部分|

○丹参根及根茎

性味：味苦，性微寒，无毒。

徐之才：畏咸水，反藜芦。

主治：治心腹疼痛，肠鸣，寒热积聚，能破症除瘕，止烦满，益气。（出自《神农本草经》）

养血，除心腹痼疾结气，能强腰脊治脚痹，除风邪留热。久服对人体有益。（出自《名医别录》）

养神定志，通利关节血脉，治冷热劳，骨节疼痛，四肢不遂，头痛赤眼，热病烦闷，破瘀血，生新血，安生胎，堕死胎，止血崩带下。治妇人月经不调，血邪心烦，疗恶疥疮癣、瘿瘤肿毒丹毒，排脓止痛，生肌长肉。（出自《日华子诸家本草》）

泡酒饮用，疗风痹脚软。（陶弘景）

主治各种邪气所致的脘腹胀痛、腹中雷鸣，能定精。（甄权）

活血，通心包络，治疝气痛。（李时珍）

治心腹邪气，肠鸣幽幽如走水等疾，止烦满益气者，淤积去而烦满愈。（出自《本经逢原》）

补心定志，安神宁心。治健忘怔忡，惊悸不寐。（出自《滇南本草》）

可生新安胎，调经除烦，养神定志，及一切风痹、崩带、症瘕、目赤、疝痛、

疥疮肿痛等症，养神定志。（出自《本草求真》）

[发明]李时珍：丹参色赤味苦，性平而降，属阴中阳品，入手少阴、厥阴经，是心与心包络的血分药。按《妇人明理论》所说，四物汤治妇科疾病，不问胎前产后，月经多少，都可通用。只有一味丹参散，主治与它相同，是因丹参能破宿血，补新血，安生胎，堕死胎，止崩中带下，调经的作用大致与当归、地黄、川芎、芍药相似的缘故。

📖|医家名论|

苏颂：现在陕西、河东州郡及随州都有，二月生苗，高一尺多。茎方有棱，为青色。它的叶不对生，如薄荷而有毛，三至九月开花成穗，花为紫红色，像苏花。根红色，如手指般大，长一尺多，一苗多根。

李时珍：丹参各处山中都有。一枝上长五叶，叶如野苏而尖，青色有皱毛。小花成穗像蛾形，中间有细子，根皮红而肉色紫。

使用禁忌

不宜与藜芦同用。服用抗凝结药物的心脏病人，如同时服用丹参，可能引起严重出血。丹参可引起过敏反应，使用时需注意。

🌿 |形态特征|

叶如野苏而尖，青色有皱毛。茎有长柔毛，小叶椭圆卵形，组成顶生或腋生假总状花序，小花成穗像蛾形，中间有细子，根皮红而肉色紫。小坚果黑色，椭圆形。

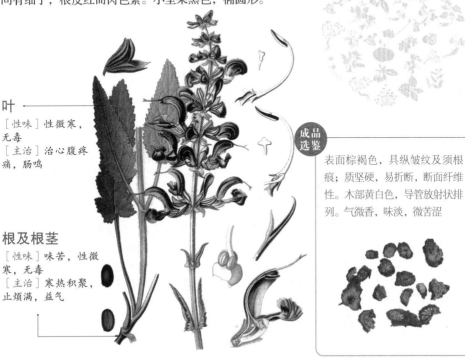

叶

[性味]性微寒，无毒

[主治]治心腹疼痛，肠鸣

根及根茎

[性味]味苦，性微寒，无毒

[主治]寒热积聚，止烦满，益气

成品选鉴

表面棕褐色，具纵皱纹及须根痕；质坚硬，易折断，断面纤维性。木部黄白色，导管放射状排列。气微香，味淡，微苦涩

🍵 |实用妙方|

• 丹参散，治月经不调、胎动不安、产后恶露不净，兼治冷热劳、腰脊痛、骨节烦疼等：取丹参洗净切片，晒干研细。每次用温酒送服二钱。

• 治烫伤，能除痛生肌：丹参八两锉细，加水稍稍调拌，取羊油二斤，同煎沸，外涂伤处。

• 小儿惊痫发热，用丹参摩膏：丹参、雷丸各半两，猪油二两，同煎沸，滤去渣，取汁收存。用时，抹于小儿身体表面，每日三次。

• 治乳痈：丹参、白芷、芍药各二两，捣碎，用醋浸一夜，加猪油半斤，用小火熬成膏，去渣取浓汁外敷。

·中药趣味文化·

丹参的故事

很久以前，一个小伙子的母亲患了妇科病，经常崩漏下血，怎么也治不好。听人说东海中的海岛上生长着一种花呈紫蓝色、根呈红色的药草能治愈母亲的病，小伙子冒着生命危险出海到了海岛上，找到了这种草药，挖出它的根带回来，煎汤给母亲喝，果然见效。村里人都说这种药草凝结了小伙子的一片孝心，又因为这种植物的根是红色的，便给它取名"丹心"。后来渐渐传成"丹参"了。

补中益气，活血化瘀的鲜果

桃

桃树开花早，易种植且子多，故字从木、兆。十亿称兆，是多的意思。属于蔷薇科、桃属植物，果实香甜多汁，种子可药用。

【功效】补中益气，养阴生津，润肠通便。

果部·五果类	活血调经药

🐛 |药用部分|

○桃仁

修治：李时珍：桃仁行血，宜连皮、尖生用。润燥活血，宜汤浸去皮、尖炒黄用。或与麦麸同炒，或烧存性，各随方选择。双仁的有毒，不能食用。

性味：味苦、甘，性平，无毒。

主治：主瘀血血闭，腹内积块，杀小虫。（出自《神农本草经》）

止咳逆上气，消心下坚硬，疗突然出血，通月经，止心腹痛。（出自《名医别录》）

桃仁行血，宜连皮尖生用；润燥活血，宜汤浸去皮尖炒黄用，或麦麸同炒，或烧存性，各随本方。（出自《本草纲目》）

治血结、血秘、血燥，通润大便，破瘀血。（张元素）

杀三虫。每晚嚼一枚和蜜，用来涂手和脸，效果好。（孟诜）

主血滞，风痹，骨蒸，肝疟寒热，产后血病。（李时珍）

能泻血热，滋肠燥。若连皮研碎多用，主破蓄血，逐月水，以及遍身疼痛，四肢木痹，左半身不遂，左足痛甚者，以其舒经活血行血，有祛瘀生新之功；若去皮捣烂单用，入大肠，治血枯便闭，血燥便难。（出自《药品化义》）

○桃花

性味：味苦，性平，无毒。

主治：使人面色润泽。（出自《神农本草经》）

除水气，破石淋，利大小便，下三虫。（出自《名医别录》）

消肿胀，下恶气。（苏恭）

治心腹痛及秃疮。（孟诜）

利宿水痰饮积滞，治风狂。将桃花研为末，可敷治头上的肥疮、手脚疮。（李时珍）

📜 |医家名论|

陶弘景：桃树现在到处都有。用桃核仁入药，应当取自然裂开的种核最好，山桃仁不能用。

李时珍：桃的品种很多，易于栽种，而且结实也早。山中毛桃，即《尔雅》中所说的榹桃，小而多毛，核黏味恶。但它的仁饱满多脂，可入药用，这大概是外不足而内有余吧。

孟诜：能发丹石毒，生的尤为损人。

使用禁忌

血燥虚者慎之。凡血枯而经闭不通，血虚而产后腹痛，津液不足而大便不通者，禁用。生桃吃多了，会令人膨胀，生痈疖，有损无益。服术的人忌食。

✿ |形态特征|

　　叶卵状披针形或圆状披针形，边缘具细密锯齿，两边无毛或下面脉腋间有鬓毛；花单生，先叶开放，近无柄；萼筒钟，有短茸毛，裂叶卵形；花瓣粉红色，倒卵形或矩圆状卵形；果球形或卵形，径5~7厘米，表面被短毛，白绿色。

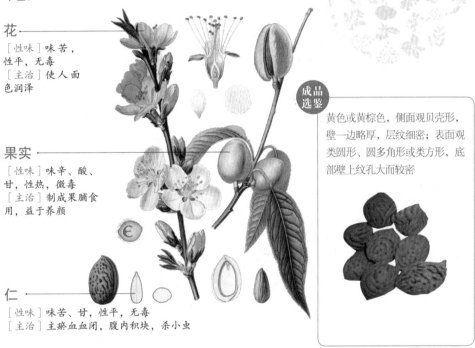

花

[性味] 味苦，性平，无毒
[主治] 使人面色润泽

果实

[性味] 味辛、酸、甘，性热，微毒
[主治] 制成果脯食用，益于养颜

仁

[性味] 味苦、甘，性平，无毒
[主治] 主瘀血血闭，腹内积块，杀小虫

成品选鉴

黄色或黄棕色，侧面观贝壳形，壁一边略厚，层纹细密；表面观类圆形、圆多角形或类方形，底部壁上纹孔大而较密

🍵 |实用妙方|

●上气咳嗽，胸满气喘：桃仁三两，去皮尖，加水一升研汁，与粳米二合煮粥食用。

●崩中漏下：桃核烧存性，研为末，用酒送服一匙，一天三次。

●风虫牙痛：针刺桃仁，灯上烧烟出，吹灭，安痛齿上咬之。

●治半身不遂：桃仁若干，去皮去尖，黄酒中浸七日，晒干研为末，以蜜调和成梧桐子大的丸。每日2次，每次15丸，开水送服。

·中药趣味文化·

孙膑和"寿桃"的故事

相传，孙膑年轻时离家拜鬼谷子为师学习兵法，十几年后才第一次回家看望母亲。临行时鬼谷子送了一个仙桃给孙膑，说："你在外学艺未能报养育之恩，你带这个仙桃回去给令堂贺寿吧。"孙膑在母亲过寿那天才赶到，从怀里捧出师父送的仙桃给母亲。老母亲吃了他带回来的桃子，一下子就变得年轻了。人们听说之后纷纷效仿，都在父母生日的时候送鲜桃祝寿，借此祝福父母健康长寿。

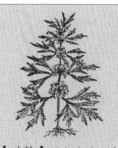

益母草

活血祛瘀的妇科第一药

草部·隰草类　　活血调经药

【功效】利水消肿，清热解毒。

此草及子都充盛密蔚，故名茺蔚。它的功用对妇人有益，还能明目益精，所以有益母、益明的名称。其茎像方麻，所以又叫它野天麻。

🌿|药用部分|

○茎、苗、叶

性味：茎、叶：味辛、微苦。花：味微苦、甘。根：味甘。均无毒。

主治：治荨麻疹，可做汤洗浴。（出自《神农本草经》）

捣汁服用，治水肿，能利水。消恶毒疔肿、乳痈及丹游等毒，都可用益母草茎叶外敷。另外，服汁可下死胎，疗产后血胀闷。将汁滴入耳内，治聤耳。捣碎外敷可治蛇虫毒。（苏恭）

用来做驻颜的药，可令人容颜光泽，除粉刺。（陈藏器）

活血破血，调经解毒。治流产及难产，胎盘不下，产后大出血、血分湿热、血痛，非经期大出血或出血不断、尿血、泄血、疳痢痔疾，跌打后内伤瘀血，大小便不通。（李时珍）

○果实

性味：味辛、甘，性微温，无毒。

李时珍：凡用，微炒香，也可以蒸熟，放烈日下晒干，春簸去壳，取仁使用。

主治：主明目益精，除水气，久服轻身。（出自《神农本草经》）

疗血逆高热、头痛心烦。（出自《名医别录》）

治产后血胀。（出自《日华子诸家本草》）

春取仁生食，能补中益气，通血脉，增精髓，止渴润肺。（吴瑞）

治风解热，顺气活血，养肝益心，安魂定魄，调妇女经脉，治非经期大出血或出血不断、产后胎前各种病。长期服用令妇女易孕。（李时珍）

[发明] 李时珍：茺蔚子味甘微辛，性温，属阴中之阳，是手、足厥阴经的主药。茺蔚开白花的入气分，开紫花的入血分。治疗妇女经脉不调及胎产一切血气诸病。

李时珍：益母草的根、茎、花、叶、实，都可以入药，可同用。如治手、足厥阴血分风热，明目益精，调女人经脉，则单用茺蔚子为好。如果治肿毒疮疡，消水行血，妇人胎产诸病，则适宜一同使用。因其根茎花叶专于行，而子则行中有补的作用。

🌿|医家名论|

李时珍：茺蔚在近水湿处生长繁茂。初春生苗，像嫩蒿，到夏天长至三四尺高，茎是方的，像麻黄茎。它的叶子像艾叶，但叶背为青色，一梗有三叶，叶子有尖尖的分叉。此草一寸左右长一节，节节生穗，丛簇抱茎。四五月间，穗内开小花，花为红紫色，也有淡白色的。每个花萼内有细子四粒，大小像茼蒿子，有三棱，为褐色。其草生长期间有臭气，夏至后即枯萎，根为白色。

使用禁忌

阴虚血少者忌服。血热、血滞及胎产艰涩者宜之；若血气素虚兼寒，及滑陷不固者，皆非所宜。

🌿|形态特征|

茎上部多分枝，表面青绿色，断面中部有髓。叶交互对生，有柄；叶片青绿色，质鲜嫩，揉之有汁；下部茎生叶掌状3裂，上部叶羽状裂成3片，少数有锯齿。气微，味微苦。

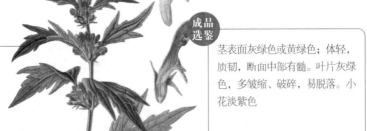

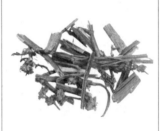

果实

[性味]味辛、甘，性微温，无毒

[主治]主明目益精，除水气，久服轻身

叶

[性味]性微温，味辛、微苦，无毒

[主治]治荨麻疹，可做汤洗浴

茎

[性味]性微温，味辛、微苦，无毒

[主治]治荨麻疹，可做汤洗浴

成品选鉴

茎表面灰绿色或黄绿色；体轻，质韧，断面中部有髓。叶片灰绿色，多皱缩、破碎，易脱落。小花淡紫色

🍵|实用妙方|

•带下赤白：益母草开花时采，将其捣为末，每次服二钱，饮前用温汤送下。

•做洗浴汤：新生小儿，取益母草五两煎水洗浴，可预防生疮、疥。

•赤白杂痢，用二灵散：益母草（晒干）、陈盐梅（烧存性）各等份，研为末，每次服三钱，白痢用干姜汤送服，赤痢用甘草汤送服。

•痔疮便血：取益母草叶捣汁服。

•中药趣味文化•

益母草的来历

从前有一个叫茺蔚的人，他的母亲在生他的时候落下了"月子病"。茺蔚长大了就开始为母亲问医求药。一位老僧被他的孝心感动了，送他四句诗："草茎方方似黄麻，花生节间节节生花，三棱黑子叶似艾，能医母疾效可夸。"茺蔚跋山涉水，终于在河岸边找到了这种开满紫红色小花的植物，带回家中给母亲煎汤服用。母亲的病很快就好了。于是人们就把这种草药取名益母草，它的种子就叫作茺蔚子了。

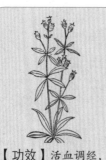

活血通经，下乳消肿

王不留行

【功效】活血调经，下乳消痈，利尿通淋。

草部·隰草类　活血调经药

王不留行又名禁宫花、剪金花、金盏银台。此药性走而不止，即使有王命也不能留其行，所以叫王不留行。

🐝 |药用部分|

○子

性味：味苦，性平，无毒。

主治：主金疮止血，逐痛出刺，除风痹内寒。久服轻身耐老增寿。（出自《神农本草经》）

止心烦鼻衄，痈疽恶疮瘘乳，妇人难产。（出自《名医别录》）

治风毒，通血脉。（甄权）

疗游风风疹，妇人月经先后不定期，颈背部长疮。（出自《日华子诸家本草》）

下乳汁。（张元素）

利小便，出竹木刺。（李时珍）

治疔疮。（出自《本草从新》）

入肝，固血脏，更司小水，故治淋不可少。（出自《本草述》）

凡病逆而上冲者用之可降，故可恃之以作臣使之用也。（出自《本草新编》）

除风痹者，风热壅于经络也。（出自《本草正义》）

[发明] 张元素：王不留行，用来催乳引导，取其利血脉的作用。

李时珍：王不留行能走血分，是阳明冲任的药物。民间有"穿山甲、王不留，妇人服了乳长流"的说法，可见其性行而不住。

🔖 |医家名论|

陶弘景：王不留行，今处处有。人言是蓼子，亦不尔。叶似酸浆，子似菘子，而多入痈瘘方用之。

《日华子诸家本草》：王不留行，根、苗、花、子并通用。

《本草图经》：王不留行，生泰山山谷，今江、浙及并河近处皆有之。苗茎俱青。

韩保昇：王不留行到处都有。它的叶像菘蓝，花为红白色，子壳像酸浆，子壳中的果实圆黑像菘子，大如黍粟。三月收苗，五月收子，根、苗、花、子都通用。

李时珍：王不留行多生长在麦地中。苗高的有一二尺。三四月开小花，像铎铃（形如古代乐器的钟），红白色。结实像灯笼草子，壳有五棱，壳内包一实，大小如豆。实内有细子，像菘子，生白熟黑，正圆如细珠可爱。

使用禁忌

王不留行无明显的不良反应，但孕妇、月经过多者、小便带血而无滞涩疼痛者，均应忌用本药。此外，由于动物实验发现王不留行有抗早孕的作用，因此准备怀孕的女性忌用。

🐝|形态特征|

茎直立，上部叉状分枝，节稍膨大。叶对生，粉绿色，卵状披针形或卵状椭圆形，基部稍连合而抱茎。聚伞花序顶生，花梗细长；蒴果卵形，包于宿萼内。种子球形，黑色。

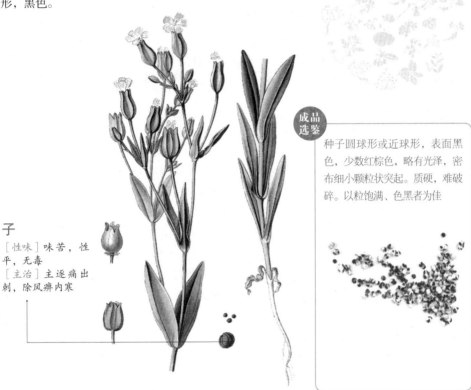

成品选鉴

种子圆球形或近球形，表面黑色，少数红棕色，略有光泽，密布细小颗粒状突起。质硬，难破碎。以粒饱满、色黑者为佳

子

［性味］味苦，性平，无毒

［主治］主逐痛出刺，除风痹内寒

🍵|实用妙方|

• 鼻血不止：剪金花连茎叶阴干，煎成浓汁温服，很快见效。

• 头风白屑：王不留行、香白芷各等份，研为末干撒头皮上，第二天清晨梳去。

• 痈疽诸疮，用王不留行汤：王不留行、桃枝、茱萸根皮各五两，蛇床子、牡荆子、苦竹叶、蒴藋子各三升，大麻子一升，加水二斗半，煮取一斗，频洗患处。

•中药趣味文化•

"王命而不能留其行"

邳彤是刘秀手下的一员猛将，是云台二十八将之一，就是邳彤发现的王不留行这味药。一次，王朗追杀刘秀到了一个小村庄，他命令村民做饭菜给军队吃，腾出房子给军队住宿，但村民拒不从命。直到天黑，王朗也不见村民来送饭菜，进村一看，家家户户都关门闭户。王朗只好无奈地离开了。邳彤因这次"王命而不能留其行"的事，而给这味通乳的中药起名为"王不留行"。

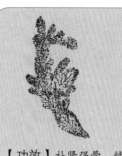

长在石头上的跌打损伤药

骨碎补

【功效】补肾强骨，续伤活血。

草部·石草类 ｜ 活血疗伤药

骨碎补又名猴姜、猢狲姜、石毛姜、石庵。开元皇帝以其主伤折，补骨碎，所以命名骨碎补。江西人叫它猢狲姜，是因为它的外形。

🌰 |药用部分|

○骨碎补根茎

修治：采来骨碎补，用铜刀刮去黄赤毛，细切，用蜜拌润，入甑中蒸一日，晒干用。如急用只焙干，不蒸也可以。

性味：味苦，性温，无毒。

主治：破血止血，补伤折。（出自《开宝本草》）

主骨中毒气，风血疼痛，补五劳六极，疗足手不收，上热下冷。（甄权）

治恶疮，蚀烂肉，杀虫。（出自《日华子诸家本草》）

能不使瘀结者留滞，不使流动者妄行，而补苴伤折，如未尝伤折也。（出自《本经续疏》）

疗骨中邪毒，风热疼痛，或外感风湿，以致两足痿弱疼痛。（出自《本草正》）

虽与补骨脂相似，然总不如补骨脂性专固肾通心，而无逐瘀破血之治也。（出自《本草求真》）

研末，夹猪肾中煨，空腹食，治耳鸣，及肾虚久泄，牙疼。（李时珍）

治腰痛行痹，中风鹤膝风挛气证，泄泻，淋，遗精，脱肛。（出自《本草述》）

[发明] 李时珍：骨碎补是足少阴药，所以能入骨，治牙痛及久泄痢。因肾主二便，久泄必肾虚，不能单从脾胃来治疗。

🦌 |医家名论|

《本草纲目拾遗》：骨碎补，本名猴姜，以其主伤折、补骨碎，故命此名。或作骨碎布，讹矣。江西人呼为胡姜，象形也。岭南虔、吉州亦有之。叶似石韦，而一根，余叶生于木。

李时珍：骨碎补的根扁长，略像姜。它的叶有丫缺，很像贯众叶。说它像石韦叶，是不对的。

苏颂：现在淮、浙、陕西、夔珞州郡都有骨碎补。它生长在木或石上，多在背阴处，引根成条，上有黄赤毛及短叶附着。又抽大叶成枝。叶面是青绿色，有青黄点；叶背面是青白色，有赤紫点。骨碎补春天生叶，到冬天则干黄。它没有花实，采根入药。

《日华子诸家本草》：猴姜，是树上寄生草，苗似姜，细长。

《开宝本草》载：骨碎补，生江南。根着树石上，有毛，叶如庵闾。

使用禁忌

如血虚风燥，血虚有火，血虚挛痹者，俱禁用之。无瘀血者慎用。牙痛属实火者忌用。不宜与风燥药同用。忌羊肉、羊血、芸薹菜。

图说经典《本草纲目》

🌿 |形态特征|

为龙骨科植物槲蕨。根状茎肉质粗壮，长而横走，密被棕黄色、线状凿形鳞片。叶红棕色或灰褐色，卵形，边缘羽状浅裂，两面均无毛，叶脉显著。孢子囊群圆形，黄褐色。

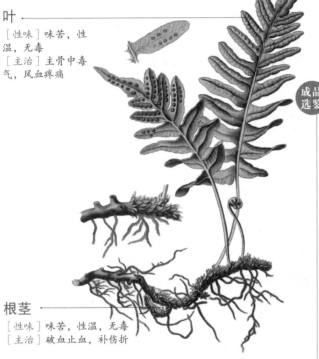

叶
[性味]味苦，性温，无毒
[主治]主骨中毒气，风血疼痛

成品选鉴

呈扁平长条状，多弯曲，有分枝。表面密被深棕色至暗棕色的小鳞片，柔软如毛，经火燎者呈棕褐色，两侧及上表面均具凸起或凹下的圆形叶痕

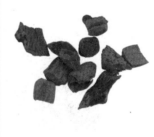

根茎
[性味]味苦，性温，无毒
[主治]破血止血，补伤折

🍵 |实用妙方|

•虚气攻牙，齿痛出血：骨碎补二两，用铜刀锉细，入瓦锅中慢火炒黑，研为末，常用来擦齿，吐出或咽下均可。

•肠风失血：骨碎补烧存性五钱，用酒或米汤送服。

·中药趣味文化·

神农氏与"猴姜"
一天，神农氏在悬崖上采药，不慎从崖上掉下来，摔成了骨折。尽管神农氏会采药治病，但此时却是"医家难医己"。凄凉之际，一群猴子来到神农氏身边，面带怜悯，每只猴子都拿着一块药根，药根上长着金黄色的茸毛。猴子将药根送给神农氏，他接过尝了尝，吞咽了一些药汁，又将嚼烂的药渣敷在伤口处。顿时，伤腿疼痛止肿消，骨骼恢复了原形，便将其命名为"骨碎补"。又因是猴子献的灵药，别名"猴姜"。

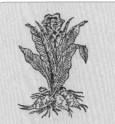

止跌打损伤出血的良药

蓬莪

草部·芳草类　　**活血疗伤药**

【功效】治一切气，能通月经，消瘀血，止跌打损伤出血及内损恶血。

又名蒁药。主产于浙江、四川、广西，浙江产的称为温莪术，广西产的称为桂莪术。三月生苗，五月开花，花呈穗状，黄色，根如生姜。九月采其根，削去粗皮，蒸熟晒干后入药。

❋ |形态特征|

花呈穗状，呈黄色，头微紫。它的根如生姜，而茂在根下，像鸭蛋，大小不等。

叶
[性味]味苦、辛，性温，无毒。
[主治]破痃癖冷气，用酒、醋磨服

花
[性味]味苦、辛，性温，无毒
[主治]解毒，饮食不消化

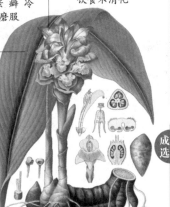

根茎
[性味]味苦、辛，性温，无毒
[主治]治疗心腹痛，中恶疰忤鬼气，霍乱冷气

🐚 |药用部分|

○蓬莪根茎

性味：味苦、辛，性温，无毒。
《日华子诸家本草》：得酒、醋良。
主治：破痃癖冷气，用酒、醋磨服。（甄权）

治一切气，能开胃消分，通月经，消瘀血，止跌打损伤出血及内损恶血。（《日华子诸家本草》）

[发明] 苏颂：蓬莪在古方中没有见到使用的。现在医生治疗积聚诸气，它是最重要的药物。蓬莪与荆三棱同用效果好，在治疗妇人药中也多用。

成品选鉴

为类圆形或椭圆形薄片，表面黄绿色或棕褐色，有黄白色的内皮层环纹及淡黄棕色的点状维管束。周边灰黄色或棕黄色。气微香，味微苦而辛。贮干燥容器内，置通风干燥处，防蛀。

🍃 |实用妙方|

•一切冷气，心腹痛：蓬莪二两（醋煮）、木香一两（煨），共研为末，每次用淡醋汤送服半钱。

•妇人血气游走作痛及腰痛：蓬莪、干漆各二两，研为末，每次用酒送服二钱。腰痛则用核桃酒送服。

•气短不接，用正元散，兼治滑泄及小便数：蓬莪一两、金铃子（去核）一两，共研为末，加入蓬砂一钱，炼过研细。每次空腹用温酒或盐汤送服二钱。

调经止痛，女人经期必备

月季花

又名月月红、胜春、瘦客、斗雪红。我国各地均有分布。花期较长，一般能从4月开到10月，是很受欢迎的观赏花卉。品种繁多，还有一种变色月季，花色可随开放时间变化。

【功效】活血调经，疏肝解郁，消肿解毒。

草部•蔓草类　　活血调经药

🌸|形态特征|

羽状复叶，椭圆或卵圆形，叶缘有锯齿。花生于枝顶，常簇生，花色甚多。

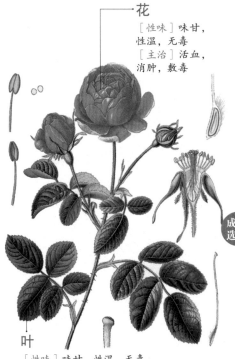

花
［性味］味甘，性温，无毒
［主治］活血，消肿，敷毒

叶
［性味］味甘，性温，无毒
［主治］活血，消肿，敷毒

🐚|药用部分|

○花

性味：味甘，性温，无毒。

主治：活血，消肿，敷毒。（李时珍）

活血调经。治月经困难，月经期拘挛性腹痛。外用捣敷肿毒，能消肿止痛。（出自《现代实用中药》）

通经活血化瘀，清肠胃湿热，泻肺火，止咳，止血止痛，消痈毒。治肺虚咳嗽咯血，痢疾，瘰疬溃烂，痈疽肿毒，妇女月经不调。（出自《泉州本草》）

成品选鉴

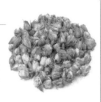

花朵多呈圆形或类球形，花瓣5片或重瓣，覆瓦状排列，紫色或淡红色，脉纹明显。体轻，质脆，易碎。气清香，味微苦、涩。以完整、色紫红、半开放、气清香者为佳

🥄|实用妙方|

•心痛难忍，月经不调、痛经、闭经及胸胁胀痛：单用开水泡服，也可与玫瑰花、当归、香附同用。

•跌打损伤、瘀肿疼痛：捣碎外敷或研末冲服。

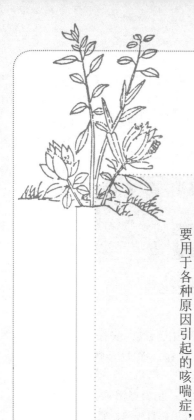
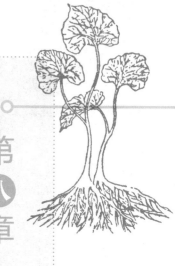

第八章 止咳化痰篇

止咳化痰平喘药是以祛痰、消痰、制止和减轻咳嗽气喘为主要作用的一类中药。可分为温化寒痰药、清化热痰药和止咳平喘药三类。其中温化寒痰药主要用于寒痰湿痰犯肺所致的喘咳痰多，常用药有半夏、天南星、白前、桔梗、旋覆花等；清化热痰药主要用于热痰壅肺所致的痰多咳喘，常用药有前胡、贝母等；止咳平喘药主要用于各种原因引起的咳喘症，常用的药物有马兜铃、款冬花等。

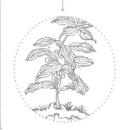

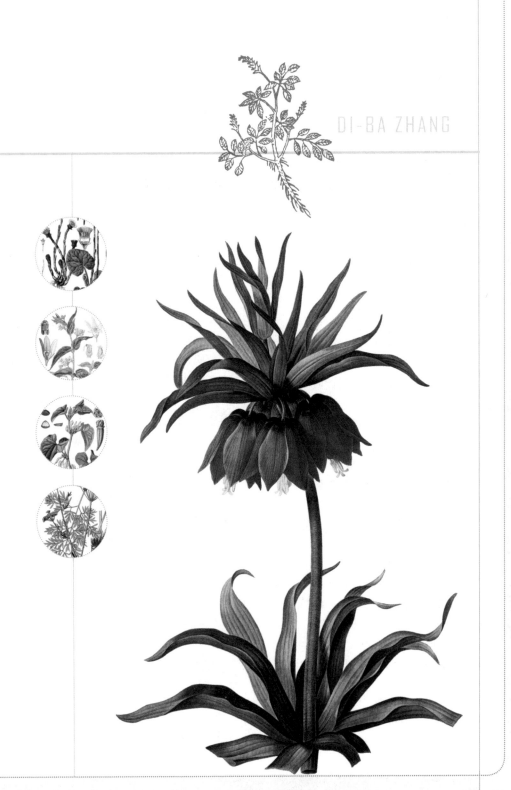

DI-BA ZHANG

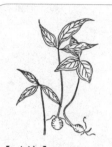

养胃健脾，化痰能力极佳

半夏

【功效】燥湿化痰，降逆止呕，消痞散结。

草部·毒草类　　温化寒痰药

半夏又名守田、水玉、地文、和姑。《礼记·月令》中说，五月半夏生。正值夏天过半，故名。守田是会意，水玉是因外形而得名。

🌿 |药用部分|

○半夏块茎

性味：味辛，性平，有毒。

王好古：半夏辛厚苦轻，为阳中之阴。入足阳明、太阴、少阳三经。

主治：主伤寒寒热，心下坚，胸胀咳逆，头眩，咽喉肿痛，肠鸣，能下气止汗。（出自《神农本草经》）

消心腹胸膈痰热满结，咳嗽上气，心下急痛坚痞，时气呕逆，消痈肿，疗痿黄，悦泽面目，堕胎。（出自《名医别录》）

消痰，下肺气，开胃健脾，止呕吐，去胸中痰满。生半夏：摩痈肿，除瘤瘿气。（甄权）

治吐食反胃，霍乱转筋，肠腹冷，痰疟。（出自《日华子诸家本草》）

治寒痰，以及形寒饮冷伤肺而咳，消胸中痞，膈上痰，除胸寒，和胃气，燥脾湿，治痰厥头痛，消肿散结。（张元素）

治眉棱骨痛。（朱震亨）

补肝风虚。（王好古）

除腹胀，疗目不得瞑，白浊梦遗带下。（李时珍）

散逆气，除烦呕。（成无己）

主胃冷，呕哕。（出自《本草图经》）

治寒痰及形寒饮冷伤肺而咳，大和胃气，除胃寒，进饮食。治太阴痰厥头痛，非此不能除。（出自《医学启源》）

燥胃湿，化痰，益脾胃气，消肿散结，除胸中痰涎。（出自《主治秘要》）

[发明] 李时珍：脾无留湿不生痰，故脾为生痰之源，肺为贮痰之器。半夏能主痰饮及腹胀，是因为其体滑而味辛性温。涎滑能润，辛温能散亦能润，所以行湿而通大便，利窍而泄小便。

📜 |医家名论|

李时珍：将半夏洗去皮垢，用汤泡浸七日，每天换汤，晾干切片，用姜汁拌焙入药。或研为末，以姜汁入汤浸澄三日，沥去涎水，晒干用，称半夏粉。或研末以姜汁和成饼，晒干用，叫作半夏饼。

张元素：热痰佐以黄芩同用；风痰佐以南星同用；寒痰佐以干姜同用；痰痞佐以陈皮、白术同用。半夏多用则泻脾胃。各种血证及口渴者禁用，因其燥津液。孕妇不能用，用生姜则无害。

使用禁忌

一切血证及阴虚燥咳，伤津口渴者忌服。孕妇禁用。半夏与射干相使。恶皂荚。畏雄黄、生姜、干姜、秦皮。反乌头。

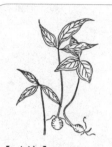

🌿|形态特征|

　　地下块茎球形，叶基生，叶片掌状三出，在叶柄或小叶分枝处着生珠芽，可做繁殖材料，由块茎生出的植株可抽出花茎，肉穗花序，外具有佛焰苞，浆果，嫩时绿色，熟时红色。

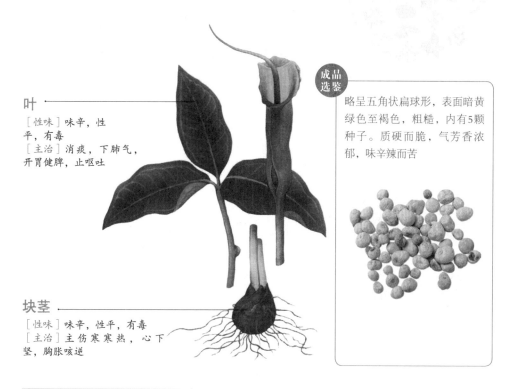

叶

[性味]味辛，性平，有毒

[主治]消痰，下肺气，开胃健脾，止呕吐

块茎

[性味]味辛，性平，有毒

[主治]主伤寒寒热，心下坚，胸胀咳逆

成品选鉴

略呈五角状扁球形，表面暗黄绿色至褐色，粗糙，内有5颗种子。质硬而脆，气芳香浓郁，味辛辣而苦

🍵|实用妙方|

半夏有毒，宜应用法半夏或姜半夏为宜，用量不宜过大。

• 风痰湿痰，用青壶丸：半夏一斤，天南星半两，分别泡汤，晒干研为末，用姜汁和成饼，焙干，再加入神曲半两，白术末四两，枳实末二两，用姜汁、面调末糊成梧桐子大的丸子。每服五十丸，姜汤下。

•中药趣味文化•

酷似小蒜的半夏

很久以前，有个姓胡的樵夫，一日砍完柴回家吃晚饭，谁就知一碗饭尚未下肚，突然口吐白沫，倒地而亡。知县认为是其妻胡氏下的毒，就把她投进了大牢。王知府觉得疑点很多，决定重审此案。由于胡樵夫家里很穷，那天吃的是小女儿挖来的"野小蒜"。于是，王知府要小女孩再挖来一篮，却发现是比野小蒜叶子稍宽，根茎略大的野草。一个犯了死罪的囚犯吃下后当场丧命。由此为胡氏洗脱了罪名。王知府根据这种野草的生长季节，将它取名为"半夏"。

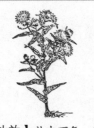

清除寒痰止呕逆

旋覆花

草部·隰草类　　温化寒痰药

【功效】补中下气，通利血脉，祛风除痰，治疗水肿。

旋覆花又名金沸草、金钱花、滴滴金、盗庚、夏菊、戴葚。它的花缘繁茂，圆而覆下，所以叫旋覆。其各种名称都是以花的形状而命名。《尔雅》上说，庚为金，旋覆花在夏天开黄花，盗窃金气，所以叫盗庚。

药用部分

○花

修治：雷敩：采得花，去蕊并壳皮及蒂子，蒸后晒干用。

性味：味咸，性温，有小毒。

主治：主结气胁下满，惊悸，除水，祛五脏间寒热，补中下气。（出自《神农本草经》）

消胸上痰结，唾如胶漆，心胁痰水；膀胱留饮，风气湿痹，皮间死肉，利大肠，通血脉，益色泽。（出自《名医别录》）

主水肿，逐大腹，开胃，止呕逆不下食。（甄权）

行痰水，去头目风。（寇宗奭）

消坚软痞，治噫气。（王好古）

行痰水，去头目风，亦走散之药也。（出自《本草衍义》）

消痰导饮、散结利气。除惊悸，去心下水饮。治目中翳头风。（出自《本草发明》）

消痰逐水，利气下行之药也。主心肺结气，胁下虚满，胸中结痰，痞坚噫气，或心脾伏饮，膀胱留饮，宿水等症。（出自《本草汇言》）

开结气，降痰涎，通水道，消肿满，凡气壅湿热者宜之。（出自《本草正》）

明目，治头风，通血脉。（出自《日华子诸家本草》）

○叶

主治：傅金疮，止血。（出自《日华子诸家本草》）

治疗疮肿毒。（李时珍）

○根

主治：风湿。（出自《名医别录》）

[发明] 李时珍：旋覆是手太阴肺、手阳明大肠经之药。它所治的各种病，功用不外乎行水下气，通血脉。李卫公说闻其花能损目。

医家名论

《名医别录》：旋覆生长在平泽川谷。五月采花，晒干，二十天成。

韩保昇：旋覆的叶像水苏，花黄如菊，六月至九月采花。

李时珍：此草的花像金钱菊。生长在水泽边的，花小瓣单；人们栽种的，花大蕊簇，这大概是土壤的贫瘠与肥沃造成的。它的根细白。

使用禁忌

阴虚劳嗽，津伤燥咳者忌用；又因该品有茸毛，易刺激咽喉作痒而致呛咳呕吐，故须布包入煎。

🌸 形态特征

多年生草本，高30～80厘米。根状茎短，茎单生或簇生，绿色或紫色。基部叶花期枯萎，中部叶长圆形或长圆状披针形，全缘或有疏齿。头状花序，舌状花黄色。瘦果圆柱形，被疏短毛。

花

[性味] 味咸，性温，有小毒
[主治] 主结气胁下满，惊悸，除水

成品选鉴

呈扁球形，底部有4层（线叶旋复花3层）浅灰绿色、膜质的总苞片，外缘1层舌状花，黄色，质柔软，手捻易散，气微弱，味微苦咸。以朵大、金黄色、有白茸毛、无枝梗者为佳

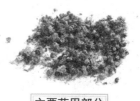

主要药用部分

花

叶

[主治] 傅金疮，止血

🍵 实用妙方

• 中风壅滞：旋覆花洗净，焙过，研细，加炼蜜和成梧桐子大的丸子，睡前用茶汤送下五至十九。

• 小儿眉癣，小儿眉毛眼睫，因生癣后不复生：旋覆花、天麻苗、防风各等份，同研为末，洗净患处，用油调涂。

•中药趣味文化•

诸花皆升，旋覆花独降

牡丹之雍容，莲之清雅，百花皆有妖娆之姿、清香之味，因此备受人们的喜爱，地位趋升，而旋覆花孤标傲世，不愿随众意，不愿看着人们的脸色行事，地位日降。后来，百花封神之时，花王因欣赏旋覆花的品格，成全了它的意志，诸花皆升，而唯独让它显示出降的效能。旋覆花行水、下气、降逆止呕的效用与其他花具有的轻扬、发散、清热之效是明显不同的。

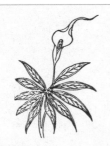

半身不遂患者的救星

天南星

【功效】祛风止痉，化痰散结。

草部•毒草类　　温化寒痰药

天南星又名虎膏、鬼蒟蒻。古方多用虎掌，没有说到天南星。南星之名出自唐人治中风痰毒的方中，后人遂采用此名。称虎掌，是因叶的形状像虎掌。称南星，因其根圆白，形如老人星。

|形态特征|

根如豆大，一茎成穗，直上如鼠尾，中间生一叶如匙，裹茎成房，旁开一口，中有花，微青褐色，结实如麻子大，熟后即变为白色。

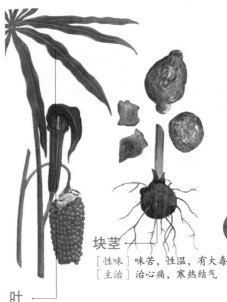

块茎

[性味] 味苦，性温，有大毒
[主治] 治心痛，寒热结气

叶

[性味] 味苦，性温，有大毒
[主治] 主中风麻痹，能除痰下气

|药用部分|

○块茎

性味：味苦，性温，有大毒。

《日华子诸家本草》：畏附子、干姜、生姜。

李时珍：虎掌得防风则不麻，得牛胆则不燥，得火炮则不毒。生能伏雄黄、丹砂、焰消。

主治：治心痛，寒热结气，积聚伏梁，伤筋痿拘缓，能利水道。（出自《神农本草经》）

除阴部湿，止风眩。（出自《名医别录》）

主疝气肿块、肠痛，伤寒时疾，能强阴。（甄权）

主中风麻痹，能除痰下气，利胸膈，攻坚积，消痈肿，散血堕胎。（出自《开宝本草》）

成品选鉴

呈扁平而不规则的类圆形，表面淡黄色或淡棕色，每一块茎中心都有一茎痕，周围有点状须根痕。质坚实而重，断面不平坦，色白，粉性。气微，味辣，有麻舌感

|实用妙方|　天南星有毒，需在医生指导下使用

•口眼㖞斜：天南星（生）研为末，用自然姜汁调匀。病在左侧，敷右侧；病在右侧，敷左侧。

•风痰咳嗽：大天南星一枚，炮裂研成末。每取一钱，加水一盏，姜三片，煎成五分，温服，早、中、晚各一次。

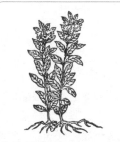

止咳平喘，寒证热证都适用

白前

【功效】泻肺降气，下痰止嗽。

草部·山草类　　温化寒痰药

白前又名石蓝、嗽药。主产于浙江、安徽。一般八月挖其根阴干入药。它与白薇很像，但白薇柔软能弯曲，白前则坚硬且直，容易折断，可以用这个进行区别。

|形态特征|

多年生草本。根茎匍匐。茎直立，下部木质化。单叶对生，具短柄。

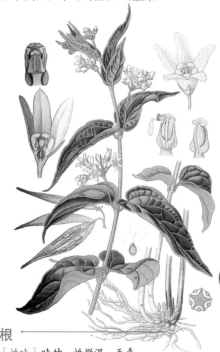

根

[性味] 味甘，性微温，无毒
[主治] 治胸胁满闷、咳嗽上气，呼吸欲绝

|药用部分|

○白前根

性味：味甘，性微温，无毒。
主治：治胸胁满闷、咳嗽上气，呼吸欲绝。（出自《名医别录》）
治一切气分疾病，肺气烦闷，贲豚肾气。（出自《日华子诸家本草》）
能降气祛痰。（李时珍）
主上气冲喉中，呼吸欲绝。（出自《新修本草》）
泻肺。（出自《本草备要》）

[发明] 寇宗奭：白前能降肺气，治咳嗽多用，以温性药相佐同用效果更好。
李时珍：白前色白而味微辛甘，为手太阴经之药。它长于降气，肺气壅塞有痰的人适宜使用。如果是肺虚而常叹气者，不可用。

成品选鉴

圆柱形，有分枝，表面黄白色至黄棕色，具细纵皱纹，节明显，顶端有数个残茎，质脆易断，断面中空或有膜质髓，质脆，断面白色。气微味苦

|实用妙方|

本品有大毒，慎重应用或在医生指导下应用。

•久嗽咯血：用白前、桔梗、桑白皮各三两（炒过），炙甘草一两，加水六升，煮成一升，分三次服。忌食猪肉、白菜。

•久咳喉中有声，不能安睡：取白前焙干捣为末，每次用温酒送服二钱。

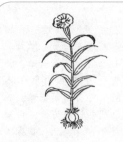

止咳消痰的药中之宝

贝母

【功效】清热润肺，化痰止咳。

草部·山草类　　清化热痰药

贝母又名勤母、苦菜、苦花、空草、药实。此草外形像聚贝子，所以名贝母。苦菜、药实与野苦荬、黄药子同名。

🐚 |药用部分|

○贝母鳞茎

性味：味辛，性平，无毒。

徐之才：厚朴、白微相使，恶桃花，畏秦艽、莽草，反乌头。

主治：主伤寒烦热，小便淋沥，邪气疝瘕，喉痹乳难，破伤风。（出自《神农本草经》）

疗腹中结实，心下满，洗邪恶风寒，目眩项直，咳嗽，能止烦热渴，发汗，安五脏，利骨髓。（出自《名医别录》）

能消痰，润心肺。将其研为末与砂糖做成丸，含服，能止咳。烧灰用油调敷，疗人畜恶疮，有敛疮口的作用。（出自《日华子诸家本草》）

主胸胁逆气，时疾黄疸。研成末用来点眼，可去翳障。用七枚贝母研末用酒送服，治难产及胞衣不出。与连翘同服，主项下瘤瘿。（甄权）

能散心胸郁结之气。（出自《本草别说》）

治虚劳咳嗽，吐血咯血，肺痿肺痈，妇人乳痈、痈疽及诸郁之症。（出自《本草会编》）

降胸中因热结脚及乳痈流痰结核。（出自《本草正》）

疗肿瘤疡，可以托里护心，收敛解毒。（出自《本草述》）

桔梗、贝母之苦辛，用以下气。（成

无己）

主治郁痰、虚痰、热痰及痰中带血，虚劳咳嗽，胸膈逆气，烦渴热甚。用疗肺痿、肺痈、瘰疬痰核、痈疽疮毒。善调脾气，治胃火上炎，冲逼肺金，致痰嗽不止。（出自《药品化义》）

开郁、下气、化痰之药也。润肺消痰，止咳定喘。（出自《本草汇言》）

[发明] 陈承：贝母能散心胸郁结之气。王好古：贝母是肺经气分之药。张仲景治疗寒实结胸，外无热证的患者，用三物小陷胸汤，也可以用泻白散，因其方中有贝母。成无己说过，辛味散而苦味泄，桔梗、贝母都有苦辛之味，用来下气。

🐚 |医家名论|

《名医别录》：贝母生于晋地，十月采根晒干。

苏颂：现在河中、江陵府、郢、寿、随、郑、蔡、润、滁州都有贝母。它二月长苗，茎细，色青。叶青像荞麦叶，随苗长出。七月开碧绿色花，形如鼓子花。八月采根，根有瓣子，为黄白色，像聚贝子。

使用禁忌

寒湿痰及食积痰火作嗽，湿痰在胃恶心欲吐，痰饮作寒热，脾胃湿痰作眩晕及痰厥头痛，中恶呕吐，胃寒作泄并禁用。恶桃花。畏秦艽、矾石、莽草。反乌头。

图说经典《本草纲目》

198

❀|形态特征|

多年生草本，鳞茎球形或圆锥形，茎直立，单一，无毛。叶条形或条状披针形，先端急尖，不卷曲。花单生于茎顶，深黄色，有黄褐色小方格。蒴果长圆形，具6棱，棱上的翅很窄。

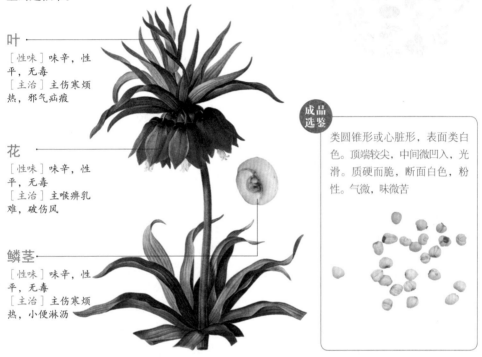

叶

[性味]味辛，性平，无毒
[主治]主伤寒烦热，邪气疝瘕

花

[性味]味辛，性平，无毒
[主治]主喉痹乳难，破伤风

鳞茎

[性味]味辛，性平，无毒
[主治]主伤寒烦热，小便淋沥

成品选鉴

类圆锥形或心脏形，表面类白色。顶端较尖，中间微凹入，光滑。质硬而脆，断面白色，粉性。气微，味微苦

🍵|实用妙方|

• 化痰止咳，消食除胀：贝母去心一两，姜制厚朴半两，蜜调做成如梧桐子大的丸子，每次用白开水送服五十九。

• 小儿百日咳：贝母五钱、甘草（半生半炙）二钱，研为末，加砂糖做成芡子大的丸子，每次用米汤化服一丸。

• 孕妇咳嗽：贝母去心，用麸炒黄研成末，加砂糖搅拌做成芡子大的药丸，每次含咽一丸。

• 小儿鹅口疮：贝母去心研成细末，每取半钱，加水五分、蜜少许，煎三沸，用药汁涂抹患处。

·中药趣味文化·

贝母的由来

从前有个身体虚弱的妇人，孩子刚生下来时她就晕了过去。孩子生下来不久就夭折了，连生两胎，都是这样。一直都没有大夫能治好她的病。后来有个大夫给开了一味药，让妇人每天煎汤喝。喝了三个月，妇人再次怀孕，后来生下一个健康的婴儿。这次孩子没有死，产妇也很安全，家人把这个孩子当宝贝一样，所以人们就把这味药叫作"贝母"了。

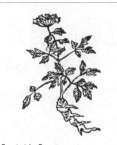

降气散风邪，化痰通五脏

前胡

【功效】散风清热，降气化痰。

草部·山草类　　清化热痰药

前胡苗高二尺，色似斜蒿，叶如野菊而细瘦，嫩时可食，秋月开黪白花，其根皮黑肉白，有香气。二月、八月采根晒干。

|药用部分|

○前胡根

修治： 先用刀刮去表面苍黑的皮和髭土，细锉，用甜竹沥浸泡，使其润，然后放太阳下晒干用。

性味： 味苦，性微寒，无毒。

徐之才： 与半夏相使，恶皂荚，畏藜芦。

主治： 主痰满，疗胸胁痞塞，心腹气滞，风邪头痛，去痰实，下气，治伤寒寒热，能推陈致新，明目益精。《名医别录》单独煮服，能祛热实及时行邪气所致的内外俱热。（甄权）

治一切气，破症结，开胃下食，通五脏，主霍乱转筋，骨节烦闷，反胃呕逆，气喘咳嗽，能安胎，疗小儿一切疳气。（出自《日华子诸家本草》）

能清肺热，化痰热，散风邪。（李时珍）

散风寒、净表邪、温肺气、消痰嗽。（出自《本草汇言》）

散风驱热，消痰下气，开胃化食，止呕定喘，除嗽安胎，止小儿夜啼。（出自《本草通玄》）

主疗痰满胸胁中痞，心腹结气，风头痛，祛痰实，下气。治伤寒寒热，推陈致新，明目益精。（出自《名医别录》）

解散伤风伤寒，发汗要药，止咳嗽，升降肝气，明目退翳，出内外之痰。（出自《滇南本草》）

[发明] 李时珍：前胡味甘、辛，性微平，为阳中之阴药，主降。它是手足太阴、阳阴经主药，与柴胡纯阳上升入少阳、厥阴经不同。前胡的作用长于降气，所以能治痰热喘咳、痞满呕逆等症。气降则火降，痰亦降，故有推陈致新的作用，为治痰气要药。陶弘景说前胡与柴胡功效相同，这是不对的。它们治疗的病症虽然相同，但归经、主治则不同。

|医家名论|

苏颂：它春天生苗，青白色像斜蒿。初生时有白茅，长三四寸，味道很香美，又像芸蒿。前胡七月里开白花，与葱花相似；八月结实；根为青紫色。前胡与柴胡相似，但柴胡赤色而脆，前胡黄而柔软，这是两者不同的地方。

李时珍：前胡有好几种，但只以苗高一二尺，色似斜蒿，叶如野菊而细瘦，嫩时可食，秋季开黪白色花，像蛇床子花，其根皮黑、肉白、有香气的为真品。一般以北方所产的为好，故方书中称北前胡。

使用禁忌

气虚血少之病不可用。凡阴虚火炽，煎熬真阴，凝结为痰而发咳喘；真气虚而气不归元，以致胸胁逆满；因于阴血虚而头痛；内热心烦，外现寒热等症状都禁用。

🌿|形态特征|

主根棕褐色，有浓郁的香气；茎圆柱状，具纵条纹，下部紫色，光滑，上部被毛。叶片厚纸质，卵圆形，边缘有规则的锯齿，叶脉明显。花秋季开放，深紫色，细小，复伞形花序。

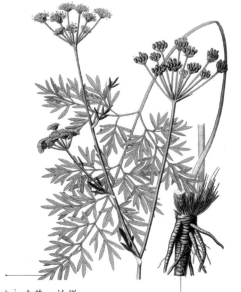

叶

[性味] 味苦，性微寒，无毒

[主治] 治一切气，破症结，开胃下食，通五脏

根

[性味] 味苦，性微寒，无毒

[主治] 主痰满，疗胸胁痞塞，心腹气滞

成品选鉴

表面黑褐色或灰黄色，质较柔软，干者质硬，断面不整齐，淡黄白色，皮部散有多数棕黄色油点。气芳香，味微苦、辛

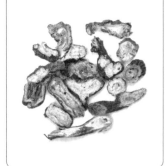

🍵|实用妙方|

• 小儿夜啼：取前胡捣碎过筛，用蜜调做成如小豆大的药丸，每天用温水送服一丸，服至五六丸，以病愈为止。

• 治肺热咳嗽，气喘不安：前胡一两半，贝母、白前各一两，麦冬一两半，枳壳一两，芍药、麻黄各一两半，大黄一两。细切，如麻豆。每服三钱，以水一盏，煎取七分，去滓，食后温服，每日两次。

·中药趣味文化·

前胡的品类考证

柴胡赤色而脆，前胡黄而柔软，不同尔。一说今诸方所用前胡皆不同京师北地者，色黄白枯脆，绝无气味。江东乃有三四种，一种类当归，皮斑黑，肌黄面脂润，气味浓烈；一种色理黄白似人参而细短，香味都微；又有如草乌头，肤黑而坚，有两三歧为一本者，食之亦戟人咽喉，中破以姜汁渍捣服之，甚下膈解痰实，然皆非真前胡也。今最上者出吴中。又寿春生者皆类柴胡而大，气芳烈，味亦浓苦，疗痰下气最要，都胜诸道者。

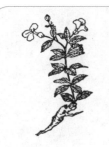

餐桌上的宣肺祛痰药

桔梗

草部·山草类 清化热痰药

【功效】宣肺利咽，祛痰排脓。

桔梗又名白药、梗草。此草之根结实而梗直，所以叫桔梗。开暗蓝色或蓝白色花的草本植物，根可入药，有止咳祛痰、排脓等作用。

|药用部分|

○桔梗根

修治：李时珍：现在只刮去桔梗根表面的浮皮，用米泔水浸一夜，切片微炒后入药用。

性味：味辛，性微温，有小毒。

李时珍：应当是味苦、辛，性平为妥。

徐之才：桔梗节皮相使，畏白及、龙眼、龙胆草，忌猪肉。与牡蛎、远志同用，治疗恚怒。与消石、石膏同用，治伤寒。

主治：主治胸胁疼痛如刀刺，腹满肠鸣，惊恐悸气。（出自《神农本草经》）

利五脏肠胃，补血气，除寒热风痹，温中消谷，疗咽喉痛，除蛊毒。（出自《名医别录》）

治下痢，破血行气，消积聚、痰涎，去肺热气促嗽逆，除腹中冷痛，主中恶及小儿惊痫。（甄权）

下一切气，止霍乱抽筋，心腹胀痛。补五劳，养气，能除邪气，辟瘟，破症瘕、肺痈，养血排脓，补内漏，治喉痹。（出自《日华子诸家本草》）

利窍，除肺部风热，清利头目，利咽喉。治疗胸膈滞气及疼痛。除鼻塞。（张元素）

治口舌生疮、目赤肿痛。（李时珍）

治肺痈。（出自《本草衍义》）

疗咽喉痛，利肺气，治鼻塞。（出自《珍珠囊》）

利胸膈，治咽喉气壅及痛，破滞气

及积块，除肺部风热，清利头目，利窍。（李杲）

[发明] 朱震亨：干咳为痰火之邪郁在肺中，宜用苦桔梗开郁。痢疾腹痛为肺气郁在大肠，也宜先用苦桔梗开郁，后用治痢药。因桔梗能升提气血，所以治气分药中适宜使用。

|医家名论|

陶弘景：荠苨叶和桔梗叶很像，但荠苨叶下光滑润泽无毛，且不像人参叶那样对生。这是它们相区别的地方。

苏颂：现在到处都有桔梗。它的根像小指般大小，黄白色，春季长苗，茎高一尺多，叶像杏叶，呈长椭圆形，四叶对生，嫩时也可煮来食用。夏天开紫碧色小花，很像牵牛花，秋后结子。八月采根，根为实心。如果无心的是荠苨。关中产的桔梗，根是黄皮，像蜀葵根；茎细，色青；叶小，青色，像菊叶。

《新修本草》：人参苗似五加阔短，茎圆，有三、四丫，丫头有五叶。陶引荠苨乱人参，谬矣。且荠苨、桔梗，又有叶差互者，亦有叶三四对者，皆一茎直上，叶既相乱，唯以根有心无心为别尔。

使用禁忌

阴虚久嗽不宜用，以其通阳泄气也。气逆及咯血者忌服。下虚及怒气上升者不宜。

🌿 |形态特征|

多年生草本，全株光滑无毛。茎直立，折断有汁液；叶片长卵形；根粗大肉质，圆锥形或有分叉，外皮黄褐色。开蓝紫色或蓝白色花。蒴果卵形，熟时顶端开裂。

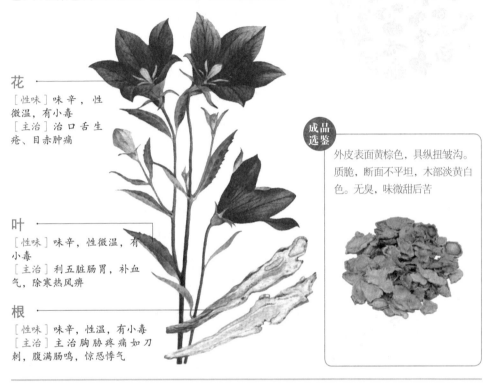

花

[性味] 味辛，性微温，有小毒
[主治] 治口舌生疮、目赤肿痛

叶

[性味] 味辛，性微温，有小毒
[主治] 利五脏肠胃，补血气，除寒热风痹

根

[性味] 味辛，性温，有小毒
[主治] 主治胸胁疼痛如刀刺，腹满肠鸣，惊恐悸气

成品选鉴

外皮表面黄棕色，具纵扭皱沟。质脆，断面不平坦，木部淡黄白色。无臭，味微甜后苦

🍵 |实用妙方|

• 胸满不痛：桔梗、枳壳各等份，加水二盅，煎取一盅，温服。

• 伤寒腹胀，为阴阳不和所致，用桔梗半夏汤：用桔梗、半夏、陈皮各三钱，生姜五片，加水二盅，煎取一盅服用。

• 虫牙肿痛：用桔梗、薏苡各等份，研为末，内服。

• 牙疳臭烂：用桔梗、茴香各等份，烧后研细敷患处。

●中药趣味文化●

桔梗与爱情的传说

在朝鲜，相传有一位漂亮的姑娘名字叫桔梗，她和恋人青梅竹马、两情相悦。然而地主来抢桔梗抵债，她的恋人失手把地主杀了，被关入监牢。桔梗姑娘十分悲伤，茶饭不思，很快就病倒了。她临死之前要求家人把她葬在青年砍柴必经的山路上。第二年春天，在她的坟上开出一种紫色的小花，它的根吃起来甜甜的，就像桔梗姑娘曾经甜蜜的爱情。人们叫它"桔梗花"，并将他们的故事编成歌谣传唱，赞美美好的爱情。

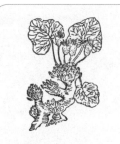

久咳不愈用款冬花

款冬花

【功效】润肺下气，止咳化痰。

草部·隰草类 | 止咳平喘药

款冬花又名款冻、颗冻、氐冬、钻冻、菟奚、橐吾、虎须。百草中只有它不畏冰雪，最先发芽，春天人们采来代替蔬菜。

|形态特征|

根是紫色，叶像草薢，丛生；花出根下，十二月开黄花，则长出来时像菊花萼，离地一二寸，通直而肥实无子。

花蕾

[性味] 味辛，性温，无毒

[主治] 各种惊痫寒热邪气

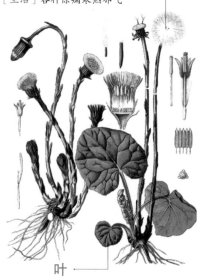

叶

[性味] 味辛，性温，无毒

[主治] 主咳嗽上气、哮喘，喉痹

|药用部分|

○花蕾

性味：味辛，性温，无毒。

寇宗奭：如果入药用，须微见花的为好。如果已经开花芬芳，则无药力。

主治：主咳嗽上气、哮喘，喉痹，以及各种惊痫寒热邪气。（出自《神农本草经》）

治消渴，喘息呼吸。（出自《名医别录》）

疗肺气心促急，热劳咳、咳声不断、涕唾稠黏，肺痿肺痈，吐脓血。（甄权）

润心肺，益五脏，除烦消痰，清肝明目，治中风等疾病。（出自《日华子诸家本草》）

[发明] 苏颂：《神农本草经》载主治咳逆，古今方中多用来温肺治嗽。

成品选鉴

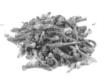

本品呈长圆棒状。外被紫红色或淡红色鱼鳞状苞片，内为白色絮状茸毛。体轻，气香，味微苦而辛

|实用妙方|

•咳嗽痰中带血：款冬花、百合，蒸后焙，等份研为末，加蜜做成成龙眼大的丸子，每天临睡时嚼服一丸，姜汤送下。

•治久嗽不止：紫菀三两，款冬花三两。上药粗捣罗为散，每服三钱，以水一中盏，生姜半分，煎至六分，去滓温服，每日服用三四次。

图说经典《本草纲目》

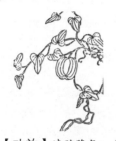

清肺止咳的藤上果

马兜铃

又名都淋藤、独行根、去南根，其根称土青木香，藤称天仙藤。此草蔓生附木生长，果实像马项上的铃铛，故名马兜铃。

【功效】清肺降气，止咳平喘，清肠消痔。

草部·蔓草类　　止咳平喘药

🕷 |形态特征|

全株无毛。茎有棱，缠绕成团。叶片三角状心形，种子多数，扁平三角形，周围有宽翅。

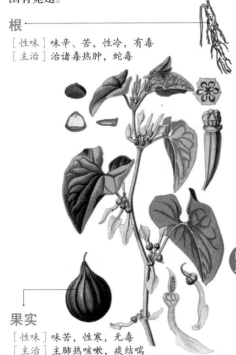

根

[性味] 味辛、苦，性冷，有毒
[主治] 治诸毒热肿，蛇毒

果实

[性味] 味苦，性寒，无毒
[主治] 主肺热咳嗽，痰结喘促，血痔瘘疮

🐚 |药用部分|

○ **果实**

性味：味苦，性寒，无毒。

主治：主肺热咳嗽，痰结喘促，血痔瘘疮。（出自《开宝本草》）

治肺气上急，坐息不得，咳嗽连连不止。（甄权）

清肺气，补肺，去肺中湿热。（张元素）

○ **独行根（青木香）**

性味：味辛、苦，性冷，有毒。

马志：有毒，不能多服，会使人呕吐、腹泻不止。

主治：治诸毒热肿，蛇毒，用水磨独行根成泥封患处，一天三四次。加水煮一二两，取汁服，吐蛊毒。将其捣为末，水调后用来涂疗肿，效果好。（出自《新修本草》）

利大肠，治头风、瘙痒、秃疮。（李时珍）

成品选鉴

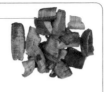

卵圆状倒卵形，表面黄绿色、灰绿色或棕褐色，轻而脆，内表面平滑而带光泽，有密的横向脉纹，气特殊，味微苦

🍵 |实用妙方|

现代研究表明，本品含马兜铃酸，可引起肾损害等不良反应，儿童及老年人慎用。

• 水肿腹大喘急：用马兜铃煎汤，每日服。

• 治心痛：大马兜铃一个，灯上烧存性，研为末，温酒送服。

• 肺气喘急：马兜铃二两，去壳及膜，加酥油半两，拌匀后用慢火炒干，再加炙甘草一两，同研成末。每次取一钱，加水一盏，煎至六成，温服，或噙口中咽服。

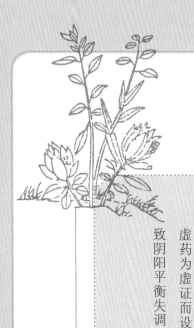
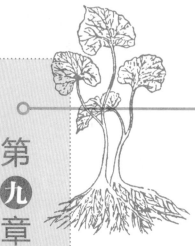

第九章 补虚健体篇

凡能补益正气、增强体质、提高抗病能力、纠正人体气血阴阳虚衰的病理倾向、治疗虚证的药物，称为补虚药，也叫补养药或补益药。根据性能、功效及适应证的不同，分为补气药，如人参、黄芪、甘草；补阳药，如淫羊藿、肉苁蓉、菟丝子、海马；补血药，如当归、阿胶、龙眼；补阴药，如沙参、百合、麦冬、石斛等。补虚药为虚证而设，身体健康，并无虚弱表现者，不宜滥用，以免导致阴阳平衡失调。

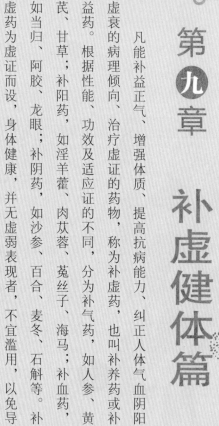
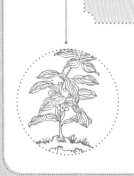

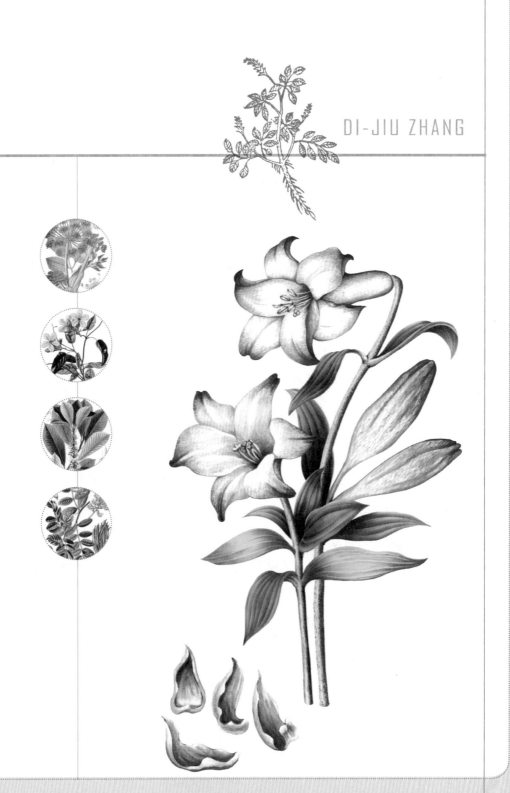

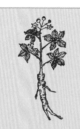

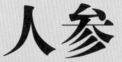

大补元气的"百草之王"

人参

草部·山草类　　补气药

【功效】大补元气，宁神益智，益气生津，补虚扶正，延年益寿。

人参又名黄参、血参、土精、地精。李时珍：人参为五参之一，色黄属土而补脾胃，生阴血，故有黄参、血参的叫法。它吸收了土地的精华，所以又叫地精、土精。

|药用部分|

○人参根

性味：味甘，性微寒，无毒。

张元素：人参得升麻引用，补上焦之元气，泻肺中之火；得茯苓引用，补下焦之元气，泻肾中之火。得麦冬则生脉，得干姜则补气。

李杲：人参得黄芪、甘草，乃甘温除大热，泻阴火，补元气，又为疮家圣药。

朱震亨：人参入手太阴经。与藜芦相反，服人参一两，入藜芦一钱，则人参功效尽废。

主治：补五脏，安精神，定魂魄，止惊悸，除邪气，明目益智。久服可轻身延年。（出自《神农本草经》）

治胃肠虚冷，心腹胀痛，胸胁逆满，霍乱吐逆。能调中，止消渴，通血脉，破坚积，增强记忆力。（出自《名医别录》）

主五劳七伤，虚损痰弱，止呕哕，补五脏六腑，保中守神。消胸中痰，治肺痿及痫疾，冷气逆上，伤寒不下食，凡体虚、梦多而杂乱者宜加用人参。（甄权）

消食开胃，调中治气，杀金石药毒。（出自《日华子诸家本草》）

治男女一切虚证，发热自汗，眩晕头痛，反胃吐食，疟疾，滑泻久痢，小便频数淋沥，劳倦内伤，中风中暑，痿痹，吐血咯血下血，血淋、血崩，胎前产后诸病。（李时珍）

[发明] 李杲：人参性味甘温，能补肺中元气，肺气旺则四脏之气皆旺，精自生而形体自盛。

张仲景：病人汗后身热、亡血、脉沉迟，或下痢身凉，脉微血虚，都加用人参。古人治疗血脱用益气的方法，这是因为血不能自主，须得到生阳气的药乃生，阳生则阴长，血才旺。

陶弘景：人参为药中要品，与甘草同功。

|医家名论|

《名医别录》：人参生长在上党山谷及辽东等地。在二、四、八月上旬采根，用竹刀刮去泥土，然后晒干，不能风吹。

李时珍：现在用的，都是辽参。秋冬季采挖的人参坚实，春夏季采挖的虚软。辽参连皮的色黄润如防风，去皮的坚实色白如粉。假人参都是用沙参、桔梗的根来伪造的。沙参体虚无心而味淡，桔梗体实有心而味苦。人参则体实有心，味甘、微带苦味，余味无穷。

使用禁忌

不宜与藜芦、五灵脂同用。阴虚火嗽吐血者慎用。若脾胃热实，肺受火邪，喘嗽痰盛，失血初起，胸膈痛闷，噎膈便秘，有虫有积，皆不可用。

🐝 |形态特征|

多年生宿根草本，高30～60厘米。主根肥厚，肉质，黄白色，圆柱形或纺锤形。茎直立，圆柱形。复叶掌状，叶片椭圆形或微呈倒卵形，边缘有细锯齿。夏季开花，伞形花序，花瓣卵形，淡黄绿色。浆果扁圆形，成熟时鲜红色。

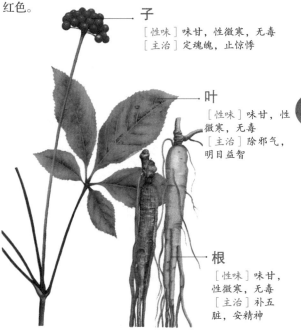

子
[性味]味甘，性微寒，无毒
[主治]定魂魄，止惊悸

叶
[性味]味甘，性微寒，无毒
[主治]除邪气，明目益智

根
[性味]味甘，性微寒，无毒
[主治]补五脏，安精神

第九章

9

补虚健体篇

成品选鉴

主根呈纺锤形或圆柱形，表面灰黄色，有疏浅断续的粗横纹及明显的纵皱，下部有支根2或3条，并有多数细长的须根，质较硬，香气特异，味微苦、甘

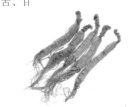

🍵 |实用妙方|

•治中汤，即理中汤，用来治疗胸痹，心中痞坚，结胸，胁下逆气抢心：取人参、白术、干姜、甘草各三两，加水八升，煮取三升，每次服一升，每日三次，可随症加减。

•四君子汤，用来治脾胃气虚，不思饮食，诸病气虚者：人参一钱，白术二钱，白茯苓一钱，炙甘草五分，生姜三片，大枣一枚，加水两杯，煎取一杯，饭前温服，随症加减。

•开胃化痰：人参二两（焙），半夏五钱（姜汁浸焙），共研为末，面粉调糊做丸如绿豆大，每次姜汤送服三十至五十九。饭后服，每日三次。老少均宜。

•中药趣味文化•

人参的故事

从前，有两兄弟进山打猎，没想到遇到了大雪封山。他们没办法，也没有吃的，就只好躲进山洞里。兄弟俩发现洞口长着一种植物，叶子不多，但它的根口感却很好，吃了不仅不饿了，还会觉得浑身很暖和、有力气，但是多吃会流鼻血。于是兄弟俩靠这种草根活了下来。兄弟俩见草根呈人形，又有活命之功，就给这种草取名为"人生"，后世的人们渐渐传成了"人参"。

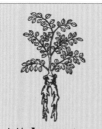

五脏皆补的补气圣药

黄芪

草部·山草类 　　 补气药

【功效】补气升阳,益卫固表,利水消肿,托疮生肌。

黄芪又名戴糁、戴葚、独葚、芰草、蜀脂、百本、王孙。芪,也作耆。李时珍:耆,长的意思。黄芪色黄,为补药之长,故名。今通称为黄芪。

🌿|药用部分|

○黄芪根

性味: 味甘,性微温,无毒。

《名医别录》:白水芪性寒主补。

张元素:黄芪味甘,性温或平。气薄味厚,可升可降,属阴中阳药,入手足太阴经气分,又入手少阳、足少阴命门。

徐之才:与茯苓相使,恶龟甲、白鲜皮。

主治: 主痈疽、烂疮日久,能排脓止痛。疗麻风病,痔疮、瘰疬,补虚,治小儿百病。(出自《神农本草经》)

治妇人子宫邪气,逐五脏间恶血,补男子虚损,五劳消瘦,止渴,腹痛泄痢。可益气,利阴气。(出自《名医别录》)

治虚喘,肾虚耳聋,疗寒热,治痈疽发背,内补托毒。(甄权)

益气壮筋骨,生肌补血,破症瘕。治瘰疬瘿瘤,肠风血崩,带下,赤白下痢,产前后一切病,月经不调,痰咳,头痛,热毒赤目。(出自《日华子诸家本草》)

治虚劳自汗,补肺气,泻肺火心火,固卫表,养胃气,去肌热及诸经疼痛。(张元素)

主治太阴疟疾,阳维的寒热病,督脉的气逆里急。(王好古)

○黄芪茎叶

主治: 疗渴以筋挛,痈肿疽疮。(出自《名医别录》)

[发明]陶弘景:黄芪产于陇西的温补,产于白水的冷补。又有红色的用作膏药,消痈肿。

张元素:黄芪甘温纯阳,功用有五:一补各种虚损;二益元气;三健脾胃;四祛肌热;五排脓止痛,活血生血,内托阴疽,为疮家圣药。又说:黄芪补五脏虚损,治脉弦自汗,泻阴火,祛虚热,无汗用之发汗,有汗用之则止汗。

📖|医家名论|

李时珍:黄芪叶似槐叶但稍微要尖小些,又似蒺藜叶但略微宽大些,青白色。开黄紫色的花,大小如槐花。结尖角样果实,长约一寸。根长二三尺,以紧实如箭杆的为好。嫩苗可食用。收取它的果实,在十月下种,就像种菜一样。

苏颂:今河东、陕西州郡多有生长。八月中旬采挖它的根,其皮柔韧折之如绵,叫作绵黄芪。黄芪有白水芪、赤水芪、木芪几种,功用都差不多,但以白水芪力强。木芪短且纹理横生。

使用禁忌

肾病属阴虚,湿热、热毒炽盛者用黄芪一般会出现毒副作用,应禁用。

🌿 |形态特征|

多年生草本。茎直立，上部有分枝。奇数羽状复叶互生，小叶片广椭圆形或椭圆形，下面被柔毛。总状花序腋生，花萼钟状，密被短柔毛，花冠黄色。荚果膜质，半卵圆形，无毛。

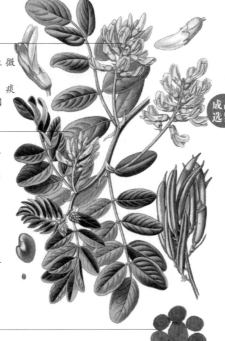

花

[性味] 味甘，性微温，无毒

[主治] 月经不调，痰咳，头痛，热毒赤目

叶

[性味] 味甘，性微温，无毒

[主治] 疗渴及筋挛，痈肿疽疮

根

[性味] 味辛，性微温，无毒

[主治] 主痈疽、烂疮日久

成品选鉴

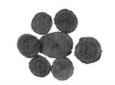

根圆柱形，有的有分枝，上端较粗，略扭曲，长30～90厘米，直径0.7～3.5厘米。表面淡棕黄色至淡棕褐色，有不规则纵皱纹及横长皮孔，栓皮易剥落而露出黄白色皮部，有的可见网状纤维束。质坚韧，断面强纤维性。气微，味微甜，有豆腥味。

🍵 |实用妙方|

• 小便不通：绵黄芪二钱，水二盏，煎成一盏，温服，小儿减半。

• 酒后黄疸（心痛，足胫肿胀，小便黄，身上发赤、黑、黄斑，这是由大醉受风、入水所致）：取黄芪二两，木兰一两，共研为末，用温酒送服一方寸匕，每日三次。

• 气虚所致小便浑浊：盐炒黄芪半两，茯苓一两，共研为细末，每服一钱，白开水送服。

• 肠风泻血：黄芪、黄连各等份研为细末，用面调糊做成丸，如绿豆大，每服三十九，米汤送下。

中药趣味文化

黄芪的由来

黄芪又叫作戴糁。这是因为相传古时有一位行医的老人，就叫戴糁，他善针灸术，为人厚道，一生乐于救助他人。后来他恰好遇到一个坠崖的儿童，为了救他而不幸遇难了。老人身体很瘦，面色淡黄，人们为尊敬他而称他为"黄芪"。老人去世后，他的墓旁生长出一种有甜味，具有补中益气、止汗、利水消肿、除毒生肌作用的草药。人们为纪念他，便将这种草药称为"黄芪"，并用它救治了很多病人。

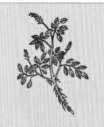

解百毒、调众药的"药中之王"

甘草

草部·山草类　　补气药

【功效】益气补中，清热解毒，祛痰止咳，缓急止痛，调和药性。

甘草又名蜜甘、蜜草、美草、蕗草、灵通、国老。国老即黄帝老师的称呼，甘草可治七十二种矿石毒，解一千二百种草木毒，调和众药有功，所以有国老的称呼。

|药用部分|

○甘草根

修治：李时珍：方书中炙甘草都是用长流水沾湿后炙，炙熟后刮去红皮，或用浆水炙熟，没有用油酥炙、酒蒸的。一般补中宜炙用，泻火宜生用。

性味：味甘，性平，无毒。

主治：治五脏六腑寒热邪气，强筋骨，长肌肉，倍气力。解毒，疗金疮肿。久服可轻身延年益寿。（出自《神农本草经》）

温中下气，用于烦满短气、伤脏咳嗽，并能止渴，通经脉，调气血，解百药毒，为九土之精，可调和七十二种矿石药及一千二百种草药。（出自《名医别录》）

除腹中胀满、冷痛，能补益五脏，治疗惊痫，肾气不足的阳痿，妇人血淋腰痛。凡体虚有热者宜加用本品。（甄权）

安魂定魄，能补各种劳伤、虚损，治疗惊悸、烦闷、健忘等症，通九窍，利血脉，益精养气，壮筋骨。（出自《日华子诸家本草》）

解小儿胎毒，治惊痫，降火止痛。（李时珍）

○甘草梢

主治：生用治胸中积热、祛阴茎中痛，加酒煮玄胡索、苦楝子效果更好。（张元素）

○甘草头

主治：生用能行足厥阴、阳明二经的瘀滞，消肿解毒。（朱震亨）

主痈肿，适宜与吐药配合使用。（李时珍）

[发明] 李时珍：甘草外红中黄，色兼坤离；味厚气薄，滋补脾土，调和众药，有元老的功德；能治各种病邪，有帮助天帝的力量而无人知晓，敛神仙的功力而不归于自己，可说是药中良相。但是，腹满呕吐及嗜酒者患病，不能用甘草；并与甘遂、大戟、芫花、海藻相反。

|医家名论|

《名医别录》：甘草生长在河西川谷积沙山及上郡。二月、八月的黄道吉日采根，暴晒，十日成。

李时珍：甘草的枝叶像槐，高五六尺，但叶端微尖而粗涩，好似有白毛，结的果实与相思角相像，成熟时果实自然裂开，子像小扁豆，非常坚硬。现在的人只以粗大、结紧、断纹的为好，称为粉草。质轻、空虚、细小的，其功用都不如粉草。

使用禁忌

实证中满腹胀忌服。恶远志。反大戟、芫花、甘遂、海藻四物。痢疾初作，不可用。

✿ |形态特征|

多年生草本，高30~70厘米。主根长且粗大，外皮红褐色至暗褐色。茎直立，被白色短毛。叶片卵圆形、卵状椭圆形或偶近于圆形。花冠淡紫堇色。荚果线状长圆形，镰刀状或弯曲呈环状。种子扁圆形或肾形，黑色光滑。

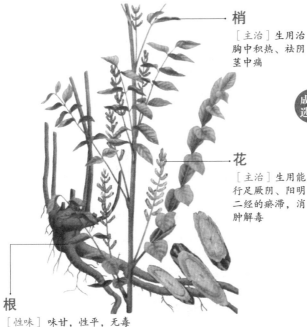

梢
［主治］生用治胸中积热、祛阴茎中痛

花
［主治］生用能行足厥阴、阳明二经的瘀滞，消肿解毒

根
［性味］味甘，性平，无毒
［主治］治五脏六腑寒热邪气，长肌肉，倍气力

成品选鉴
干燥根呈长圆柱形，不分枝，外皮显红棕色、棕色或灰棕色，具显著的皱纹、沟纹及稀疏的细根痕，质坚实而重。以外皮细紧、有皱沟、红棕色、质坚实、粉性足、断面黄白色者为佳；外皮粗糙，灰棕色、质松、粉性小、断面深黄色者为次；外皮棕黑色、质坚硬、断面棕黄色、味苦者不可入药

🍵 |实用妙方|

• **伤寒心悸脉结代**：用甘草二两，水三升，煮至一升半，服七合，每日一次。

• **伤寒咽痛（少阴症）**：用甘草汤，取甘草二两，蜜水炙过，加水二升，煮成一升半，每服五合，每日两次。

• **肺热喉痛（有痰热者）**：用炒甘草二两，桔梗一两（淘米水浸一夜），加阿胶半斤，水一盏半，煎服，每服五钱。

• **肺痿吐涎沫（头昏眩，小便频数，但不咳嗽）**：用甘草干姜汤，取炙甘草四两，炮姜二两，水三升，煮至一升半，分几次服。

• 中药趣味文化 •

"甘草"原从"干草"来

西汉时期，在一个山村里有位草药郎中，一天，郎中外出给乡民治病未归，家里来了很多求医的人。郎中妻子暗自琢磨，丈夫替人看病，不就是那些草药嘛，她想起灶前有一大堆草棍子，就把这些小棍子切成小片，发给那些来看病的人，人们拿药致谢而去。过了几天，好几个人拎了礼物来答谢草药郎中，说吃了他留下的药，病就好了。从那时起，郎中就把"干草"当作中药使用，又让它调和百药，每帖药都加一两钱，从此，甘草一直沿用下来。

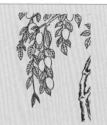

养脾气，平胃气的天然维生素丸

枣

果部·五果类　补气药

【功效】润心肺，补五脏，补中益气，养血安神。

陆佃《埤雅》中说，大的为枣，小的为棘。棘也就是酸枣。枣原产于我国，分布于南北各地，耐寒、耐旱、对土壤要求不高，品种繁多，营养丰富。

|药用部分|

○生枣

性味：味甘、辛，性热，无毒。多食令人寒热。凡体虚瘦弱的人不能吃。

孙思邈：多食令人热渴膨胀，动脏腑，损脾元，助湿热。

○大枣

释名：又名：干枣、美枣、良枣。

吴瑞：此即晒干的大枣。味最良美，故宜入药。

性味：味甘，性平，无毒。

《日华子诸家本草》：有齿病、疳病、蛔虫的人不宜吃，小儿尤其不宜吃。枣忌与葱同食，否则令人五脏不和。枣与鱼同食，令人腰腹痛。

李时珍：现在的人蒸枣大多用糖、蜜拌过，这样长期吃最损脾，助湿热。另外，枣吃多了，令人齿黄生虫。

主治：主心腹邪气，安中，养脾气，平胃气，通九窍，助十二经，补少气、少津液、身体虚弱，疗大惊，四肢重，能调和百药。（出自《神农本草经》）

能补中益气，坚志强力，除烦闷，疗心下悬，除肠癖。（出自《名医别录》）

润心肺，止咳，补五脏，治虚损，除肠胃癖气。和光粉烧，治疳痢。（出自《日华子诸家本草》）

主补津液，洗心腹邪气，和百药毒，通九窍，补不足气，煮食补肠胃，肥中益气第一，小儿患秋痢，与虫枣食，良。（孟诜）

可杀乌头、附子、天雄毒。（徐之才）

和阴阳，调荣卫，生津液。（李杲）

○三岁陈核中仁

性味：燔之，味苦，性平，无毒。

主治：主腹痛邪气。（出自《名医别录》）

核烧研，掺胫疮良。（李时珍）

|医家名论|

苏颂：华北地区都产枣，唯以青州出产的特佳。晋州、绛州的枣虽大，但不及青州的肉厚，江南的枣坚燥少脂。枣的种类也有很多。

李时珍：枣树的木心是红色的，枝上有刺。枣树四月生小叶，尖亮光泽，五月开小花，色白微青。枣树各处都有栽种，只有青、晋所产的枣肥大甘美，入药为好。

使用禁忌

凡有湿痰、积滞、齿病、虫病者，均不相宜。心下痞，中满呕吐者忌之。多食动风，脾反受病。小儿疳病不宜食，患疾热者不宜食。胃痛气闭者，蛔结腹痛及一切诸虫为病者，咸忌之。

形态特征

小枝呈"之"字形弯曲。有长枝（枣头）和短枝（枣股），长枝"之"字形曲折。叶长椭圆形状卵形，先端微尖或钝，基部歪斜。花小，黄绿色，8～9朵簇生于脱落性枝（枣吊）的叶腋，成聚伞花序。核果长椭圆形，暗红色。

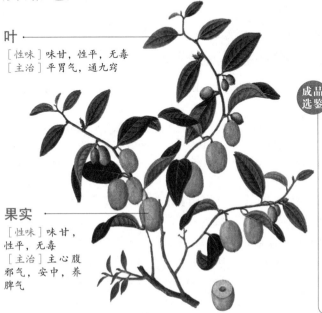

叶

[性味] 味甘，性平，无毒
[主治] 平胃气，通九窍

果实

[性味] 味甘，性平，无毒
[主治] 主心腹邪气，安中，养脾气

成品选鉴

椭圆形或球形，表面暗红色，略带光泽，有不规则皱纹，外果皮薄，中果皮棕黄色或淡褐色，肉质，柔软，富糖性而油润。果核纺锤形，两端锐尖，质坚硬。气微香，味甜

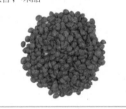

实用妙方

● 调和胃气：干枣去核，用缓火烤燥，研为末，加少量生姜末，白开水送服。

● 反胃吐食：大枣一枚去核，斑蝥一个去头翅，将斑蝥放枣内煨熟后，去斑蝥，空腹用白开水送下。

● 妇女脏燥，悲伤欲哭，用大枣汤：大枣十枚、小麦一升、甘草二两，诸药合并后每次取一两，水煎服。

● 烦闷不眠：大枣十四枚、葱白七根，加水三升煮成一升，一次服下。

● 上气咳嗽：枣二十枚去核，酥四两用微火煎，然后倒入枣肉中渍尽酥，取枣收存。常含一枚，微微咽汁。

● 中药趣味文化 ●

"天界仙果"的枣

传说枣本是天界仙果，西王母派金童玉女带着两颗仙枣到人间，来奖赏治水有功的大禹。金童玉女却在半路上把仙枣偷吃了。西王母把他俩变成两颗枣核打下凡间，从此世上便有了枣。可这时的枣虽香甜可口，但熟了却是白色的。一次王母娘娘到人间巡视，摘枣时不慎被枣刺刺破了手指，血滴到枣儿上，从此，白枣便变成了红枣。又因沾了王母娘娘的仙气，所以红枣便有了治病和驻颜长寿的功能。

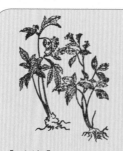

通治全身疾病的补血圣药

当归

【功效】补血调经，活血止痛，润肠通便。

草部·芳草类　　补血药

当归又名乾归、山蕲、白蕲、文无。（"蕲"为古"芹"字。）古人娶妻是为了延续子嗣，当归调血，为女人要药，有思念丈夫的意思，所以有当归一名。

🌿|药用部分|

○当归根

修治：张元素：当归头止血，归尾破血，归身和血，全用则一破一止。先用水将当归洗净。治上用酒浸，治外用酒洗过，用火焙干或晒干，入药。

李时珍：治上部疾患宜用当归头；疗中部疾患宜用当归身；治下部病症主选当归尾；通治一身疾病就用全当归。当归晒干趁热用纸封好，密闭收藏在瓮中，可防虫蛀。

性味：味甘，性温，无毒。

徐之才：当归恶茹、湿面，畏菖蒲、海藻、牡蒙、生姜，制雄黄。

主治：主咳逆上气，温疟寒热，妇人漏下、不孕不育，各种恶疮疡金疮，宜煮汁饮服。（出自《神农本草经》）

能温中止痛，除客血内寒，中风汗不出，湿痹中恶，客气虚冷，还可补五脏，生肌肉。（出自《名医别录》）

能止呕逆，治虚劳寒热，下痢，腹痛，齿痛，女人沥血腰痛及崩漏，可补各种虚损。（甄权）

治一切风寒，补一切血虚、劳损。能破恶血，生新血，还可治症癖，肠胃冷。（出自《日华子诸家本草》）

治头痛，心腹诸痛，能润肠胃筋骨皮肤，还可治痈疽，排脓止痛，和血补血。（李时珍）

主痿弱无力、嗜卧，足下热而痛。治冲脉为病，气逆里急。疗带脉为病，腹痛，腰部冷痛。（王好古）

[发明] 张元素：当归作用有三：一为心经本药，二能和血，三治各种疾病夜晚加重的。凡是血分有病，必须用。血壅不流则痛，当归之甘温能和血，辛温能散内寒，苦温能助心散寒，使气血各有所归。

🌿|医家名论|

《名医别录》：当归生长在陕西的川谷中，二月、八月采根阴干用。

李时珍：当归以秦州陇西产的头圆尾多，色紫气香肥润的，质量最佳，名马尾归。头大尾粗色白坚枯的，是镵头归，只适合入发散药中使用。韩说四川产的当归力刚而善攻，秦州产的当归力柔而善补，正是如此。

使用禁忌

湿阻中满及大便溏泄者慎服。畏菖蒲、海藻、牡蒙。恶湿面，畏生姜。肠胃薄弱，泄泻溏薄及一切脾胃病恶食、不思食及食不消，并禁用之，即在产后胎前亦不得入。

🌿 |形态特征|

多年生草本，高0.4～1.0米。根圆柱状，多肉质须根，黄棕色，香气深郁。茎直立，有纵深沟纹，光滑无毛。叶呈羽状分裂，裂片卵形或卵状披针形，边缘有缺刻锯齿。复伞形花序顶生，花瓣长卵形。果实椭圆形至卵形，侧棱有薄翅。

茎
[性味]味甘，性温，无毒
[主治]主咳逆上

花
[性味]味甘，性温，无毒
[主治]主妇人漏下、不孕不育

根
[性味]味甘，性温，五毒
[主治]主呃逆上气、温疟寒热

成品选鉴

本品略呈圆柱形，下部有支根3～5条或更多，长15～25cm，表面浅棕色至棕褐色，具纵皱纹和横长皮孔样突起。质软，断面黄白色或淡黄棕色。有浓郁的香气，味甘、辛、微苦。

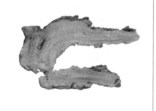

🍵 |实用妙方|

• 鼻出血不止：取当归焙干，研细。每次服一钱，米汤送下。

• 治尿血《肘后方》：用当归四两，锉碎，加酒三升，煮取一升，一次服下。

• 头痛欲裂：用当归二两，酒一升，煮至六合饮下，一日两次。

• 视物昏花，用六一丸补气养血：取当归（生晒）六两，附子（炮）一两，共研为末，炼蜜为丸如梧桐子大，每次服三十九，温酒送下。

中药趣味文化

当归不归，娇妻改嫁
西周时有个新婚青年要上山采药，对妻子说三年回来，谁知一去三年不见回来。妻子因思念丈夫而得了气血亏损的妇女病，后来只好改嫁。谁知后来她的丈夫回来了。她对丈夫哭诉道："三年当归你不归，片纸只字也不回，如今我已错嫁人，心如刀割真悔恨。"丈夫也懊悔自己没有按时回来，遂把采集的草药根拿去给妻子治病，竟治好了她的妇女病。为吸取"当归不归，娇妻改嫁"的悲剧教训，便把这种草药叫"当归"。

驻颜有术，不是梦想

龙眼

果部·夷果类　　补血药

【功效】久服强魂，通神明，轻身不老。

龙眼又名龙目、圆眼、益智、亚荔枝、荔枝奴、骊珠、燕卵、蜜脾、鲛泪、川弹子。龙眼、龙目，都是因外形而得名。龙眼甘味归脾，能益人智，故名益智。

🦋 |药用部分|

○果实

性味： 味甘，性平，无毒。

苏恭：味甘、酸，性温。

李廷飞：生龙眼用开水淘过食，不动脾。

主治： 主五脏邪气，能安志，治厌食。（出自《神农本草经》）

能开胃健脾，补虚长智。（李时珍）

久服强魂，通神明，轻身不老。（出自《名医别录》）

养血安神，长智敛汗，开胃益脾。（出自《滇南本草》）

润肺止咳。（出自《本草通玄》）

壮阳益气，补脾胃。治妇人产后浮肿，气虚水肿，脾虚泄泻。（出自《泉州本草》）

○龙眼核

性味： 味苦，性平。

主治： 治狐臭，龙眼核六枚同胡椒二七枚研末，遇汗出即擦之。（李时珍）

治瘰疬，消肿排脓拔毒。并治目疾。（出自《本草再新》）

疗疝气，敷疮癣，又止金疮出血。（出自《岭南采药录》）

○龙眼叶

性味： 味甘，性平。

主治： 洗疔、痔、痔疮、烂脚。（出自《本草求原》）

治痔疔，杀虫，作茶饮明目，嫩莲蒸水，加冰片搽眼眩烂。（出自《生草药性备要》）

○龙眼花

性味： 味甘，性平。

主治： 诸种淋证，龙眼花煎汤服；下消、小便如豆腐，龙眼花一两，合猪肉炖食，三至五次。（出自《泉州本草》）

[发明] 李时珍：食品以荔枝为贵，而补益则以龙眼为良。因为荔枝性热，而龙眼性平和。严用和《济生方》治思虑过度伤心脾有归脾汤。

📜 |医家名论|

苏颂：今闽、广、蜀地出荔枝的地方都有龙眼。龙眼树高二三丈，像荔枝而枝叶微小，冬季不凋。春末夏初，开细白花。七月果实成熟，壳为青黄色，有鳞甲样的纹理，圆形，大如弹丸，核像木梡子但不坚，肉薄于荔枝，白而有浆，甘甜如蜜。龙眼树结果实非常多，每枝结二三十颗，呈穗状像葡萄。

李时珍：龙眼为正圆形。龙眼树性畏寒，白露后才可采摘，可晒焙成龙眼干。

使用禁忌

内有痰火及湿滞停饮者忌服。心肺火盛，中满呕吐及气膈郁结者，宜忌用。

✿|形态特征|

常绿乔木，高10米左右。小枝粗壮，被微柔毛。叶片薄革质，长圆状椭圆形至长圆状披针形，有光泽。花序顶生和近枝腋生，花瓣乳白色，披针形。果近球形，核果状，不开裂，黄褐色或灰黄色，外面稍粗糙。种子茶褐色，有光亮。

果实
[性味]味甘，性平，无毒
[主治]主五脏邪气，能安志，治厌食

叶
[性味]味甘，性平，无毒
[主治]能开胃健脾，补虚长智

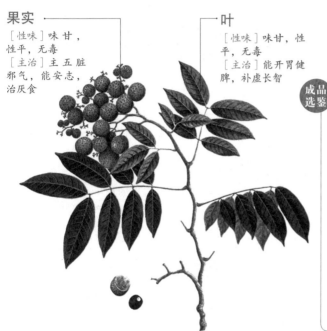

成品选鉴

假种皮为不规则块片，黄棕色至棕色，半透明。里面光亮，有细纵皱纹。质柔润，有黏性。气微香，味甚甜。以片大而厚、色黄棕、半透明、甜味浓者为佳

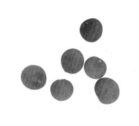

🍵|实用妙方|

• 归脾汤，治思虑过度，劳伤心脾，健忘怔忡，虚烦不眠，自汗惊悸：龙眼肉、酸枣仁（炒）、黄芪（炙）、白术（焙）、茯神各一两，木香、人参各半两，炙甘草二钱半，切细。每次取五钱，加姜三片、枣一枚、水二盏煎成一盏，温服。

• 温补脾胃，助精神：龙眼肉不拘多少，上好烧酒内浸百日，常饮数杯。

• 治脾虚泄泻：龙眼干十四粒，生姜三片。煎汤服。

• 治妇人产后水肿：龙眼干、生姜、大枣。煎汤服。

•中药趣味文化•

有关龙眼的考证

龙眼原产我国南方，栽培历史可追溯到两千多年前的汉代。北魏贾思勰《齐民要术》云："龙眼一名益智，一名比目。"因其成熟于桂树飘香时节，俗称桂圆。古时列为重要贡品。宋代，龙眼已在泉州普遍种植。北宋泉州府同安县人苏颂《图经本草》载："龙眼生南海山谷中，今闽、广、蜀道出荔枝之处皆有之。"南宋，泉州郡守王十朋赞颂龙眼："绝品轻红扫地无，纷纷万木以龙呼，实如益智本非药，味比荔枝真是奴。"

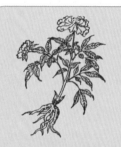

白芍补益而赤芍泻痢

芍药

【功效】养血敛阳，柔肝止痛，平抑肝阳。

草部·芳草类　　补血药

芍药又名将离、梨食、白术、余容。白的叫金芍药，赤的叫木芍药。

李时珍：芍药，犹绰约也。绰约，指美好的样子。此草花容绰约，故名。

|药用部分|

○ 芍药根

性味：味苦，性平，无毒。

王好古：味酸而苦，气薄味厚，属阴，主降，为手足太阴行经药，入肝脾血分。

徐之才：恶石斛、芒硝，畏消石、鳖甲、小蓟，反黎芦。

李时珍：与白术同用，补脾；与川芎同用，泻肝；与人参同用，补气；与当归同用，补血；用酒炒，补阴；与甘草同用，止腹痛；与黄连同用，止泻痢；与防风同用，发痘疹；与生姜、大枣同用，温经散湿。

主治：主邪气腹痛，除血痹，破坚积，疗寒热疝气，止痛，利小便，益气。（出自《神农本草经》）

可通利血脉，缓中，散恶血，逐贼血，去水气，利膀胱大小肠，消痈肿，治感受时行病邪之恶寒发热，中恶腹痛腰痛。（出自《名医别录》）

治脏腑壅滞，能强五脏，补肾气，治时疾骨蒸潮热，妇人经闭，能蚀脓。（甄权）

主女人一切病，胎前产后诸疾，治风补劳，退热除烦益气，惊狂头痛，目赤明目，肠风泻血痔瘘，发背疮疖。（出自《日华子诸家本草》）

能泻肝火，安脾肺，降胃气，止泻痢，固腠理，和血脉，收阴气，敛逆气。（张元素）

止下痢腹痛，里急后重。（李时珍）

【发明】朱震亨：芍药泻脾火，性味酸寒，冬天使用必须用酒炒过。凡是腹痛因血脉凝涩所致的，也必须用酒炒过后用。然而芍药只能治血虚腹痛，其他的并不治。因其没有温散的作用。下痢腹痛必须炒用过，后重者不炒。产后不能用芍药，因芍药的酸寒会克制生发之气。

|医家名论|

《名医别录》：芍药生长在中岳川谷及丘陵，二月、八月采根晒干。

马志：芍药有赤、白两种，其花也有赤、白两种颜色。

李时珍：古人言洛阳牡丹、扬州芍药甲天下。如今药方中所用的，也绝大多数取扬州所产的芍药。芍药十月生芽，到春天才长，三月开花。其品种多达三十多种，有千叶、单叶、楼子等不同。入药宜用单叶的根，气味全厚。根的颜色与花的赤、白颜色相应。

使用禁忌

虚寒之证不宜单独应用。反藜芦。恶石斛、芒硝。畏消石、小蓟。凡中寒腹痛，中寒作泄，腹中冷痛，肠胃中觉冷等症忌之。若脾气寒而痞满难化者忌用。

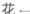**|形态特征|**

多年生草本，高40～70厘米。根肥大，呈圆柱形或纺锤形，外皮棕红色。茎直立，光滑无毛。顶生叶片较大，倒卵形或阔卵形，侧生叶片稍小，椭圆状倒卵形或卵形。花瓣倒卵形，粉红色。果长圆形，表面粗糙。种子近球形，蓝黑色。

花

[性味] 味苦，性平，无毒
[主治] 可通利血脉，缓中，散恶血，逐贼血

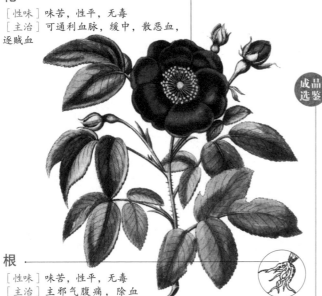

成品选鉴

圆柱形，亳白芍表面粉白色或类白色，较光滑；杭白芍表面棕色或浅棕色，较粗糙，有明显的纵皱纹及细根痕。质坚实而重，不易折断。气微，味微苦而酸。以根粗长匀直、皮色光洁、质坚实、断面粉白色、粉性大、无白心或裂断痕者为佳

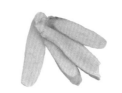

根

[性味] 味苦，性平，无毒
[主治] 主邪气腹痛，除血痹，破坚积

|实用妙方|

• 腹中虚痛：白芍药三钱，炙甘草一钱，加水二盏，煎取一盏，温服。夏季加黄芩五分，恶寒加肉桂一钱，冬季大寒加肉桂一钱。

• 脚气肿痛：白芍药六两，甘草一两，共研为末，用白开水点服。

• 消渴引饮：白芍药、甘草各等份，共研为末，每次取一钱，用水煎服，日服三次。

• 崩中下血，小腹很痛：芍药一两，炒为黄色，柏叶六两，微炒过。每次取二两，加水一升，煮取六合，然后加酒五合，再煎成七合，分作两次服，空腹服。也可将两药共研为末，每次用酒送服二钱。

•中药趣味文化•

"花相"芍药

芍药是我国的传统名花，它的花色、花形极为繁多奇特。自菏泽花农育出绿色芍药之后，芍药也如同花王牡丹一样，实现了"红、黄、白、粉、蓝、黑、紫、绿、复"九大色系的完整系统。不少芍药因花蕊呈针状彩瓣、内外瓣色彩各异等特性，更使其变幻莫测。宋代郑樵《通志略》载："芍药著于三代之际，风雅所流咏也。"唐代以后人们又把芍药与花中之王牡丹并称"花中二绝""世谓牡丹为花王，芍药为花相"。这些都足以证明芍药在我国历代备受推崇。

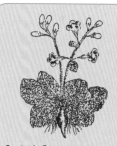

生精补血的天赐良药

地黄

【功效】补血养阴，填精益髓。

草部·隰草类　　补血药

地黄又名芐（音户）、芑（音起）、地髓。生地黄可用水浸验之，浮在水面的名天黄，半沉的名人黄，沉的名地黄。入药以沉的为佳，半沉次之，浮的不堪用。

🐛 |药用部分|

○地黄叶

主治：主恶疮似癞，患此病十年者，先用盐水清洗，然后将地黄捣烂，每天涂抹患处。（出自《千金方》）

○地黄实

主治：四月份采集，阴干，捣成末，用水送服一方寸匕，每日三次，功效与地黄相当。

○地黄花

主治：研末食用，功同地黄。如肾虚腰脊疼痛，将其研为末，用酒送服一方寸匕，每日三次。

○干地黄

性味：味甘，性寒，无毒。

主治：主元气受伤，驱逐血痹，填骨髓，长肌肉。煎汤能除寒热积聚及风湿麻木。治跌打损伤。长期服用可轻身不老，生用疗效更好。（出自《神农本草经》）

○生地黄

性味：性大寒。

主治：妇人崩中血不止，产后血气上迫于心致闷绝，胎漏下血，堕坠骨折，瘀血出血，鼻出血，吐血，都宜捣汁服用。（出自《名医别录》）

○熟地黄

性味：味甘、微苦，性微温，无毒。

主治：填骨髓，长肌肉，生精补血，补益五脏内伤虚损不足，通血脉，利耳目，黑须发，治男子五劳七伤，女了伤中气、子宫出血、月经不调、产前产后百病。（李时珍）

[发明] 李时珍：《神农本草经》所说的干地黄，是阴干、晒干、烘干的，因此说生用效果更好。干地黄与熟地黄，虽然主治相同，但凉血、补血的作用稍有区别。

李时珍：据王硕《易简方》所说，男子多阴虚，适宜用熟地黄，女妇多血热，适宜用生地黄。又说，生地黄能生精血，用天门冬引入所生之处，熟地黄能补精血，用麦冬引入所补之处。

🐛 |医家名论|

李时珍：现在的人们以怀庆产的地黄为上品，它的嫩苗初生时贴地，叶如山白菜而毛涩，叶面深青色，不分丫杈。叶中撺茎，茎上有细毛，茎梢开小筒子花，红黄色。结的果实如小麦粒。根长四五寸，细如手指，皮赤黄色，像羊蹄根及胡萝卜根，晒干后成黑色。

使用禁忌

脾胃虚弱，气滞痰多，腹满便溏者忌服。气郁之人，能窒碍胸膈，用宜斟酌。

🌿|形态特征|

多年生草本，全株有白色长柔毛和腺毛。叶成丛，倒卵状披针形，边缘有不整齐钝齿，叶面皱缩，下面略带紫色。花茎由叶丛抽出，花冠钟形，唇状，紫红色，内面常有黄色带紫的条纹。蒴果球形或卵圆形，具宿萼和花柱。

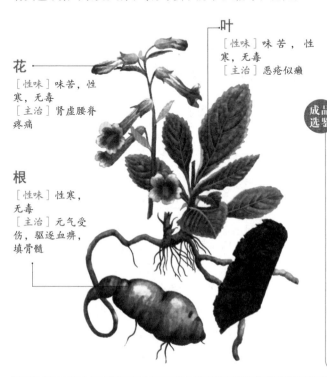

叶
[性味]味苦，性寒，无毒
[主治]恶疮似癞

花
[性味]味苦，性寒，无毒
[主治]肾虚腰脊疼痛

根
[性味]性寒，无毒
[主治]元气受伤，驱逐血痹，填骨髓

成品选鉴

不规则的块状，内外均呈漆黑色，有光泽，外表皱缩不平。质柔软。味甜。以块根肥大、软润、内外乌黑有光泽者为佳

🍵|实用妙方|

•地黄煎，能补虚除热，此刻吐血咯血，去痈疖：用生地黄不拘多少，三捣三压，取全部汁，装入瓦器中，盖严，放热水上煮至剩一半汁，去渣再煎成糖稀状，做成弹子大的丸子，每次用温酒送服一丸，一天两次。

•地黄粥，很能利血生精：地黄（切）二合，与米同放入罐中煮，待熟后用酥二合，蜜一合炒香，然后放入罐中再煮熟食用。

•吐血咳嗽：将熟地黄研为末，用酒送服一钱，一天三次。

●中药趣味文化●

地黄的由来
据说在唐朝时，一年黄河下游地区瘟疫流行，无数百姓因瘟疫而死。当地的县官到神农山药王庙祈求神灵庇佑，意外地得到了一株草药。这种药的根块大而短，颜色微黄，形状很像山萝卜，味道发苦。因为是皇天赐药，所以此药被称为"地皇"，神农山北草洼有很多这种药，县太爷命人上山去采挖，用这种药解救了百姓。后来百姓把它拿回来种植，当作药物使用，因为它的颜色发黄，便把它叫成"地黄"了。

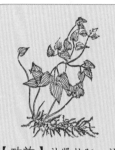

补肾阳，壮筋骨，祛风湿

淫羊藿

【功效】补肾壮阳，祛风除湿。

草部·山草类　　补阳药

淫羊藿又名仙灵脾、放杖草、弃杖草、千两金、干鸡筋、黄连祖、三枝九叶草、刚前。李时珍：豆叶叫藿，淫羊藿的叶像豆叶，所以也叫藿。

药用部分

○淫羊藿根、叶

修治：雷敩说：凡用时，用夹刀夹去叶四周的花枝，每一斤用羊脂四两拌炒，等脂尽为度。

性味：味辛，性寒，无毒。

李时珍：味甘、香、微辛，性温。

徐之才：与山药、紫芝相使，用酒炒用，效果更佳。

主治：治阴痿绝伤，阴茎疼痛。能利小便，益气力，强志。（出自《神农本草经》）

坚筋骨。消瘰疬赤痈，外洗杀虫疗阴部溃烂。男子久服，有子。（出自《名医别录》）

治男子亡阳不育，女子亡阴不孕，老人昏耄，中年健忘，一切冷风劳气，筋骨挛急，四肢麻木。能补腰膝，强心力。（出自《日华子诸家本草》）

主阴痿绝阳，益气力，强志。利小便。主瘰疬赤痈，及下部有疮，洗出虫。（出自《本草经疏》）

补肾虚，助阳。治偏风手足不遂，四肢皮肤不仁。（出自《医学入门》）

[发明] 李时珍：淫羊藿味甘气香，性温不寒，能益精气，为手足阳明、三焦、命门的药物，肾阳不足的人尤适宜。

医家名论

苏恭：各地都有淫羊藿。它的叶像豆叶而圆薄，茎细且坚硬，俗称仙灵脾。

苏颂：江东、陕西、泰山、汉中、湖湘间都有淫羊藿。它的茎像粟秆，叶青像杏，叶上有刺，根为紫色、有须。四月开白花，也有开紫色花的。五月采叶晒干。湖湘生长的，叶像小豆，枝茎紧细，经冬不凋，根像黄连。关中称它为三枝九叶草，苗高一二尺，根、叶都可用。

李时珍：此物生于大山中，一根多茎，茎粗像线，高一二尺。一茎上有三个分枝，一个分枝上有三片叶，叶长二三寸，像杏叶和豆藿，表面光滑背面色淡，很薄而有细齿，有小刺。

使用禁忌

阴虚而相火易动者禁服。虚阳易举，梦遗不止，便赤口干，强阳不痿并忌之。

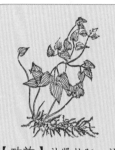

图说经典《本草纲目》

❋ |形态特征|

多年生草本，高30～40厘米。根茎长，横走，质硬。叶片薄革质，卵形至长卵圆形，边缘有细锯齿。总状花序，花大，黄白色或乳白色，花萼卵状披针形，花瓣近圆形，花柱长。果纺锤形，成熟时分裂。

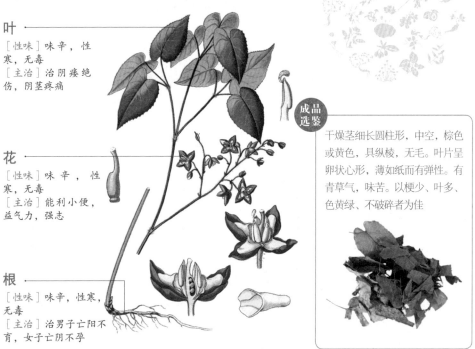

叶

[性味]味辛，性寒，无毒
[主治]治阴痿绝伤，阴茎疼痛

花

[性味]味辛，性寒，无毒
[主治]能利小便，益气力，强志

根

[性味]味辛，性寒，无毒
[主治]治男子亡阳不育，女子亡阴不孕

成品选鉴

干燥茎细长圆柱形，中空，棕色或黄色，具纵棱，无毛。叶片呈卵状心形，薄如纸而有弹性。有青草气，味苦。以梗少、叶多、色黄绿、不破碎者为佳

🍵 |实用妙方|

• 淫羊藿酒，治疗阳痿、腰膝冷以及半身不遂：淫羊藿一斤，用酒一斗浸泡，春、夏季泡三天，秋、冬季则泡五天，每天饮用，但不能大醉。

• 三焦咳嗽，腹满不思饮食，气不顺：用淫羊藿、覆盆子、五味子（炒）各一两，共研为末，加熟蜜调和做成如梧桐子大的药丸。每次服二十九，用姜茶送服。

• 日昏生翳：用淫羊藿、生王瓜（红色的小栝楼）各等份，研为末。每次用茶水送服一钱，一天两次。

•中药趣味文化•

有助生殖功能的中药

南北朝时期的名医陶弘景，对淫羊藿的发现与研究颇具传奇色彩。当时一些牧羊人发现，羊啃吃一种小草之后，发情的次数特别多，公羊的性能力明显提高，与母羊交配的次数增多、时间也延长了。陶弘景无意中听牧羊人谈及此事后，就亲自去观察。最终，认定该小草有壮阳作用，也将这种草用于阳痿等病的治疗中，由于它能使羊的淫性增加，因此命名为"淫羊藿"。

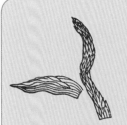

帮男性补肾壮阳的"沙漠人参"

肉苁蓉

【功效】补肾阳，益精血，润肠通便。

草部·山草类　补阳药

肉苁蓉又名肉松容、黑司命。李时珍：此物补而不峻猛，所以有从容之号。《神农本草经》中载，去鳞甲黑汁，薄切，合山芋、羊肉可做羹，极美味。

|药用部分|

○肉苁蓉茎

修治：雷敩：使用肉苁蓉，须先用清酒浸一夜，到天明的时候用棕刷去沙土浮甲，从中心劈开，去掉一重像竹丝草样的白膜后，放入甑中从午时蒸至酉时，取出再用酥炙就好了。

性味：味甘，性微温，无毒。

主治：主五劳七伤，补中，除阴茎寒热痛，养五脏，强阴益精气，增强生育能力。治妇女腹内积块，久服则轻身益髓。（出自《神农本草经》）

除膀胱邪气及腰痛，止痢。（出自《名医别录》）

能益髓，使面色红润，延年益寿。大补，有壮阳之功，并疗女子血崩。（甄权）

治男子阳衰不育；女子阴衰不孕。能滋五脏，生肌肉，暖腰膝。疗男子遗精遗尿，女子带下阴痛。（出自《日华子诸家本草》）

白酒煮烂顿食，治老人便燥闭结。（出自《本草经疏》）

暖腰膝，健骨肉，滋肾肝精血，润肠胃结燥。滋木清风，养血润燥，善滑大肠。补精益髓，悦色延年。（出自《玉楸药解》）

养命门，滋肾气，补精血之药也。主男子丹元虚冷而阳道久沉，妇人冲任失调而阴气不治。（出自《本草汇言》）

治妇人症瘕。止泄精遗溺，除茎中热痛。老人燥结，宜煮粥食之。（出自《本经逢原》）

[发明] 王好古：命门相火不足的人，用肉苁蓉补之，因其为肾经血分药。凡是服用肉苁蓉来治肾，必妨心。

苏颂：西部的人多将肉苁蓉当作食物，只刮去鳞甲，用酒浸洗去黑汁，切成薄片，和山芋、羊肉一起做羹，味道非常好，有益人体，胜过服用补药。

寇宗奭：将肉苁蓉洗去黑汁，则气味都没有了。只有嫩的才可以用来做羹，老的味苦。

|医家名论|

吴普：肉苁蓉生河西山阴地，呈丛生状，二至八月采挖。

陶弘景：生时像肉，用来做羊肉羹补虚乏非常好，也可以生吃。河南有很多，现在以陇西生长的为最好，形扁柔润，多花而味甘；其次是北方生长的，形短而少花；巴东、建平一带也有，但不好。

陈嘉谟：如今的人将嫩松梢用盐润后来假冒肉苁蓉，不能不辨别。

使用禁忌

胃弱便溏，相火旺者忌服。泄泻禁用，肾中有热，强阳易兴而精不固者忌用。火盛便闭、心虚气胀，皆禁用。

🌺 |形态特征|

　　多年生寄生草本，茎肉质，叶成螺旋状排列，淡黄白色，穗状花序，花萼钟状，花冠筒状钟形，近半圆形，花黄白色、淡紫色，干后变棕褐色，花柱细长，顶端内折，柱头近球形。蒴果卵形，褐色。种子小而多，椭圆状卵形，表面网状，有光泽。

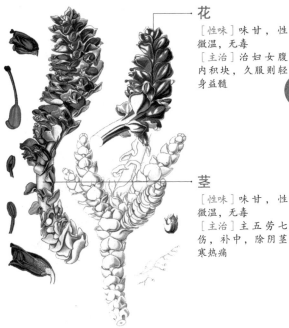

花

[性味] 味甘，性微温，无毒

[主治] 治妇女腹内积块，久服则轻身益髓

茎

[性味] 味甘，性微温，无毒

[主治] 主五劳七伤，补中，除阴茎寒热痛

成品选鉴

长圆柱形，表面灰棕色或棕褐色，有纵沟，质坚实，不易折断。断面棕色，表面和断面在光亮处有时可见结晶样小亮点。气微，味甜，略苦。以条粗壮、密生鳞叶、质柔润者为佳

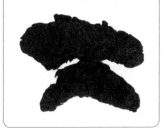

🍵 |实用妙方|

●补益劳伤，精败面黑：用肉苁蓉四两，水煮烂后切薄片研末，放入羊肉与米，煮成粥空腹食用。

●肾虚小便混浊：肉苁蓉、鹿茸、山药、白茯苓各等份，研为末，加米糊调和做成梧桐子大的丸子，每次用枣汤送服三十九。

●汗多便秘，年老或体虚的人都可以用：肉苁蓉二两（酒浸焙干）、沉香末一两，研成末，加麻子仁汁打糊做丸如梧桐子大，每次白开水送服七十九。

●破伤风，口噤身强直：肉苁蓉切片晒干，烧成烟熏伤处。

·中药趣味文化·

肉苁蓉与成吉思汗

关于肉苁蓉，有一段神奇的传说。当成吉思汗还是铁木真的时候，他的结拜兄弟札木合联合其他族人，共同进攻他的部落。双方大战，铁木真失利，被围困于沙山，饥渴难耐，筋疲力尽。札木合残忍地将俘虏煮杀，激怒了天神。天神派出了神马来到成吉思汗面前，用蹄子刨出了一种植物根块。成吉思汗与部将们吃了根块，立刻觉得精神百倍，一举击溃了札木合，为统一蒙古奠定了基础。

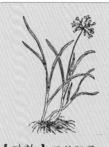

全身都是宝的"起阳草"

韭

韭又名草钟乳、起阳草。韭的茎叫韭白，根叫韭黄，花叫韭菁。《礼记》称韭为丰本，是说它美在根。薤之美在白，韭之美在黄，韭黄是韭未出土的部分。

【功效】温补肝肾，壮阳固精。

菜部·荤辛类　　补阳药

🐛|药用部分|

○韭子

性味：味辛、甘，性温，无毒。

李时珍：韭子属阳，伏石钟乳、乳香。

主治：主梦中遗精，小便白浊。（出自《名医别录》）

暖腰膝，治梦交，有效。（出自《日华子诸家本草》）

补肝及命门，治小便频数、遗尿，妇人白淫、白带。（李时珍）

○韭叶

性味：味辛、微酸涩，性温，无毒。

李时珍：生：味辛，涩。熟：味甘、酸。

主治：主归心，安五脏，除胃中烦热，可以长期吃。（出自《名医别录》）

叶：同鲫鱼煮来吃，可治急性痢疾。根：入生发膏中使用。（陶弘景）

根、叶：煮来吃，能温中下气，补虚益阳，调和脏腑，增加食欲，止泻脓血，治腹中冷痛。生捣汁服，治胸痹骨痛不能碰触，又解各种药物的毒性，治疗狂犬咬伤。用汁外涂，治毒蛇、蝎子、毒虫咬伤。（陈藏器）

炸熟，用盐、醋调，空腹吃十顿，治胸膈噎气。捣汁服，治胸痹刺痛如锥子扎，服后吐出胸中恶血可愈。（孟诜）

主吐血咯血、鼻出血、尿血，妇女经脉逆行，跌打损伤和噎膈病。（朱震亨）

饮用生汁，治上气喘息，解肉脯毒。煮汁饮，可止消渴盗汗。气熏治产妇血晕。煎水洗治肠痔脱肛。（李时珍）

[发明] 李时珍：韭，叶热根温，功用相同。生则辛而散血，熟则甘而补中。韭入足厥阴经，为肝之菜。《素问》说心病宜吃韭菜，《食鉴本草》说韭菜归肾，说法虽不同，但道理是一样的。因心为肝之子，肾为肝之母，母能令子实，所以虚则补其母。

苏颂：以前人们在正月过节时吃五辛来避疠气，这五辛为韭菜、薤、葱、蒜和生姜。

🐛|医家名论|

李时珍：韭菜丛生，叶长，颜色青翠，长到三寸长时便割。八月份开花成丛，九月份收种子，种子需放在通风的地方阴干，勿受湿。如果不见阳光，韭叶呈嫩黄色，叫作韭黄，列为佳肴。韭作为菜，可生吃，可熟吃，也可腌制储藏，是菜中最有益于身体的。

使用禁忌

阴虚内热及疮疡、目疾患者均忌食。热病后十日不可食热韭，食之即发困。胃气虚而有热者勿服。疟疾，疮家，痧、痘后均忌。

🐝|形态特征|

多年生草本，高20～45厘米，有强烈臭味。根茎横卧，有很多须根。叶长线形，扁平，全缘，光滑无毛，深绿色。花茎自叶丛抽出，伞形花序顶生，花白色。蒴果倒心状三棱形，绿色。种子黑色，扁平，略呈半卵圆形，边缘有棱。

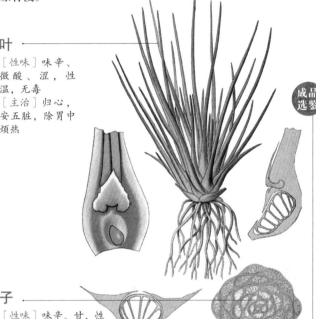

叶

[性味]味辛、微酸、涩，性温，无毒

[主治]归心，安五脏，除胃中烦热

子

[性味]味辛、甘，性温，无毒

[主治]主梦中遗精，小便白浊

成品选鉴

种子半圆形或卵圆形，略扁，表面黑色，一面凸起，粗糙，有细密的网状皱纹，另一面微凹，皱纹不甚明显，基部稍尖，有点状突起的种脐。质硬。气特异，味微辛

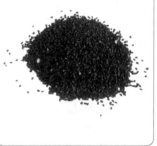

🥄|实用妙方|

• 胸痹急痛，痛如锥刺，不能俯仰，自汗：取生韭或韭菜根五斤，洗净捣汁服。

• 盗汗：取韭菜根四十九根，加水二升，煮成一升，一次服下。

• 痢疾：多吃韭菜，用韭叶做汤，煮粥，炸食，炒来吃都可以。

• 五般疮癣：取韭菜炒存性，捣为末，调猪油涂搽。

·中药趣味文化·

尧发现的韭菜

尧是上古三皇五帝之一帝喾的儿子。相传，尧带人开荒垦山的时候累了，就坐到草地上休息，无意中在旁边发现了一种又绿又嫩的野草。尧王便用手拽了一根，放到嘴里嚼了嚼，觉得辣辣的，味道很好。尧王就叫来大伙问，"你们看这是什么？"大伙都尝了尝，果然味道很美，尧就把它连根剜下来，拿回去种植，当作蔬菜来吃了。尧最先发现了这种韭菜，所以韭菜也称"尧菜"。

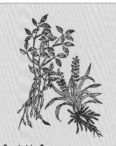

呵护男性健康的良药

巴戟天

【功效】补肾阳，强筋骨，祛风湿。

草部·山草类　补阳药

巴戟天又名不凋草、三蔓草。长在巴郡以及下邳的山谷中，二月、八月采根阴干入药。它的根如连珠，老根为青色，嫩根为白紫色，一样使用，以连珠多肉厚的为好。

|形态特征|

根肉质肥厚，圆柱形，呈念珠状。茎有细纵条棱，叶片长椭圆形，花白色，种子近卵形或倒卵形。

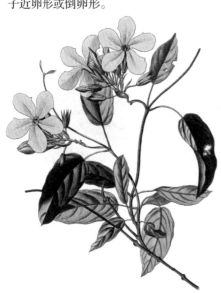

根

[性味] 味辛、甘，性微温，无毒
[主治] 治麻风病、阳痿不举

|药用部分|

○巴戟天根

性味：味辛、甘，性微温，无毒。

主治：治麻风病、阳痿不举。能强筋骨，安五脏，补中增志益气。（出自《神农本草经》）

疗头面游风，小腹及阴部疼痛。能补五劳，益精，助阳利男子。（出自《名医别录》）

《仙经》中用巴戟天来治脚气，去风疾，补血海。（李时珍）

[发明] 王好古：巴戟天，是肾经血分药。
甄权：病人虚损，宜加量使用巴戟天。

成品选鉴

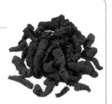

扁圆柱形式圆柱形，表面灰黄色或灰黄棕色，有的微带紫色，具纵皱及深陷的横纹，质坚韧，折断面不平，淡紫色，气微，味苦，略涩

|实用妙方|

•治虚羸阳道不举，五劳七伤百病。能食，下气：巴戟天、生牛膝各三斤。以酒五斗浸之，去滓温服，常令酒气相及，勿至醉吐。

•治妇人子宫久冷，月脉不调，或多或少，赤白带下：巴戟三两，良姜六两，紫金藤十六两，青盐二两，肉桂（去粗皮）、吴茱萸各四两，共研为末，酒糊为丸。每服二十丸，暖盐酒送下，盐汤亦得。日午、夜卧各一服。

图说经典《本草纲目》

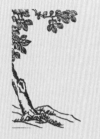

补肾虚，远离腰背酸痛

杜仲

【功效】益精气，壮筋骨，强意志。

木部•乔木类   补阳药

杜仲又称思仲、思仙、木绵，是一味名贵的滋补药材。喜阳光充足、温和湿润的气候，在长江中游及南部各省均有种植，现作为稀有植物受到保护。

|形态特征|

树皮灰褐色，粗糙，有细丝相连。叶片椭圆形、卵形或长圆形，花单性，早春开花，秋后果实成熟。

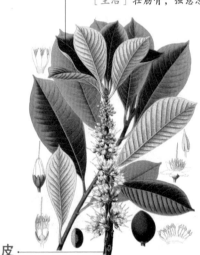

叶

[性味] 味辛，性平，无毒
[主治] 壮筋骨，强意志

皮

[性味] 味辛，性平，无毒
[主治] 治腰膝痛，益精气

|药用部分|

○杜仲皮

性味：味辛，性平，无毒。

主治：治腰膝痛，益精气，壮筋骨，强意志。除阴部痒湿，小便淋沥不尽。久服轻身延年。

主脚中酸痛，不欲践地。（出自《名医别录》）

主肾冷腰痛，腰病人虚而身强直，风也。腰不利加而用之。（甄权）

治肾劳，腰脊挛。入药炙用。（出自《日华子诸家本草》）

益肝肾，养筋骨，祛关节湿淫，治腰膝酸痛，腿足拘挛。（出自《玉楸药解》）

成品选鉴

呈扁平的板块状、卷筒状，外表面淡灰棕色或灰褐色，有明显的纵皱纹，质脆，易折断，气微，味稍苦，嚼之有胶状残余物。以皮厚而大、粗色刮净、内表面色暗紫、断面银白色橡胶丝多者为佳

|实用妙方|

•肾虚腰痛：杜仲去皮，炙黄，取一大斤，分作十剂。每夜用一剂，在一升水中浸至五更，煎至三分之二，去渣留汁，放入羊肾三四片，煮开几次，加上椒盐做羹，空腹一次服下。

•风冷伤肾，腰背虚痛：杜仲一斤，切细，炒过，放酒二升中浸十日。每日服三合。又方：用杜仲研末，每日清晨以温酒送服二钱。

•病后虚汗及自流汗：用杜仲、牡蛎各等份，研末，卧时用水送服五小匙。

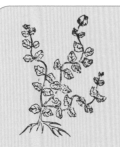

缠绕在树枝上的补肾药

菟丝子

菟丝子又名菟缕、菟累、菟芦、菟丘、赤网、玉女、唐蒙、火焰草、野狐丝、金线草。夏天生苗，初如细丝，不能独立向上，根渐渐离开地面而寄生于其他植物上。

【功效】补肾益精，养肝明目，固胎止泻。

草部·蔓草类　　补阳药

|形态特征|

初生有根，攀附到其他草木上时，其根自断。没有叶但有花，白色微红，香气袭人。

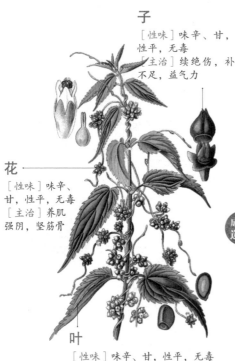

子
[性味]味辛、甘，性平，无毒
[主治]续绝伤，补不足，益气力

花
[性味]味辛、甘，性平，无毒
[主治]养肌强阴，坚筋骨

叶
[性味]味辛、甘，性平，无毒
[主治]补肝脏风虚

|药用部分|

○子

性味：味辛、甘，性平，无毒。
主治：续绝伤，补不足，益气力。（出自《神农本草经》）

养肌强阴，坚筋骨，主茎中寒，滑精，小便余沥不尽，口苦燥渴，血寒淤积。（出自《名医别录》）

补五劳七伤，治鬼交泄精，尿血，润心肺。（出自《日华子诸家本草》）

补人卫气，助人筋脉。（出自《雷公炮炙论》）

治男子女人虚冷，添精益髓，去腰疼膝冷，又主消渴热中。（甄权）

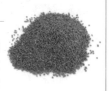

成品选鉴

类圆形或卵圆形，表面灰棕色或黄棕色，微粗糙，种皮坚硬，不易破碎，用沸水浸泡，表面有黏性，煮沸至种皮破裂，露出黄白色细长卷旋状的胚，称吐丝。气微，味微苦、涩

|实用妙方|

•小便淋沥：菟丝子煮汁饮服。

•肝伤目暗：菟丝子三两，用酒浸三天，晒干研为末，用鸡蛋白调和成梧桐子大的丸子，每次空腹用温酒送服三十九。

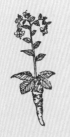

千万不能用错的补阴药

沙参

【功效】养阴润肺，益胃生津。

草部·山草类　　补阴药

沙参又名白参、铃儿草、苦心、文希、识美、志取。它与人参、玄参、丹参、苦参组成五参，它们的形态不尽相同，而主治相似，所以都有参名。

🌿|形态特征|

生长在沙地上，长一尺多，根和茎上都有白汁。叶呈团扁状，不光滑，秋季开小紫花，状如铃铎。

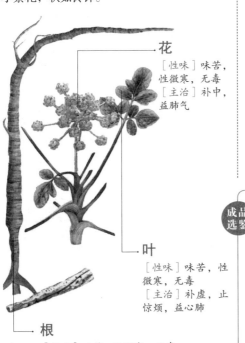

花
[性味] 味苦，性微寒，无毒
[主治] 补中，益肺气

叶
[性味] 味苦，性微寒，无毒
[主治] 补虚，止惊烦，益心肺

根
[性味] 味苦，性微寒，无毒
[主治] 治惊风及血瘕，能除寒热

🐚|药用部分|

○沙参根

性味：味苦，性微寒，无毒。

主治：治惊风及血瘕，能除寒热，补中，益肺气。（出自《神农本草经》）

补虚，止惊烦，益心肺。治一切恶疥疮癣及身痒，排脓，消肿毒。（出自《日华子诸家本草》）

清肺火，治久咳肺痿。（李时珍）

[发明] 李时珍：沙参甘淡而性寒，其体轻空虚，专补肺气，因而益脾与肾，所以金能受火克的人适宜使用。

成品选鉴

细长，表面淡黄白色，略粗糙，质坚脆，易折断，断面皮部浅黄白色，形成层环深褐色，木部黄色，放射状。气微香，味微甜。以粗细均匀、长短一致、去净栓皮、色黄白者为佳

🍵|实用妙方|

•肺热咳嗽：用沙参半两，水煎服。

•突然患疝痛，小腹及阴中绞痛，自汗出，几欲死：沙参捣筛研末，酒送服方寸匕。

•妇女白带增多：用沙参研细，每次服二钱，米汤送下。

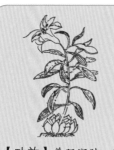

秋季季节性疾病的防火墙

百合

草部·蔓草类　　补阴药

【功效】养阴润肺，清心安神。

又名：重迈、中庭、重箱、摩罗、强瞿、百合蒜、蒜脑薯，百合之根，以众瓣合成也。或者说，专治百合病，故名。根如大蒜，味如山薯，故俗称为蒜脑薯。

🐝|形态特征|

茎上有紫色条纹，叶倒披针形至倒卵形，花喇叭形，有香味，多为白色。蒴果长圆形，有棱。

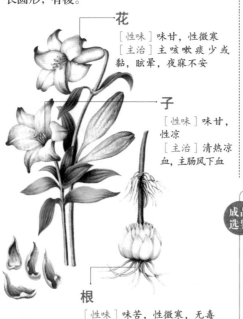

花
[性味]味甘，性微寒
[主治]主咳嗽痰少或黏，眩晕，夜寐不安

子
[性味]味甘，性凉
[主治]清热凉血，主肠风下血

根
[性味]味苦，性微寒，无毒
[主治]主阴虚久嗽，痰中带血

🐚|药用部分|

○百合根

性味：味甘，性平，无毒。

主治：主邪气腹胀、心痛。利大小便，补中益气。（出自《神农本草经》）

除水肿胪胀，痞满，寒热，通身疼痛，以及乳难，喉痹，止涕泪。（出自《名医别录》）

除心下急、满、痛，治脚气，热咳逆。（甄权）

主心急黄。（出自《食疗本草》）

安心，定胆，益志，养五脏。治癫邪、狂叫，惊悸，杀蛊毒气，乳痈、发背及诸疮肿，并治产后血狂运。（出自《日华子诸家本草》）

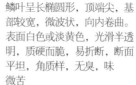

成品选鉴

鳞叶呈长椭圆形，顶端尖，基部较宽，微波状，向内卷曲。表面白色或淡黄色，光滑半透明，质硬而脆，易折断，断面平坦，角质样，无臭，味微苦

🥘|实用妙方|

• 治咳嗽不已，或痰中有血：款冬花、百合（焙，蒸）各等份。上为细末，炼蜜为丸，如龙眼大。每服一丸，食后临卧细嚼，姜汤咽下，噙化尤佳。

• 治支气管扩张、咯血：百合二两，白及四两，蛤粉二两，百部一两。共研为细末，炼蜜为丸，每重二钱，每次一丸，日三次。

• 治肺病吐血：新百合捣汁，和水坎之，亦可煮食。

图说经典

《本草纲目》

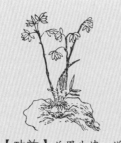

滋阴养胃，兼能补肾降火

石斛

【功效】益胃生津，滋阴清热。

草部·石草类　　补阴药

石斛又名石蓫、金钗、禁生、林兰、杜兰。李时珍：因它的茎像金钗之股，所以古有金钗石斛的名字。一般七八月采茎，阴干入药。以四川产的为好。

🌿|形态特征|

茎丛生，直立稍偏，黄绿色。叶近革质，短圆形。花白色，顶端淡紫色。落叶期开花。

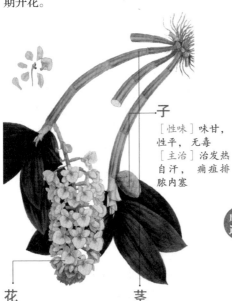

子
[性味] 味甘，性平，无毒
[主治] 治发热自汗，痈疽排脓内塞

花
[性味] 味甘，性平，无毒
[主治] 养阴益精久服健肠胃

茎
[性味] 味甘，性平，无毒
[主治] 主伤中，除痹降气

🐝|药用部分|

○石斛茎

性味：味甘，性平，无毒。
李时珍：味甘、淡、微咸。
主治：主伤中，除痹降气，补五脏虚劳羸瘦，养阴益精。久服健肠胃。（出自《神农本草经》）
治发热自汗，痈疽排脓内塞。（李时珍）

[发明] 李时珍：石斛性平，味甘、淡、微咸，属阴中之阳，主降，是足太阴脾、足少阴右肾的药。深师说，男子阴囊潮湿精少，小便余沥的，宜加用石斛。

成品选鉴

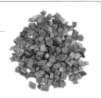

茎中、下部扁圆柱形，向上稍之字形弯曲，表面金黄色或绿黄色，有光泽，具深纵沟及纵纹，节稍膨大，棕色，常残留灰褐色叶鞘。质轻而脆，断面较疏松。气微，味苦

🍵|实用妙方|

•治温热有汗，风热化火，热病伤津，温疟舌苔变黑：鲜石斛三钱，连翘（去心）三钱，天花粉二钱，鲜生地四钱，麦冬（去心）四钱，参叶八分。水煎服。

•治中消：鲜石斛五钱，熟石膏四钱，天花粉三钱，南沙参四钱，麦冬二钱，玉竹四钱，山药三钱，茯苓三钱，广皮一钱，半夏一钱五分，甘蔗三两。煎汤代水。

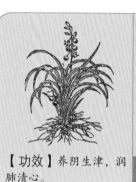

养阴除烦，清心肺之热

麦冬

草部·隰草类　　补阴药

【功效】养阴生津，润肺清心。

麦冬又名禹韭、禹余粮、忍冬、忍凌、不死药、阶前草。陶弘景说，因其根似矿（音矿）麦，所以叫麦冬。

李时珍：此草根似矿麦而有须，其叶如韭，冬季不凋，故名。

药用部分

○麦冬根

修治：李时珍：凡入汤液中使用，以滚水润湿，少顷抽去心，或以瓦焙软、趁热去心。如入丸散剂使用，须用瓦焙热后，立即于风中吹冷，如此三四次，即易燥，且不损药效。也可以用汤浸后捣成膏和药。用来滋补，则用酒浸后擂之。

性味：味甘，性平，无毒。

李杲：主降，入手太阴经气分。

徐之才：与地黄、车前相使。恶款冬、苦瓠。畏苦参、青蘘、木耳。伏石钟乳。

主治：心腹结气，伤中伤饱，胃络脉绝，羸瘦短气。久服轻身不老不饥。（出自《神农本草经》）

疗身重目黄，胃脘部胀满，虚劳客热，口干燥渴，止呕吐，愈痿蹶。强阴益精，助消化，调养脾胃，安神，定肺气，安五脏，令人肥健，美颜色，有子。（出自《名医别录》）

祛心热，止烦热，寒热体劳，下痰饮。（陈藏器）

治五劳七伤，安魂定魄，止嗽，治肺痿吐脓，时行病发热、狂躁、头痛。（出自《日华子诸家本草》）

除热毒，利水，治面目四肢水肿，泄精。（甄权）

治肺中伏火，补心气不足，主血妄行，以及经闭，乳汁不下。（张元素）

长期服用轻身明目。与车前、地黄为丸服用，能去温瘴，使面部白润，夜视物清晰。（陈藏器）

治疗食欲亢盛要药。（陶弘景）

[发明] 寇宗奭：麦冬味苦，专泄不专收，有寒邪的人禁服。治心肺虚热及虚劳，与地黄、阿胶、麻仁，同为润经益血、复脉通心之剂。

张元素：如用麦冬治疗肺中伏火、脉气欲绝，须加五味子、人参，三味药组成生脉散，补肺中元气不足。

医家名论

李时珍：古时只有野生的，现多用栽种的，在四月初采根，种于肥沃的黑沙地，每年的六、九、十一月上三次肥、耕耘，于夏至前一天挖根，洗净晒干后收藏。种子也能种，只是生长期长。浙江所产的叶片像韭叶有纵纹且坚韧的甚好。

使用禁忌

凡脾胃虚寒泄泻，胃有痰饮湿浊及暴感风寒咳嗽者均忌服。恶款冬、苦瓠。畏苦参、青蘘。

❋ |形态特征|

多年生草本。茎直立，上部疏生短毛，基生叶丛生，长椭圆形，基部渐狭成翼状柄，边缘具锯齿，两面疏生糙毛，叶柄长，花期枯萎。茎生叶互生，卵形或长椭圆形，渐上无柄。头状花序排成伞房状，有长梗，密被短毛。

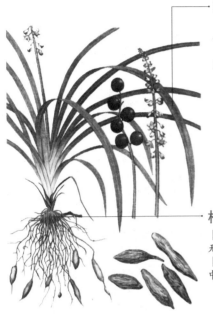

叶

[性味]味甘，性平，无毒

[主治]祛心热，止烦热，寒热体劳

成品选鉴

呈纺锤形，两头钝尖，中部肥满，微弯曲，表面黄白色，半透明，有不规则的纵皱纹。未干透时，质较柔韧，干后质坚硬。折断面黄白色，角质状。气微香，味微甜

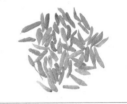

根

[性味]味甘，性平，无毒

[主治]心腹结气，伤中伤饱，胃络脉绝

🍵 |实用妙方|

•消渴饮水：把大苦瓜捣成汁，泡麦冬二两，过一夜，麦冬去心、捣烂，加黄连，研为末，做成丸子。每服五十丸，饭后服。一天服两次。两天后当可见效。

•吐血、鼻出血：用麦冬（去心）一斤，捣烂取汁，加蜜二合，调匀，分两次服下。

•下痢口渴：用麦冬（去心）三两、乌梅肉二十个，锉细，加水一升，煮成七合，细细饮下，有效。

•咽喉生疮：用麦冬一两、黄连半两，共研为末，加炼蜜做成丸子，如梧桐子大。每服二十丸，麦冬煎汤送下。

●中药趣味文化●

开心暖胃麦冬饮

苏东坡喜欢的饮品就是麦冬，他会把麦冬制成具有安神催眠、口腔保健功效的饮品。他还特地做诗来赞说麦冬的好处："一枕清风值万钱，无人肯买北窗眠。开心暖胃门冬饮，知是东坡手自煎。"我国中医很早就有记载，麦冬是中药中补阴的上品，能益阴养胃、润肺清心，咽干口渴、大便燥结，或者心烦失眠、心悸盗汗时都可使用。具体做法是，取少量麦冬，像泡茶叶一样沏水喝，每天一两杯即可。

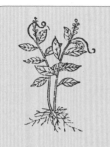

能代替人参的补虚良药

玉竹

草部·山草类　　补阴药

【功效】滋阴润肺，养胃生津。

玉竹又名女萎、葳蕤、萎、委萎、萎香。按黄公绍《古今韵会》中说，葳蕤是草木叶垂落的样子。此草根长多须，像帽子上下垂的缨，故以此名。

🌿|药用部分|

○玉竹根茎

修治：雷敩：使用时不要用黄精，因二药相似。萎蕤节上有须毛，茎上有斑点，叶尖上有小黄点，这是它们的不同之处。采来萎蕤后用竹刀刮去节皮，洗净，用蜜水浸泡一夜，蒸后焙干用。

性味：味甘，性平，无毒。

主治：主中风、中风发热、身体不能动弹，并疗各种虚损。久服可消除面部黑斑，使人容光焕发，面色润泽，轻身不老。（出自《神农本草经》）

疗胸腹结气，虚热、湿毒、腰痛，阴茎中寒，以及目痛、眼角溃烂流泪。（出自《名医别录》）

用于流行疾病的恶寒发热，内补不足，祛虚劳发热。头痛不安，加用萎蕤，效果好。（甄权）

能补中益气。（萧炳）

除烦闷，止消渴，润心肺，补五劳七伤虚损，又治腰脚疼痛。（出自《日华子诸家本草》）

服矿石药不适者，可煮萎蕤水喝。（陶弘景）

治风热自汗、发热，劳疟寒热，脾胃虚乏，男子小便频数、遗精和一切虚损。（李时珍）

主聪明，调血气，令人强壮。（出自《本草拾遗》）

润肝，除热。主风淫四末。（李杲）

补气血，补中健脾。（出自《滇南本草》）

[发明] 李杲：萎蕤能升能降，为阳中阴药。其功用有四：一主风邪侵袭四肢，二疗目赤溃烂流泪，三治男子湿热腰痛，四祛女子面部黑斑。

李时珍：本品性平味甘，柔润可食。我常用它治疗虚劳寒热及一切虚损，用它代替人参、黄芪，不寒不燥，大有特殊功效，不只是祛风热湿毒而已。

陈藏器：体内有热者不宜用。

📖|医家名论|

《名医别录》：萎蕤生长于泰山山谷以及丘陵，立春后采，阴干使用。

陶弘景：《本经》有女萎无萎蕤，《别录》无女萎有萎蕤，而为用正同，疑女萎即萎蕤也，唯名异尔。今处处有，其根似黄精而小异，服食家亦用之。

李时珍：各处山中都有萎蕤。其根横生，似黄精但稍微小些，色黄白，柔软多须，难干燥。其叶像竹叶，两两相对。可以采根来栽种，很容易繁殖。嫩叶和根都可煮淘食用。

使用禁忌

痰湿气滞者禁服，脾虚便溏者慎服。

|形态特征|

多年生草本。根茎横走，肉质，黄白色，密生多数须根。叶互生，椭圆形至卵状长圆形。花腋生，花被筒状，黄绿色至白色，花丝丝状，近平滑至具乳头状突起。浆果球形，熟时蓝黑色。

叶
[性味] 味甘，性平，无毒
[主治] 可消除面部黑斑，使人容光焕发，面色润泽

花
[性味] 味甘，性平，无毒
[主治] 能补中益气

根茎
[性味] 味甘，性平，无毒
[主治] 主中风、中风发热、身体不能动弹

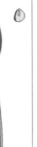

成品选鉴
圆柱形，有时有分枝，表面黄白色至土黄色，有细纵皱纹。质柔韧，有时干脆，易折断，断面黄白色，颗粒状。气微，味甜，有黏性

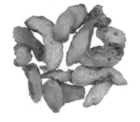

|实用妙方|

- 目赤涩痛：萎蕤、赤芍、当归、黄连各等份，煎汤熏洗。

- 治视物昏花，用甘露汤：萎蕤四两，每次取二钱，薄荷二叶，生姜一片，蜜少许，加水一盏，同煎至七分，睡前温服，每日一剂。

- 淋证：萎蕤一两，芭蕉根四两，水两大碗，煎至一碗半，加滑石二钱，分三次服完。

- 发热口干，小便涩：用萎蕤五两，煎水服。

- 惊痫后虚肿：用萎蕤、葵子、龙胆、茯苓、前胡各等份，研为末。每服一钱，水煎服。

• 中药趣味文化 •

玉竹的传说
传说，有个女孩叫玉竹，她母亲因父亲的去世而终日流泪，茶饭不思，时间久了便两眼干涩，视物模糊。玉竹虽百般劝解，但却苦于没有良药。一天她在山上砍柴，无意中发现有棵草长得非常鲜嫩，而且根又肥大多汁，一尝口味甘甜。她便挖了许多回去，洗净后煎汁让母亲喝。半个月后，母亲不但视力恢复，而且身体也好了起来。人们都夸玉竹是孝女，也因此知道了这种草的滋补作用，便将此草称为"玉竹"。

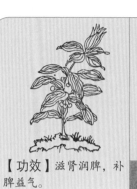

补脾益气，本草中的"草部之首"

黄精

【功效】滋肾润脾，补脾益气。

草部•山草类   补阴药

黄精又名黄芝、戊己芝、菟竹、鹿竹、仙人余粮、救穷草、米铺、野生姜、重楼、鸡格、龙衔、垂珠。仙家认为它属于芝草一类，因吸取了坤土的精粹，故叫它黄精。

|药用部分|

○黄精根茎

修治：雷敩说：采来黄精，用溪水洗净后蒸，从上午九时蒸至夜半一时，取出切薄片晒干用。

性味：味甘，性平，无毒。

李时珍：忌梅实，黄精花、叶、子的禁忌与根相同。

主治：补中益气，除风湿，安五脏。久服可轻身长寿耐饥饿。（出自《名医别录》）

补五劳七伤，强筋骨，耐寒暑，益脾胃，润心肺。（出自《日华子诸家本草》）

补各种虚损，止寒热，填精髓，杀虫。（李时珍）

平补气血而润。（出自《本草从新》）

补肾润肺，益气滋阴。治脾虚面黄，肺虚咳嗽，筋骨酸痹无力，及产后气血衰弱。（出自《四川中药志》）

补虚添精。（出自《滇南本草》）

[发明] 李时珍：黄精吸取了戊己的淳气，是补黄宫的上品。土为万物之母，母体得到补养，则水火相济，木金交合，各种邪气自然祛除，百病不生。

张禹锡：灾荒年月黄精可以让人当作粮食吃，叫作米铺。

|医家名论|

苏颂：黄精三月生苗，高一二尺左右。叶像竹叶而短，两两相对。茎梗柔脆，很像桃枝，下端为黄色而顶梢为赤色。四月开青白色的花，像小豆花。结的子色白像黍粒，也有不结子的。根像嫩生姜为黄色。二月采根，蒸过晒干后使用。现在人们到了八月便去采摘，当地人蒸九次晒九次后，当作果实卖，黄黑色且味道甘美。它的苗刚长出来时，当地人多把它采来当菜吃。

李时珍：黄精在山中野生，也可以将根劈成二寸长，稀疏种植在土里，一年后就会长得极为稠密；种子也可以种植。其叶像竹叶但不尖，有两叶、三叶、四五叶，都是对节生长。其根横着长，状似葳蕤。一般多采摘它的苗，煮熟后淘去苦味食用，叫笔管菜。

《名医别录》：黄精生长在山谷里，二月采根阴干用。

苏恭：在肥沃土地中生长的黄精，如拳头般大；在贫瘠土地中生长的黄精，如拇指般大小。葳蕤的肥根，很像小的黄精，二者的肌理形色，大都相似。现在将鬼臼、黄连与黄精相比较，它们并不相像。黄精叶像柳，钩吻蔓生，叶像柿叶，二者并不相似。

使用禁忌

中寒泄泻，痰湿痞满气滞者忌服。

🐝 |形态特征|

多年生草本，根茎横走，圆柱状，结节膨大。叶轮生，叶片条状披针形。花腋生，下垂，成伞形花丛，花被筒状，白色至淡黄色，花丝短，四月开青白色小花。浆果球形，成熟时紫黑色。

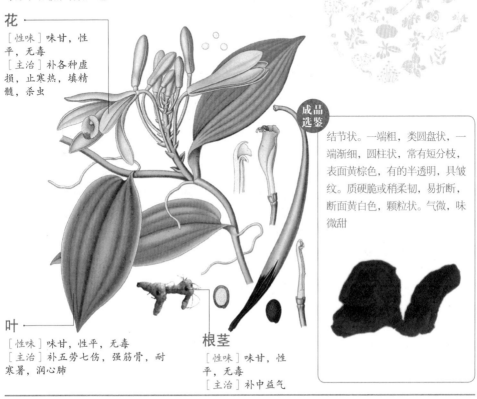

花
[性味] 味甘，性平，无毒
[主治] 补各种虚损，止寒热，填精髓，杀虫

成品选鉴
结节状。一端粗，类圆盘状，一端渐细，圆柱状，常有短分枝，表面黄棕色，有的半透明，具皱纹。质硬脆或稍柔韧，易折断，断面黄白色，颗粒状。气微，味微甜

叶
[性味] 味甘，性平，无毒
[主治] 补五劳七伤，强筋骨，耐寒暑，润心肺

根茎
[性味] 味甘，性平，无毒
[主治] 补中益气

🥘 |实用妙方|

• 补肝明目：用黄精二斤、蔓菁子一斤，淘洗后一同九蒸九晒，研为细末。每次用米汤送服二钱，空腹服，一日两次。常服有延年益寿的作用。

• 补益精气，用于脾胃虚弱，体倦乏力：用黄精、枸杞子各等份，捣碎做饼，晒干研细，炼蜜调药成丸，如梧桐子大。每次米汤送服五十丸。

中药趣味文化

黄精的故事

从前有个姑娘叫黄精，因被逼债而跳了崖，摔在了半山腰上。过了几天她才醒过来，身子非常虚弱。她见身边长着开着白花的野草，就吃草叶充饥。一次，她挖出一块手指粗的草根，放在嘴里一嚼，觉得又香又甜，比那些草梗草叶好吃得多！于是，她一边每天挖草根，一边寻找上山的路。一个月之后，终于从山中走了出来，而且身体上的伤也好了。后来人们就把这种强身健体的草药叫作"黄精"了。

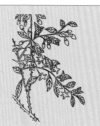

药食两用的进补佳品

枸杞

木部·灌木类　　补阴药

枸杞也称枸棘、苦杞、天精、羊乳、地骨、甜菜、地辅、地仙、却暑、西王母杖、仙人杖。生常山平泽及诸丘陵阪岸。冬采根，春、夏采叶，秋采茎、实，阴干。

【功效】补肾益精，养肝明目，补血安神，生津止渴，润肺止咳。

药用部分

○枸杞叶

性味：味苦，性寒，无毒。

主治：能补益精诸不足，易颜色，变白，明目，安神。和羊肉作羹，益人，甚除风，明目；若渴可煮做饮，代茶饮之；发热诸毒烦闷，可单煮汁解之，能消热面毒；主患眼风障赤膜昏痛，取叶捣汁注眼中。（甄权）

坚筋耐老，除风，补益筋骨，能益人，去虚劳。（出自《食疗本草》）

除烦益志，补五劳七伤，壮心气，去皮肤骨节间风，消热毒，散疮肿。（出自《日华子诸家本草》）

去上焦心肺客热。（李时珍）

○地骨皮

性味：味苦，性寒。

主治：益精气，去骨热消渴。解骨蒸肌热，消渴，风湿痹，坚筋骨，凉血。治在表无定之风邪。治上膈吐血。煎汤漱口，治金疮神验。

主五内邪气，热中消渴，周痹。（出自《神农本草经》）

主风湿，下胸胁气，客热头痛，补内伤大劳嘘吸，坚筋，强阴，利大小肠，耐寒暑。（出自《名医别录》）

细锉，面拌熟煮吞之，主治肾家风。（甄权）

泻肾火，降肺中伏火，去胞中火，退热，补正气。（王好古）

○枸杞子

性味：味苦，性寒。

主治：补益精气，强盛阴道。（陶弘景）

能补益精诸不足，易颜色，变白，明目，安神。（甄权）

主心病嗌干，心痛，渴而引饮，肾病消中。（王好古）

滋肾，润肺，明目。（李时珍）

医家名论

苏颂：现在到处都有生长，春天生苗叶，如石榴叶而且软薄可以吃。其茎干高三五尺，丛生状。六七月开小红紫花，随后便结红色的果实，形状微长如枣子的核。

李时珍：古代的枸杞产于常山的为上品，其他丘陵阪岸的都可以用。后世只有陕西的为最好，而且又以甘州产的为绝品。其子圆如樱桃，曝干后果小而核少，干时也红润甘美，其味如葡萄，可以当作果品吃，与其他地方的不同。

使用禁忌

外邪实热，脾虚有湿及泄泻者忌服。脾胃薄弱，时时泄泻者勿用。

🐝|形态特征|

　　落叶灌木。主茎粗壮，多分枝，枝细长，拱形，有条棱，常有刺。单叶互生或簇生，卵状披针形或卵状椭圆形，表面淡绿色。花紫色，漏斗状，粉红色或淡紫红色，具暗紫色脉纹。浆果卵形或长圆形，深红色或橘红色。种子棕黄色。

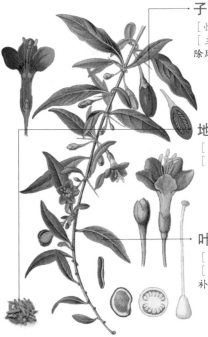

子
[性味] 味苦，性寒
[主治] 壮筋骨，耐老，除风，去虚劳，补精气

地骨皮
[性味] 味苦，性寒
[主治] 去骨热消渴

叶
[性味] 味苦，性寒
[主治] 主除烦益志，补五劳七伤

成品选鉴

长卵形或椭圆形，略扁，表面鲜红色或暗红无能，微有光泽，果皮柔韧，皱缩，果肉厚，柔润而有黏性，气微，味甜、微酸。以粒大、色红、肉厚、质柔润、子少、味甜者为佳

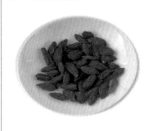

🍵|实用妙方|

•五劳七伤，房事不佳：将枸杞叶半斤切细，加粳米二合，豉汁适量，一起熬成粥。可每日食用，效果更佳。

•补精髓，壮筋骨：把地骨皮、甘菊花、生地黄各一斤合在一起捣碎，然后加水一石，煮取汤汁五斗，除去药渣，用药汁去煮糯米五斗，放入曲，混合搅拌，酿酒，每日饮三碗。

•恶疮，脓血不止：适量地骨皮，洗净，刮去粗皮，取出细穰。以地骨皮煎汤洗，令脓血尽，以穰敷贴患处，很快见效。

•中药趣味文化•

延年益寿的神仙药

《太平圣惠方》中写到，有一使者去西河，路上遇到一女子，看样子也就十五六岁，却正在打一个老人。使者问女子："这老人是谁？你为何打他？"女子说："他是我曾孙。他不肯食枸杞，致使年老不能行步，所以决罚。"使人又问："你今年几岁？"女子回答："年三百七十二岁。"使者又问："药有几种？"女子说："药只有一种，但有五个名字。春名天精，夏名枸杞，秋名地骨，冬名仙杖，亦名王母杖。以四时采服之，命与天地齐寿。"这个故事虽然夸张了，但枸杞确有健身延年、抗衰老的功效。

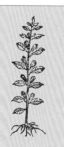

延年益寿的"不老药"

芝麻

【功效】 祛头屑、润发，滋润肌肤，益血色。

谷部·麻麦稻类　　补阴药

芝麻又名胡麻、巨胜、方茎、狗虱、油麻、脂麻。按《梦溪笔谈》的说法：汉朝时张骞从大宛引进油麻种植，所以称胡麻。巨胜是因胡麻的角果大如方胜而得名。

🐚|药用部分|

○胡麻（黑芝麻）

性味： 味甘，性平，无毒。

主治： 主伤中虚亏，补五脏，增气力，长肌肉，填髓脑。长期服用，轻身不老。（出自《神农本草经》）

○白油麻

性味： 味甘，性大寒，无毒。

主治： 治虚劳，滑肠胃，行风气，通血脉，祛头上浮风，滋润肌肤。（孟诜）

○胡麻油（香油）

性味： 味甘，性微寒，无毒。

主治： 利大肠，治产妇胞衣不落。用生油搽摩疮肿，止痛消肿，生秃发。（出自《名医别录》）

能解热毒、食毒、虫毒，杀诸虫蝼蚁。（李时珍）

○青蘘（胡麻叶）

性味： 味甘，性寒，无毒。

主治： 主五脏邪气，风寒湿痹。益气，补脑髓，坚筋骨。长期服用，使人耳聪目明，不饥不老，延年益寿。（出自《神农本草经》）

祛风解毒润肠。（李时珍）

○胡麻花

主治： 生秃发。（孙思邈）

润大肠。人身上长肉丁，用它来擦，能消去。（李时珍）

○麻秸（胡麻茎）

主治： 麻秸烧灰，可加到点痣去恶肉的药方中使用。

[发明] 李时珍：胡麻榨油以白色的为好，入药用则以黑色的为佳，产于西域的更好。现在的人将脂麻擂烂去滓，加入绿豆粉做成软的食物。其性平润，最有益于老人。

李时珍：胡麻油生用有润燥解毒、消肿止痛的作用。

寇宗奭：青蘘用汤长时间浸泡后，出稠黄色涎液，妇人用它来梳头发。

🐚|医家名论|

李时珍：胡麻分迟、早两种，有黑、白、红三种颜色，茎秆都呈方形，秋季开白花，也有开紫色艳丽花的。它每节都长角，长达一寸多。角有四棱、六棱的，子房小且籽少；也有七棱、八棱的，角房大且籽多。这是因土地的肥瘠不同。它的茎高三四尺。有的一茎独上生长，角紧贴茎而籽少；有的分枝多而四面散开的，角多籽多。

使用禁忌

患有慢性肠炎、便溏腹泻者忌食

🌸 |形态特征|

一年生草本，茎直立，四棱形，不分枝，具短柔毛。叶对生，叶片卵形、长圆形或披针形，两面无毛或稍被白柔毛。花筒状，白色，有紫色或黄色彩晕。蒴果椭圆形，成熟后黑褐色。种子卵形，两侧扁平，黑色、白色或淡黄色。

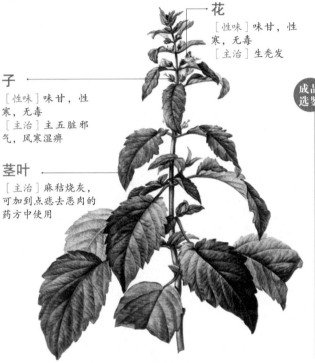

花
[性味]味甘，性寒，无毒
[主治]生秃发

子
[性味]味甘，性寒，无毒
[主治]主五脏邪气，风寒湿痹

茎叶
[主治]麻秸烧灰，可加到点痣去恶肉的药方中使用

成品选鉴

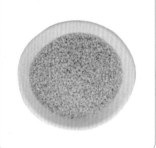

扁卵圆形，一端钝圆，另端尖，表面黑色，有网状皱纹或不明显，边缘平滑或有凸起的棱线，尖端有圆点状棕色的种脐，种皮膜质。胚乳白色，肉质。气微弱，味淡，压碎后有麻油香气

🫕 |实用妙方|

• 腰脚疼痛：新胡麻一升，熬香后捣成末。每日服一小升，服至一斗后则愈。以姜汁、蜜汤、温酒送下均可。

• 偶感风寒：将胡麻炒焦，趁热捣烂泡酒饮用。饮后暖卧，以微出汗为好。

• 疔肿恶疮：胡麻（烧灰）、针砂各等份，研为末，用醋调敷患处，一天三次。

• 坐板疥疮：生胡麻嚼烂外敷涂。

中药趣味文化

一饭胡麻几度春

芝麻自古就被誉为"仙家食品"。相传汉明帝时，浙江郯县人刘晨、阮肇二人一同到天台山采药，却不小心迷路了。这时遇到了两个仙女邀请他们到家中做客，还用胡麻做饭招待他们。他俩吃过后竟然返老还童，得道成仙了。他在仙境生活了半年后返回家乡时，才知道子孙繁衍到了第七代，"一饭胡麻几度春"成为了后世传颂的佳话。由此可见，芝麻健身延年的作用不可小看。

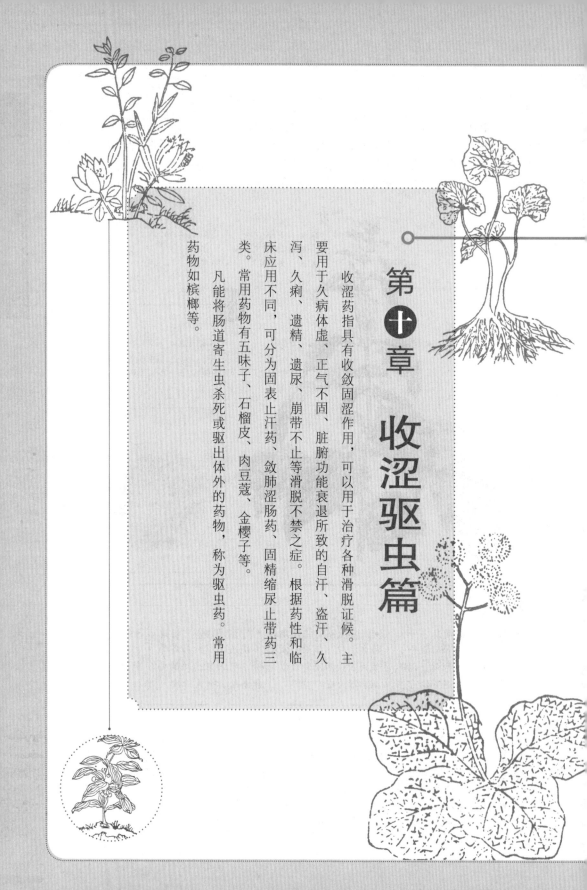

第十章 收涩驱虫篇

收涩药指具有收敛固涩作用，可以用于治疗各种滑脱证候。主要用于久病体虚、正气不固、脏腑功能衰退所致的自汗、盗汗、久泻、久痢、遗精、遗尿、崩带不止等滑脱不禁之症。根据药性和临床应用不同，可分为固表止汗药、敛肺涩肠药、固精缩尿止带药三类。常用药物有五味子、石榴皮、肉豆蔻、金樱子等。

凡能将肠道寄生虫杀死或驱出体外的药物，称为驱虫药。常用药物如槟榔等。

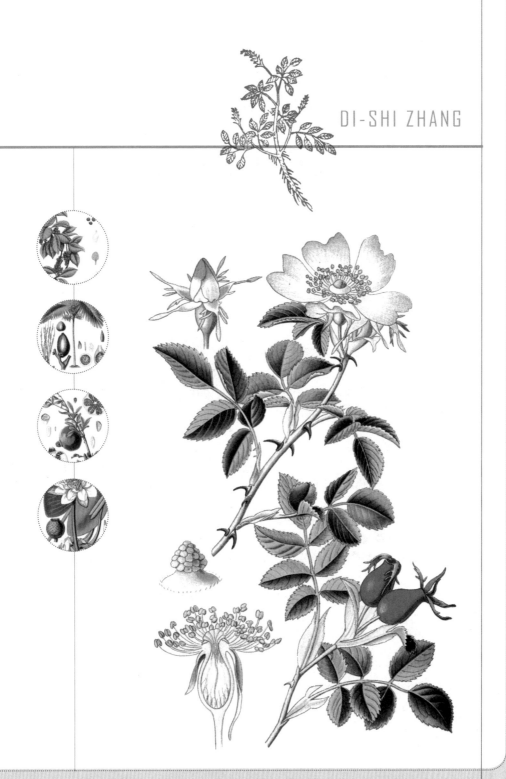

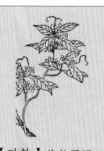

五味俱全，补养五脏

五味子

【功效】收敛固涩，益气生津，宁心安神。

草部·蔓草类 | 收涩药

五味子又名玄及、会及。苏恭说，五味子的皮肉甘、酸，核中辛、苦，都有咸味，五味俱全，所以有五味子之名。五味子有南北之分，适用于不同的病症。

🌿|药用部分|

○果实

修治：李时珍：入补药熟用，入治嗽药生用。

性味：味酸，性温，无毒。

李时珍：酸、咸入肝而补肾，辛、苦入心而补肺，甘入中宫益脾胃。

徐之才：与肉苁蓉相使。恶葳蕤。胜乌头。

主治：益气，治咳逆上气，劳伤羸瘦，补不足，强阴，益男子精。（出自《神农本草经》）

养五脏，除热，生阴中肌。（出自《名医别录》）

治中下气，止呕逆，补虚劳，令人体悦泽。（甄权）

明目，暖肾脏，壮筋骨，治风消食，疗反胃霍乱转筋，痃癖奔豚冷气，消水肿心腹气胀，止渴，除烦热，解酒毒。（出自《日华子诸家本草》）

生津止渴，治泻痢，补元气不足，收耗散之气，瞳子散大。（李杲）

治喘咳燥嗽，壮水镇阳。（王好古）

五月常服五味子可补五脏气。遇夏月季夏之间，困乏无力，无气以动，与黄芪、人参、麦冬，少加黄檗煎汤服，使人精神顿加，两足筋力涌出。六月常服五味子，以益肺金之气，在上则滋源，在下则补肾。（孙思邈）

治喘嗽，须分南北。生津液止渴，润肺，补肾，劳嗽，宜用北者；风寒在肺，宜用南者。（出自《本草会编》）

固精，敛汗。（出自《本草通玄》）

[发明]李杲：收肺气，补气不足，主升。酸以收逆气，肺寒气逆，宜用五味子与干姜同治。五味子收肺气，为火热必用之药，故治咳嗽以它为君药。但有外邪者不可立即使用，恐闭其邪气，必先发散然后再用为好。有痰者，与半夏相佐；气喘者，与阿胶相佐。

🌿|医家名论|

苏颂：五味子春初生苗，引赤蔓附于高木，长六七尺。叶尖圆像杏叶。三四月开黄白花，像莲花。七月结实，丛生于茎端，如豌豆样大，生时为青色，熟则变为红紫色，入药晒不去子。

李时珍：五味子有南北之分。南方产的五味子色红，北方产的色黑，入滋补药必用北方产的为好。也可以取根种植，当年即生长旺盛；如果是二月下种子，在第二年才生长旺盛，须搭架引蔓。

使用禁忌

感寒初嗽当忌，恐其敛束不散。肝旺吞酸当忌，恐其助木伤土。痧疹初发及一切停饮，肝家有动气，肺家有实热，应用黄芩泻热者，皆禁用。

🐝 |形态特征|

落叶藤本。幼枝红褐色，老枝灰褐色，稍有棱角。叶互生，膜质，叶片倒卵形或卵状椭圆形，边缘有腺状细齿。花单生或丛生叶腋，乳白色或粉红色，花药聚生于圆柱状花托的顶端。小浆果球形，成熟时红色。种子肾形，淡褐色，有光泽。

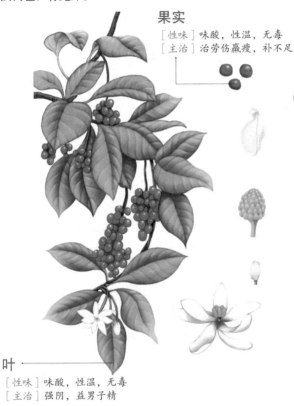

果实

[性味] 味酸，性温，无毒
[主治] 治劳伤羸瘦，补不足

成品选鉴

呈不规则的球形或扁球形，表面红色、紫红色或暗红色，皱缩，显油润，果肉柔软，有的表面呈黑红色或出现白霜。种子肾形，表面棕黄色，有光泽，种皮薄而脆。果肉气微，味酸；种子破碎后，有香气，味辛、微苦

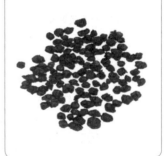

叶

[性味] 味酸，性温，无毒
[主治] 强阴，益男子精

🥄 |实用妙方|

• 久咳不止：五味子五钱，甘草一钱半，五倍子、风化硝各二钱，研末，干噙。

• 阳事不起：新五味子一斤，研为末，用酒送服方寸匕，一日三服。忌猪鱼蒜醋。

•中药趣味文化•

消百病的五味子

从前，在长白山脚下，有个穷苦的年轻人生病了，没钱医治，还要到山里砍柴维持生计。他在山里看到一种小树，藤蔓相连、郁郁葱葱，结着红里透黑、清香四溢的果子。饥渴交加的他摘了些吃，没想到回去之后感觉病好了一些，连着几天小伙子都去吃那种野果，没多久病就痊愈了。这种果子渐渐地就被拿来治病了。因这种果子的皮肉甘、酸，核中辛、苦，有咸味，具有"五种味道"，人们就将它取名为"五味子"。

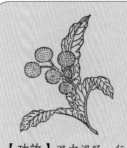

止泻驱虫暖脾胃

肉豆蔻

收涩药

【功效】温中涩肠，行气消食。

又名肉果、迦拘勒。寇宗奭说，肉豆蔻是相对草豆蔻而命名的。肉豆蔻去壳只用肉，以肉脂丰富颜色润泽的为好，枯白瘦小而虚的差。李时珍：此物的花及果实都像豆蔻而无核，故名。

|药用部分|

○肉豆蔻实

性味：味辛，性温，无毒。

王好古：入手足阳明经。

主治：能温中，消食止泻，治积冷心腹胀痛，霍乱中恶，呕沫冷气，小儿食乳吐泻。《开宝本草》

调中下气，开胃，解酒毒，消皮外络下气。《日华子诸家本草》

治宿食痰饮，止小儿吐逆，妇人乳汁不通，腹痛。（甄权）

治肾泄，上盛下虚，诸逆上冲，元阳上浮而头痛。（出自《本草求原》）

主心腹虫痛，脾胃虚冷，虚泻赤白痢，将其研末后煮粥服。（李珣）

治精冷。（出自《本草经读》）

暖脾胃，固大肠。（李时珍）

主心腹虫痛，脾胃虚冷气并，冷热虚泄，赤白痢等。凡痢以白粥饮服佳；霍乱气并，以生姜汤服良。（出自《海药本草》）

善下气，多服则泄气，得中则和平其气。（出自《本草衍义》）

温中补脾，泄痢久不已则用之。（出自《药性类明》）

为理脾开胃、消宿食、止泄泻之要药。（出自《本草经疏》）

固大肠，理脾胃虚冷。（出自《本草正》）

[发明]《日华子诸家本草》：肉豆蔻能调中下气，消皮外络下气。

汪机：痢疾用肉豆蔻涩肠治痢，又为小儿伤乳泄泻的要药。

李时珍：脾土爱暖而喜芳香，所以肉豆蔻之性味辛温，正可调理脾胃而治吐痢。

|医家名论|

陈藏器：肉豆蔻生长在胡国，胡名迦拘勒。其形圆小，皮紫紧薄，中肉辛辣。

苏颂：如今岭南人家也有栽培。肉豆蔻春季生苗，夏季抽茎开花，结的果实像豆蔻，六月、七月采摘。

李时珍：肉豆蔻的花及果实虽然像草豆蔻，但果实的皮肉却不同。肉豆蔻的果实外有皱纹，内有斑缬纹，如槟榔纹，最易生蛀虫，只有烘干后密封，才可保存。

使用禁忌

大肠素有火热及中暑热泄暴注，肠风下血，胃火齿痛及湿热积滞方盛，滞下初起，皆不宜服。

🌿 |形态特征|

常绿乔木，叶互生，椭圆状披针形或长圆状披针形，革质，全缘，有红棕色的叶脉。花疏生，黄白色，椭圆形或壶形，下垂。果实梨形或近于圆球形，下垂，淡红色或黄色，成熟后裂成2瓣，显出绯红色假种皮，种子长球形，种皮红褐色，木质。

叶

[性味] 味辛，性温，无毒

[主治] 调中下气，开胃，解酒毒，消皮外络下气

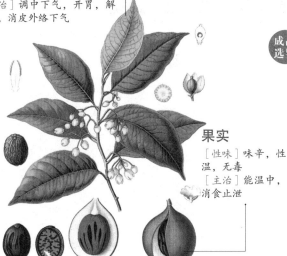

果实

[性味] 味辛，性温，无毒

[主治] 能温中，消食止泄

成品选鉴

卵圆形或椭圆形，表面灰棕色至暗棕色，有网状沟纹，质坚硬，难破碎，碎断面可见棕黄或暗棕色外胚乳向内伸入，气强烈芳香，味辛辣，微苦。以个大、体重、坚实、破开后香气浓者为佳

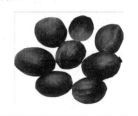

🥄 |实用妙方|

• 暖胃除痰，促进食欲：肉豆蔻两个，半夏（姜汁炒）五钱，木香二钱半，共研末，蒸饼，制成如芥子大的丸子，每次饭后用津液下咽五至十丸。

• 霍乱吐痢：将肉豆蔻研为末，用姜汤送服一钱。

• 久泻不止：肉豆蔻（煨）一两，木香二钱半，研为末，用大枣肉调和制成丸子，每次用米汤送服五十丸。

• 老人虚泻：肉豆蔻三钱，用面裹煨熟后，去面研为末，加乳香一两，研为末，用陈米粉调糊做成梧桐子大的丸子，每次用米汤送服五十至七十丸。

·中药趣味文化·

麦哲伦和肉豆蔻

麦哲伦航海的年代，肉豆蔻是欧洲贵族餐桌上不可缺少的珍贵香料。麦哲伦航海的目的之一就是到世界的另一边去寻找香料。因为如果有能力垄断肉豆蔻的交易，他们就可以获得巨大的财富。麦哲伦带领船队在穿越了今天的麦哲伦海峡之后，来到了菲律宾，抵达了传说中的"香料岛"。在返航的途中，其中一艘船竟然因为装了太多的肉豆蔻而沉没。在对肉豆蔻的渴望下，人们发现了地球是圆的。

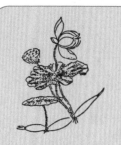

妇孺童妪的滋补佳珍

莲

果部·水果类　　收涩药

【功效】固精止带，补脾止泻，益肾养心。

莲藕是莲根的名字，它的茎、叶名荷。莲原产于印度，很早就传入我国，南北朝时，种植已相当普遍，它的根、叶、花、果实都可入药，具有较好的滋补效果。

🌿|药用部分|

○莲实

性味：味甘、涩，性平，无毒。

李时珍：嫩菂性平，石莲性温。得茯苓、山药、白术、枸杞子良。

主治：补中养神，益气力，除百病。（出自《神农本草经》）

益心肾，厚肠胃，固精气，强筋骨，补虚损，利耳目，除寒湿，止脾泄久痢，赤白浊，女子带下崩中各种血证。（李时珍）

○藕

性味：味甘，性平，无毒。

主治：主热渴，散瘀血，生肌。（出自《名医别录》）

捣汁服，止闷除烦开胃，治腹泻，下产后瘀血。捣膏，可外敷金疮及骨折，止暴痛。蒸来食用，能开胃。（出自《日华子诸家本草》）

○藕节

性味：味涩，性平，无毒。

主治：捣汁服，主吐血不止，以及口鼻出血。（甄权）

可止咯血、唾血、血淋、溺血、下血、血痢、血崩。（李时珍）

○莲薏

性味：味苦，性寒，无毒。

主治：止霍乱。（出自《日华子诸家本草》）

清心祛热。（李时珍）

○莲花

性味：味苦、甘，性温，无毒。

主治：主镇心益色，养颜轻身。（出自《日华子诸家本草》）

○莲房

性味：味苦、涩，性温，无毒。

主治：止血崩、下血、尿血。（李时珍）

○荷叶

性味：味苦，性平，无毒。

主治：生发元气，补助脾胃，涩精滑，散瘀血，消水肿痈肿，发痘疮。治吐血、咯血、鼻出血、便血、尿血、血淋、崩中、产后恶血、损伤败血等诸多血证。（李时珍）

📖|医家名论|

李时珍：莲藕，各处湖泊塘池皆可生长。长的可达一丈多，五六月嫩时，可采来当菜吃。节生两茎，一为藕荷，其叶贴水，其下旁行生藕；一为茎荷，其叶贴水，其旁茎生花。叶清明后生。六七月开花，花有红、白、粉红三色。花心有黄蕊，内即为莲蓬。花褪后，结莲子。

使用禁忌

凡外感前后，疟、疸、疳、痔，气郁痞胀，溺赤便秘，食不运化，以及新产后皆忌之。

|形态特征|

　　根茎横生，肥厚，有多个通气孔洞。节上生叶，露出水面，叶柄生于叶背中央，叶片圆形。花芳香，红色、粉红色或白色，花瓣椭圆形或倒卵形。花后结莲蓬，倒锥形，有小孔，孔内含果实1枚。坚果椭圆形或卵形，果皮革质，坚硬，熟时黑褐色。

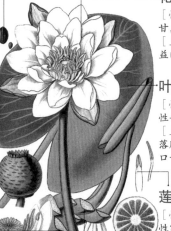

果实
［性味］味甘、涩，性平，无毒
［主治］补中养神，益气力，除百病

花
［性味］味苦、甘，性温，无毒
［主治］主镇心益色，养颜轻身

叶
［性味］味苦，性平，无毒
［主治］止渴，落胞破血，治产躁口干，心肺烦躁

莲薏
［性味］味苦，性寒，无毒
［主治］治疗血渴、产后渴

藕节
［性味］味涩，性平，无毒
［主治］捣汁服，主吐血止，及口鼻出血

藕
［性味］味甘，性平，无毒
［主治］主热渴，散瘀血，生肌

成品选鉴

莲子呈椭圆形或类球形，表面浅黄棕色至红棕色，有细纵纹和较宽的脉纹，常有裂口，质硬，具绿色莲子心。气无，味甘、涩，莲子心极苦。以个大饱满者为佳

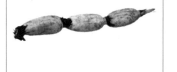

|实用妙方|

• 阳水浮肿：用败荷叶烧存性，研为末，每次用米汤调服二钱，一日三次。

• 各种痈肿：取叶蒂不限量，煎汤淋洗患处。洗后擦干，用飞过的寒水石调猪油涂患处。

• 产后心痛，恶血不尽或胎衣不下：荷叶炒香后研为末，每次用开水调服一匙。

• 治久痢不止：老莲子二两（去心），研为末，每服一钱，陈米汤调下。

• 治下痢饮食不入，俗名噤口痢：鲜莲肉一两，黄连五钱，人参五钱。水煎浓，细细与呷。

•中药趣味文化•

藕节治冷痢的故事
宋代赵潜的《养病漫笔》中有这样一段故事：南宋的孝宗生活奢侈，吃腻了山珍海味，突然想起吃湖蟹来，吃得过多以致腹部不适，竟然每天泻下数次血痢，痛苦不堪。他的父亲高宗微服私访，在民间寻医找药。偶然看到人们争相购买藕节，便问药师："这藕节有何用？"药师说，眼下正流行痢疾，这鲜藕节是治疗痢疾的良药。高宗回宫后命人将藕节捣成汁，送孝宗热酒调服，不几日，孝宗的病果然好了。

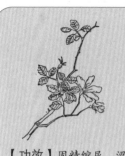

外敷消痈，内服固精

金樱子

【功效】固精缩尿，涩肠止泻，止带。

木部•灌木类　　收涩药

金樱子也叫刺梨子、山石榴、山鸡头子。产于野地的向阳山坡，根、果实、叶皆可入药。金樱子叶可外用，对治疗烫伤和外伤出血都有很好的作用。

🌰 |药用部分|

○金樱子果实

性味：味酸、涩，性平，无毒。

主治：治因脾虚导致的泻痢。止小便次数多，固涩精气，久服可耐寒轻身。

止遗泄。（出自《名医别录》）

治脾泄下痢，止小便利，涩精气。（出自《蜀本草》）

治日久下痢，血崩带下，涩精遗泄。（出自《滇南本草》）

止吐血、衄血，生津液，收虚汗，敛虚火，益精髓，壮筋骨，补五藏，养血气，平咳嗽，定喘急，疗怔忡惊悸，止脾泄血痢及小水不禁。（出自《本草正》）

○金樱子花

性味：味酸、涩，性平，无毒。

主治：治各种腹泻，驱肠虫。和铁物混合捣末，有染须发的作用。

○金樱子叶

主治：治痈肿，嫩叶研烂，加少量盐涂于患处，留出一头泄气的孔。另可止金疮出血，五月五日采叶后，同桑叶、苎叶各等份，阴干后研末敷，血止伤口愈合，又称"军中一捻金"。

[发明] 苏颂：洪州、昌州，都煮其子做煎，寄赠给别人。服用的人用煎的鸡头实粉制成丹丸服，名说水陆丹，益气补真很好。

李时珍：无故而服用它，或只是为了获取快意就不可服用。若精气不固的人服用它，则无可非议。

📜 |医家名论|

苏颂：现在南中州郡等地有生长，以江西、剑南、岭外的为最好。丛生在郊荒地中，类似蔷薇，有刺。四月开白色的花，夏秋季结果实，也有刺。呈黄赤色，状似小石榴，十一月、十二月采摘。江南、蜀中的人熬或煎，制成酒服。

李时珍：此树山林间有很多，花最白腻，其果实大如指头，状如石榴但略长。其核细碎而且有白毛，如营实的核而味涩。

使用禁忌

有实火、邪热者忌服。中寒有痞者禁服。泄泻由于火热暴注者不宜用；小便不禁及精气滑脱因于阴虚火炽而得者，不宜用。

🌸|形态特征|

常绿蔓性灌木，叶椭圆状卵形或披针状卵形，边缘有细锯齿，两面无毛，背面沿中脉有细刺。花单生侧枝顶端，白色，花柄和萼筒外面密生细刺。蔷薇果近球形或倒卵形，有细刺，顶端有长而外反的宿存萼片。

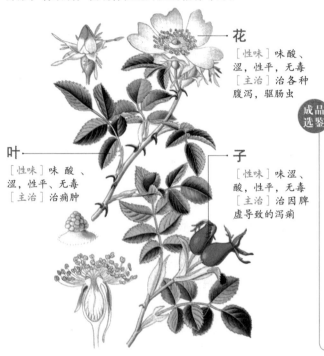

花
[性味]味酸、涩，性平，无毒
[主治]治各种腹泻，驱肠虫

叶
[性味]味酸、涩，性平，无毒
[主治]治痈肿

子
[性味]味涩、酸，性平，无毒
[主治]治因脾虚导致的泻痢

成品选鉴

呈倒卵形，表面黄红色至棕红色，略具光泽，质坚硬，纵切后可见内壁密生淡黄色有光泽的绒毛，气微，味甘、微涩。以个大、色红黄、有光泽、去净毛刺者为佳

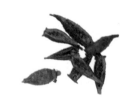

🍵|实用妙方|

• **活血强身**：霜后摘取金樱子果实，去刺、核，以水淘洗后再捣烂，放入大锅水中熬煎。不得绝火。煎至水减半时，过滤，继续熬煎成膏。每服一匙，用暖酒一碗调下。

• **补血益精**：用金樱子（去刺及子，焙过）四两、缩砂二两，共研为末，加炼蜜和成如梧桐子大的丸子。每服五十丸，空心温酒送服。

• **久痢不止**：用罂粟壳（醋炒）、金樱子各等份研为末，加蜜做成如芡子大的丸子。每服五至七丸，陈皮煎汤化下。

•中药趣味文化•

金樱子的传说
从前，有个孩子从小到大一直有尿床的毛病，结果到了结婚的年龄也没有姑娘肯嫁给他。家里人到处寻医问药，一天一个挖药的老头路过此地，孩子的父母求老人医治。老人不远千里到南方去采药，三个月后才回来，用一种神奇的草药治好了孩子的病，老人却因为在南方中了瘴气的毒，不久就去世了。为纪念老人，一家人用他药葫芦上的金色缨穗给这种草药起名叫"金缨"，后来渐渐传成了"金樱"。

延缓更年期，让你更年轻

石榴

【功效】涩肠止泻，止血驱虫。

果部·山果类　　驱虫药

石榴又名若榴、丹若、金罂。榴，即瘤，果实累累如赘瘤。按《齐民要术》所说，凡种榴树，须在根下放僵石、枯骨，则花实繁茂。安石之名也许是这个意思。

🐝 |药用部分|

○甘石榴

性味：味甘、酸、涩，性温，无毒。多食损人肺。

孟诜：多食损齿令黑。凡服食药物人忌食。

朱震亨：榴，即留。其汁酸性滞，恋膈成痰。

主治：治咽喉燥渴。（出自《名医别录》）

能理乳石毒。（段成式）

制三尸虫。（李时珍）

○酸石榴

性味：味酸、涩，性温，无毒。

主治：取酸石榴一枚连子同捣成汁，一次服下，治赤白痢疾、腹痛。（孟诜）

止泻痢崩中带下。（李时珍）

○酸榴皮

性味：同实。

主治：止下痢漏精。（出自《名医别录》）

治筋骨风，腰脚不遂，行步挛急疼痛，能涩肠。（甄权）

理虫牙。（出自《本草蒙筌》）

煎服，下蛔虫。（陈藏器）

主蛔虫。煎服。（出自《本草拾遗》）

止泻痢，便血脱肛，崩中带下。（李时珍）

治日久水泻，同炒砂糖煨服，又治痢脓血，大肠下血。同马兜铃煎治小儿疳虫。（出自《滇南本草》）

○石榴花

性味：味酸、涩，性平。

主治：治吐血，月经不调，红崩白带。汤火伤，研为末，香油调涂。（出自《分类草药性》）

治齿痛，水煎代茶常服。（出自《福建民间草药》）

📑 |医家名论|

陶弘景：石榴花色红可爱，所以人们多有种植，尤其为外国所看重。石榴有甜、酸两种，入药只用酸石榴的根、壳。

苏颂：安石榴本来生于西域，现在到处都有种植。石榴树不太高大，树枝附于主干上，出地后便分离成丛。它很容易繁殖成活，只需折其枝条埋在土中就能生长。石榴花有黄、红两种颜色。果实有甜、酸两种，甜的可以食用，酸的入药用。

李时珍：石榴五月开花，单叶的结果，千叶的不结果，即使结果也没有子。

使用禁忌

多食伤肺，且会导致牙齿变黑。

🐝|形态特征|

　　落叶灌木或乔木，高3～5米。叶片长圆圆状披针形，纸质。花生枝顶，红色、黄色或白色，花瓣倒卵形。浆果近球形，通常淡黄褐色、淡黄绿色或带红色。种子钝角形，红色至乳白色。

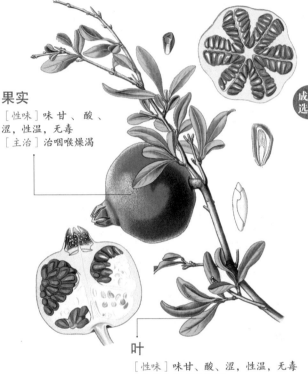

果实
［性味］味甘、酸、涩，性温，无毒
［主治］治咽喉燥渴

叶
［性味］味甘、酸、涩，性温，无毒
［主治］治咽喉燥渴

成品选鉴

果皮半圆形或不规则块片，大小不一，外表面黄棕色、暗红色或棕红色，稍具光泽，粗糙，有棕色小点，内表面黄色或红棕色，质硬而脆，断面黄色，气微，味苦、涩。以皮厚、棕红色者为佳

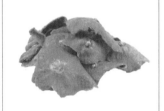

🍵|实用妙方|

• 赤白痢下，腹痛，食不消化：酸榴皮炙黄研为末，加枣肉或粟米饭和成如梧桐子大的药丸，每空腹服三十九，米汤送下，一天三次。如为寒滑，加附子、赤石脂各一倍。

• 久痢久泻：陈酸榴皮，焙后研为细末，每次用米汤送服二钱。

• 中药趣味文化 •

石榴的由来
相传女娲补天的时候，不小心把一块红色的宝石落在了骊山脚下。有一年，安石国王子到山里打猎，救了一只快要冻死的金翅鸟。金翅鸟恢复了之后，为了报答王子的救命之恩，把骊山脚下的红宝石衔来，丢到了安石国的御花园中。不久，御花园就长出了一棵花红叶茂的奇树，结出的果实里面有一颗颗像红宝石一样的果粒。安石国国王给它赐名为"石榴"。后来，张骞出使西域的时候把石榴带回了中原。

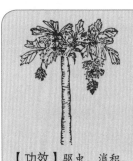

绦虫蛔虫，一个都跑不了

槟榔

【功效】驱虫，消积，下气，行水，截疟。

果部·夷果类　　驱虫药

槟榔又名宾门、仁频、洗瘴丹。嵇含的《南方草木状》中说，交际广泛的人接待贵客时，必先呈上此果。如邂逅不设，便会引来嫌恨。大概槟榔之意取于此。

🐚 |药用部分|

○槟榔子

修治：雷敩：将槟榔子用刀刮去底，切细。勿经火，那样怕失去药力。如果用熟的，不如不用。

李时珍：现在方药中也有用火煨焙用的。生食槟榔，必须与扶留藤、蚌灰同嚼，吐去红水一口，才滑美不涩，下气消食。故俗语有"槟榔为命赖扶留"的说法。

性味：味苦、辛、涩，性温，无毒。

主治：主消谷逐水，除痰癖，杀肠道寄生虫。（出自《名医别录》）

治腹胀，将其生捣末服，能利水谷道。用来敷疮，能生肉止痛。烧成灰，可用来敷治口吻白疮。（苏恭）

能宣利五脏六腑壅滞，破胸中气，下水肿，治心痛积聚。（甄权）

除一切风，下一切气，通关节，利九窍，补五劳七伤，健脾调中，除烦，破症结。（出自《日华子诸家本草》）

主奔豚气、风冷气，疗宿食不消。（李珣）

治冲脉为病，气逆里急。（王好古）

治泻痢后重，心腹诸痛，大小便气秘，痰气喘急，疗各种疟疾，御瘴疠。

（李时珍）

[发明] 李时珍：按罗大经《鹤林玉露》载，岭南人用槟榔代茶饮，用来抵御瘴疠，其功能有四：一能使人兴奋如醉，食后不久则两颊发红，似饮酒状，即苏东坡所谓"红潮登颊醉槟榔"；二能使醉酒的人清醒，大概因槟榔能宽痰下气，所以醉意顿解；三是能使饥饿的人感觉饱；四能使饱食的人觉得饥饿。因空腹食用，则感到气盛如饱；饱后食之，则能使食物很快消化。

🔖 |医家名论|

李时珍：槟榔树初生时像笋竿，引茎直上。茎干很像桃榔、椰子而有节，旁无分枝，条从心生。顶端有叶如甘蕉，叶脉成条状参差开裂，风吹时像羽扇扫天。三月时，叶中突起一房，自行裂开，出穗共数百颗，大如桃李。穗下生刺累累以护卫果实。果实五月成熟，剥去外皮，煮其肉然后晒干。槟榔树不耐霜，不能在北方种植，只能生长在南方。

使用禁忌

气虚下陷者禁服，脾胃虚者也不宜用。

图说经典《本草纲目》

|形态特征|

　　乔木，高10～18米。不分枝，叶脱落后形成明显的环纹。羽状复叶，丛生于茎顶端，叶片披针状线或线形，顶部有不规则分裂。花序生于最下一叶的基部，长倒卵形，多分枝，花瓣卵状长圆形。坚果卵圆形或长圆形，熟时红色。

叶

[性味]味苦，性温，无毒
[主治]治冲脉为病，气逆里急

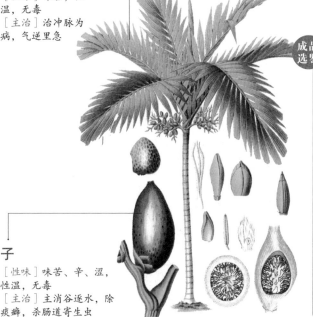

子

[性味]味苦、辛、涩，性温，无毒
[主治]主消谷逐水，除痰癖，杀肠道寄生虫

成品选鉴

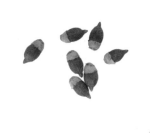

扁球形或圆锥形，顶端钝圆，基部平宽，表面淡黄棕色至暗棕色，质极坚硬，切断面可见大理石样纹理，气微，味微苦、涩。以个大、体重、质坚、无破裂者为佳

|实用妙方|

●醋心吐水：槟榔四两、橘皮一两，同研为末，每空腹服一匙，用生蜜汤调下。

●寸白虫：槟榔十多枚，研为末，先用水二升半煮槟榔皮，取一升，空腹调服药末一匙。过一天，有虫排出，如未排尽，可再次服药。

●口吻生疮：槟榔烧生研为末，加轻粉敷搽。

●中药趣味文化●

槟榔是最好的驱虫药

传说，傣族山寨有一个叫兰香的姑娘，美丽聪明，与本寨勤劳的小伙子岩峰相爱了。谁知正在热恋的时候，不知何故，兰香的肚子一天天大了起来。兰香父母认为女儿做了丢人的事，非常生气，拿来槟榔叫女儿吃掉，让她到树林里等死。谁知，兰香不但没死，第二天竟然回来了。原来兰香自从吃了槟榔以后，排出了不少虫子，人们这才明白，兰香姑娘患了虫积鼓胀病，也因此知道了槟榔具有驱虫的功效。

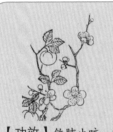

酸酸味道好，驱虫少不了

梅

【功效】 敛肺止咳，涩肠止泻，安蛔止痛，生津止渴。

果部·五果类　　收涩药

梅，木似杏而枝干劲脆，春初时开白花，花香清馥，花将谢而叶始生，二月结实如豆，味酸美。五月采将熟大于杏者，以百草烟熏至黑色为乌梅，以盐腌曝干者为白梅也。

|药用部分|

○梅实

性味：味酸，性平，无毒。

《日华子诸家本草》：多食损齿伤筋，蚀脾胃，使人发膈上痰热。服黄精的人忌食。吃梅后牙酸痛，嚼胡桃肉可解。

○乌梅

修治：李时珍：乌梅制法，取青梅装在篮子里，用烟熏黑，如果用稻灰汁淋湿蒸制，则肥厚润泽而不生蛀虫。

性味：味酸、涩，性温、平，无毒。

主治：主下气，除热烦满，安心，止肢体疼痛，偏枯不仁，死肌，去青黑痣，蚀恶肉。（出自《神农本草经》）

去痹，利筋脉，止下痢，口干。（出自《名医别录》）

泡水喝，治伤寒烦热。（陶弘景）

治虚劳骨蒸，消酒毒，令人安睡。与建茶、干姜制成丸服，止休息痢最好。（出自《日华子诸家本草》）

敛肺涩肠，止久嗽、泻痢，反胃噎膈，蛔厥吐利，能消肿涌痰，杀虫，解鱼毒、马汗毒、硫黄毒。（李时珍）

○白梅

性味：味酸、咸，性平，无毒。

主治：研烂后敷搽，治刀箭伤，止血。（出自《日华子诸家本草》）

治中风惊痫，喉痹痰厥僵仆，牙关紧闭者，取梅肉揩擦牙龈，口水流出则口开。又治泻痢烦渴，霍乱吐下，下血血崩，功效与乌梅相同。（李时珍）

○核仁

性味：味酸，性平，无毒。

主治：除烦热。（甄权）

治手指忽然肿痛，取梅核仁捣烂加醋浸泡，外洗。（李时珍引《肘后方》）

|医家名论|

李时珍：按陆玑《诗义疏》所载，梅属于杏类，树、叶都有些像杏。梅叶有长尖，比其他树先开花。它的果实味酸，晒干成脯，可加到汤羹、肉羹中，也可含在嘴里吃，能香口。采半黄的梅子用烟熏制后为乌梅；青梅用盐腌后晒干，为白梅。也可将梅蜜煎，或用糖腌后制成果脯食用。取熟梅榨汁晒后成梅酱。只有乌梅、白梅可以入药。梅酱夏季可用来调水喝，能解暑渴。

使用禁忌

胃酸过多者要谨慎服用，多吃对牙齿有害。

🌿 |形态特征|

小枝绿色，无毛。叶片宽卵形或卵形，顶端长渐尖，基部宽楔形或近圆形，边缘有细密锯齿，背面色较浅。花先叶开放，白色或淡红色，芳香。核果近球形，两边扁，有纵沟，绿色至黄色，有短柔毛。

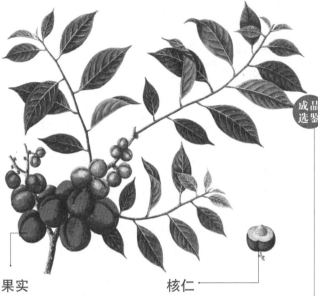

成品选鉴

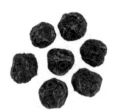

核果类球形或扁球形，表面棕黑色至乌黑色，果肉柔软或略硬，果核坚硬，椭圆形，棕黄色，味极酸而涩。以个大、肉厚、柔润、味极酸者为佳

果实

[性味] 味酸，性平，无毒

核仁

[性味] 味酸，性平，无毒
[主治] 明目，益气，不饥

🍵 |实用妙方|

• 治久咳不已：乌梅肉（微炒）、罂粟壳（去筋膜，蜜炒）各等份，研为末。每服二钱，睡时蜜汤调下。

• 治久痢不止，肠垢已出：乌梅肉二十个，水一盏，煎六分，食前，分二次服。

• 治天行下痢不能食者：黄连一升，乌梅二十枚（炙燥）。并得捣末，蜡如棋子大，蜜一升，合于微火上，令可丸，丸如梧桐子大。一服二丸，每日三次。

• 治产后痢渴：麦冬三两（去心），乌梅二大枚。上二味，以水一大升煮取强半，绞去滓，待冷，细细咽之，即定，仍含之。

●中药趣味文化●

梅子变酸的故事

很久以前，南香山下有一个种梅老人，他种出的梅子比蜜桃还甜。南王的女儿特别爱吃梅子，南王就让老人进贡梅子。谁知，公主吃过老人进贡的梅子就生病了。结果，南王不问缘由就把老人抓到牢里，还砍光了老人种的梅树。老人死在了牢里，他的女儿梅姑娘伤心极了。她坐在被砍掉的梅树桩上，伤心地哭了很久很久。她悲伤的眼泪落到了梅树根上。两年后，那棵树又结了很多的梅子，形状和以前一模一样，但味道却变酸了。

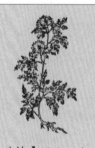

能壮阳能杀虫的灵药
蛇床

草部·芳草类　　驱虫药

【功效】杀虫止痒，燥湿，温肾壮阳。

又名蛇粟、蛇米、虺床、马床、墙蘼、思益、绳毒、枣棘。李时珍：蛇虺喜卧于下吃子，所以有蛇床、蛇粟的名字。叶像蘼芜，所以叫墙蘼。

|药用部分|

○蛇床子

修治：雷斅：使用蛇床，须将其用浓蓝汁和百部草根汁，同浸一昼夜，漉出晒干。再用生地黄汁拌和后蒸，蒸好后取出晒干。

性味：味苦，性平，无毒。

徐之才：恶牡丹、贝母、巴豆。伏硫黄。

主治：主妇人阴中肿痛，男子阴痿湿痒，除痹气，利关节，治癫痫恶疮。久服轻身。（出自《神农本草经》）

能温中下气，令妇人子宫热，治男子阳痿。久服润肤，令人有子。（出自《名医别录》）

治男子、女人虚，湿痹，毒风，顽痛，去男子腰痛。外洗男子阴器能祛风冷，助阳事。主大风身痒，疗齿痛及小儿惊痫。（甄权）

暖丈夫阳气，助女人阴气，治腰胯酸疼，四肢顽痹，缩小便，去阴汗湿癣齿痛，治赤白带下，小儿惊痫，跌打损伤瘀血，煎汤外洗用于皮肤瘙痒。（出自《日华子诸家本草》）

功用颇奇，内外俱可施治，而外治尤良。若欲修合丸散，用之于参、芪、归、地、山萸之中，宜于阴寒无火之人。（出自《本草新编》）

不独助男子壮火，且能散妇人郁抑。（出自《本经逢原》）

[发明] 雷斅：蛇床令人阳气亢盛，号称鬼考。

|医家名论|

《名医别录》：蛇床生长在临淄川谷及田野，五月采实阴干用。

苏颂：蛇床三月生苗，高二三尺，叶青碎，成丛状像蒿枝。每枝上有花头百余，结为同一窠，像马芹。蛇床四五月开白花，呈伞状。它的子为黄褐色，像黍米，非常轻虚。

李时珍：蛇床的花像碎米攒成一簇。其子由两片合成，像莳萝子而细小，也有细棱。凡花、实像蛇床的有当归、川芎、水芹、藁本、胡萝卜。

陶弘景：蛇床，近道田野墟落间甚多。花、叶正似蘼芜。

《蜀本草》：《图经》云，蛇床，似小叶芎藭，花白，子如黍粒，黄白色。生下湿地，今所在皆有，出扬州、襄州者良，采子曝干。

使用禁忌

下焦有湿热，或肾阴不足，相火易动以及精关不固者忌服。恶牡丹、巴豆、贝母。

❋|形态特征|

一年生草本，根细长，圆锥形。茎直立或斜上，圆柱形，多分枝，中空，表面具深纵条纹，棱上常具短毛。叶片轮廓卵形至三角状卵形。复伞形花序顶生或侧生，花瓣白色。果长圆形，横剖面呈五角形，均扩展成翅状。

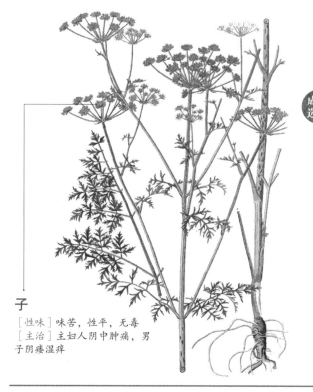

成品选鉴

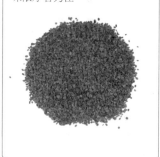

果实椭圆形，灰黄色，背面略隆起，有突起的脊线，果皮松脆。种子细小，灰棕色，有油性。气香，味辛凉而有麻舌感。以颗粒饱满、灰黄色、气味浓厚者为佳

子

[性味] 味苦，性平，无毒
[主治] 主妇人阴中肿痛，男子阴痿湿痒

⬛|实用妙方|

• 阳事不起：蛇床子、五味子、菟丝子各等份，共研为末，炼蜜调成梧桐子大的丸子，每次用温酒送服三十九，一日三次。

• 赤白带下，月经不来：用蛇床子、枯白矾各等份，共研为末，加醋、面和成丸子，如弹子大，胭脂为外衣，用棉裹后放入阴道，如觉热盛就更换，每天换药一次。

·中药趣味文化·

蛇岛灵药——蛇床子

相传秦朝时，江南的一小村中突然流行一种怪病。患病人全身皮肤长出疙瘩，且奇痒难忍。当地许多名医均束手无策。后来，有位术士说远在东海的一座小岛上，生长有治这种病的药。但岛上遍布毒蛇，草药又常被毒蛇压在身下，采之十分艰难。终于，几名壮丁挺身而出。他们带上雄黄酒登上蛇岛，历尽千辛万苦，仅剩一人背回了两篓草药。村民用这种草的种子煮水洗擦，仅三次病就好了。因为此药多在蛇身下发现，如同蛇的床一般，故起名"蛇床"，其子即称"蛇床子"。

附录
矿物药和动物药

矿物药

紫石英
金石部/玉类

《名医别录》载：紫石英产于泰山山谷，随时可采。颜色淡紫，质地莹澈，大小不一，都呈五棱形，两头如箭镞。煮水饮用，暖而无毒。

医家名论

李时珍：按《太平御览》所说，从大岘到泰山，都产紫石英。泰山产的，甚是奇物。平氏阳山县产的，色深特别好。乌程县北垄土所出的，光明但小黑。东莞县爆山所出产的，以前用来进贡。江夏矾山也产紫石英。永嘉固陶村小山所出的，芒角很好，但成色小而薄。

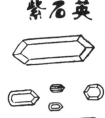
紫石英

[修治]李时珍：凡入丸散，用火煅醋淬七次，碾成末用水飞过，晒干后入药。

[性味]味甘，性温，无毒。

徐之才：与长石相使。畏扁青、附子。恶鲍甲、黄连、麦句姜。得茯苓、人参，治疗心中结气。得天雄、菖蒲，治疗霍乱。

李时珍：服食紫石英后，如乍寒乍热，饮酒良。

[主治]治心腹咳逆邪气，补不足，女子风寒在子宫，绝孕十年无子。久服温中，轻身延年。（出自《神农本草经》）

治疗上气心腹痛、寒热邪气结气，补心气不足，定惊悸，安魂魄，填下焦，止消渴，除胃中久寒，散痈肿，令人悦泽。（出自《名医别录》）

养肺气，治惊痫，蚀脓。（甄权）

【发明】王好古：紫石英入手少阴、足厥阴经。

李时珍：紫石英，是入于手少阴、足厥阴经的血分药。上能镇心，取重能去怯；下能益肝，取湿能去枯。心主血，肝藏血，其性暖而补，所以心神不安、肝血不足，以及女了血海虚寒不孕的病症适宜使用。《名医别录》说其补心气，甄权说其养肺，都没有分清气阳血阴营卫的区别。只有《神农本草经》中所说的各种病症，才是正确的。

丹砂
金石部/石类

又名朱砂。丹是石头的名字，后人以丹为朱色之名，所以又称朱砂。

【医家名论】李时珍：丹砂中以辰砂、锦砂最好。麻阳也就是古时的锦州一带。品质最好的是箭镞砂，结不实的为肺砂，细碎的为末砂。颜色紫不染纸的为旧坑砂，都是上品；色鲜艳能染纸的，为新坑砂，质量差些。苏颂、陈承所谓阶州砂、金砂、商州砂，其实是陶弘景所说的武都雄黄，不是丹砂。

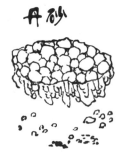
丹砂

[性味]味甘，性微寒，无毒。

李时珍：丹砂，《名医别录》中说无毒，岐伯、甄权等说有毒，似乎矛盾。其实按何孟春《余冬录》所说，丹砂性寒而无毒，入火则就热而产生剧毒，服后会死人，药性随火煅而改变。丹砂之所以畏磁石、碱水，是因为水能克火。

[主治]治身体五脏百病，养精神，安定魂魄，益气明目，祛除毒邪。能升华成汞。（出自《神农本草经》）

通血脉，止烦满消渴，增益精神，悦润颜面，除中恶、腹痛、毒气疥瘘诸疮。（出自《名医别录》）

镇心，治结核、抽风。（甄权）

润心肺，治痂疮、息肉，可做成外敷药。（出自《日华子诸家本草》）

治惊痫，解胎毒、痘毒，驱疟邪，发汗。（李时珍）

【发明】李时珍：丹砂生于南方，禀受离火之气而成，体阳而性阴，所以其外呈现红色而内含真汞。其药性不热而寒，是因离火之中有水的原因。其药味不苦而甘，是因离火之中有土的原因。正因如此，它与远志、龙骨等药配伍，可以保养心气；与当归、丹参等药配伍，则养心血；与枸杞、地黄等药配伍，养肾；与厚朴、川椒等药配伍，养脾；与天南星、川乌等药配伍，可以祛风。除上述功效外，丹砂还可以明目、安胎、解毒、发汗，随着与其配伍的佐药、使药不同而获得相应疗效。

【实用妙方】

1.小儿惊热，夜卧多啼：取朱砂半两、牛黄一分，共研为细末。每次服一字，用犀角磨水送下。

2.急惊搐搦：用丹砂半两，一两重的天南星一个，炮制到开裂后用酒浸泡，再用大蝎三个，共研为细末，每次服一字，用薄荷汤送服。

滑石
金石部/石类

又名画石、液石、脱石、冷石、番石、共石。叫画石，是因其软滑，可以绘画。

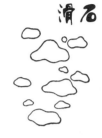

【医家名论】李时珍：滑石，广西桂林各地以及瑶族居住地区的山洞皆有出产，这些地方即古代的始安。滑石有白黑两种，功效相似。山东蓬莱县桂府村出产的品质最好，故处方上常写桂府滑石，与桂林出产的齐名。现在的人们用来刻图书，但不怎么坚牢。滑石之根为不灰木，滑石中有光明黄子的是石脑芝。

[性味]味甘，性寒，无毒。

《名医别录》：大寒。

徐之才：与石韦相使，恶曾青，制雄黄。

[主治]主身热泄痢，妇女乳汁分泌困难，癃闭，利小便，荡涤胃中积聚寒热，益精气。（出自《神农本草经》）

能通利九窍六腑津液，去滞留、郁结，止渴，令人利中。（出自《名医别录》）

燥湿，分利水道而坚实大肠粪便，解饮食毒，行积滞，逐凝血，解燥渴，补益脾胃，降心火，为治疗石淋的要药。（朱震亨）

疗黄疸水肿脚气，吐血衄血，金疮出血及诸疮肿毒。（李时珍）

【发明】李时珍：滑石能利窍，不独利小便。上能利毛发腠理之孔窍，下能利精、尿之孔窍。其味甘淡，先入于胃，渗走经络，游溢津气，上输于肺，下通膀胱。肺主皮毛。为水之上源，膀胱主司津液，经气化可利出。故滑石上能发表，下利水道，为荡热燥湿之药。发表是荡涤上中之热，利水道是荡涤中下之热；发表是燥上中之湿，利水道是燥中下之湿。热散则三焦安宁，表里调和，湿去则阑门通（大小肠交界处），阴阳平利。刘河间用益元散，通治上下诸病，就是此意，只是没有说明确而已。

【实用妙方】

1.益元散，又名天水散、太白散、六一散：用白滑石六两（水飞过），粉甘草一两，研为细末，用蜂蜜少许，温水调和后服下，每次服三钱。实热病者用新汲水下，通利用葱豉汤下，通乳用猪肉面汤调下。

2.膈上烦热：用滑石二两捣细，水三大盏，煎成二盏，去滓，加入粳米煮粥食。

阳起石

金石部/石类

又名羊起石、白石、石生。李时珍：此药是以其功能命名。

【医家名论】李时珍：现在以色白晶莹如狼牙者为好，挟有杂质者不佳。王建平《典术》上说，黄白而红质者为佳，为云母的根。《庚辛玉册》记载，阳起石为

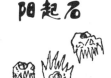

阳性石。齐州拣金山出的为佳，其尖似箭镞的药力强，如狗牙的药力差，如将其放在大雪中，积雪迅速消失的为正品。

［修治］《日华子诸家本草》：凡入药，将其煅烧后以水淬用，色凝白的最好。

李时珍：凡用阳起石，将其置火中煅赤，酒淬七次，研细水飞，晒干用。也可用烧酒浸透，同樟脑入罐升炼，取粉用。

［性味］味咸，性微温，无毒。

《吴普本草》：神农、扁鹊说，味酸，无毒；桐君、雷、岐伯认为，味咸，无毒。李当之谓性小寒。

甄权：味甘，性平。

徐之才：与桑螵蛸相使。恶泽泻、肉桂、雷丸、石葵、蛇蜕皮，畏菟丝子，忌羊血，不入汤剂。

［主治］治崩中漏下，破子宫瘀血、症瘕结气，止寒热腹痛，治不孕、阳痿不起，补不足。（出自《神农本草经》）

疗男子茎头寒、阴下湿痒，去臭汗、消水肿。（出自《名医别录》）

补肾气精乏，治腰疼膝冷湿痹、子宫久冷、寒冷症瘕、月经不调。（甄权）

记载：治带下、温疫、冷气，补五劳七伤。（出自《日华子诸家本草》）

补命门不足。（王好古）

消散各种热肿。（李时珍）

【发明】寇宗奭：男女下部虚冷，肾气乏绝，子宫久寒者，将药物水飞后服用。凡是石类药物冷热都有毒，应斟酌使用。

李时珍：阳起石是右肾命门气分的药，下焦虚寒者适宜使用，然而不能久服。

【实用妙方】

1.丹毒肿痒：用阳起石煅后研细，清水调搽。

2.元气虚寒，表现为滑精，精滑不禁，大便溏泄，手足常冷：用阳起石煅后研细，加钟乳粉等份，再加酒煮过的附子末，调一点面粉把药和成如梧桐子大的丸子。每服五十丸，空腹用米汤送下，直至病愈为止。

雄黄

金石部/石类

又名黄金石、石黄、熏黄。石黄中精明耀灿的为雄黄，外面色黑的为熏黄。

【医家名论】武都水窟所产的雄黄，北人拿来充丹砂，但研细末后色呈黄。据《丹房镜源》说：雄黄千年可化为黄金。武都所产的质量最佳，西北各地稍次。磁铁色的质量好，鸡冠色的质量稍次。

［性味］味苦，性平、寒，有毒。

[主治] 治恶寒发热及淋巴结瘘管、恶疮，疽、痔腐肉不去，除各种邪气、虫毒，胜过五兵。（出自《神农本草经》）

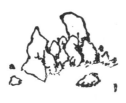

疗疥虫疮、目痛、鼻中息肉以及绝筋破骨。治全身关节疼痛，积聚癖气、中恶、腹痛、鬼疰，解诸蛇、虺毒及藜芦毒，使人颜面润泽。（出自《名医别录》）

主疥癣风邪，祛山岚瘴气，治疗癫痫及一切虫兽伤。（出自《日华子诸家本草》）

能搜肝气，泻肝风，消涎积。（王好古）

治疗寒热疟疾、伏暑泄痢、酒饮成癖、惊痫、头风眩晕，化腹中瘀血，驱杀痨虫疳虫。（李时珍）

【发明】

李时珍：雄黄是治疮解毒的要药，入肝经气分，故肝风、肝气、惊痫痰涎、头痛眩晕、暑疟泻痢积聚等病症，用它有良效，还能化血为水。但是方士炼制雄黄服食，并夸大它的作用，因此中雄黄毒的人也很多。

【实用妙方】

雄黄内服应慎重，或在医生指导下使用。

1.伤寒咳逆，服药没有效果：用雄黄二钱，酒一盏，煎至七分，让患者趁热嗅其气，可止。

2.食物中毒：用雄黄、青黛各等份，研为末，每服二钱，新汲水送下。

3.百虫入耳：烧雄黄熏耳内，虫自出。

又名炉先生。出于炉火中，味甘，所以名炉甘石。

【医家名论】李时珍：炉甘石在冶炼矿石处都有，以川蜀、湘东最多。但太原、泽州、阳城、高平、灵丘、融县及云南所产的质量好。炉甘石大小不一，形状像羊脑，质地松如石脂，也黏舌。产于金矿井的色微黄，质量好。产于银矿井的色白，或带青，或带绿，或粉红。赤铜与炉甘石接触，就变为黄色。现在的黄铜，都是用炉甘石点化。

[性味] 味甘，性温，无毒。

[主治] 止血，消肿毒，生肌，明目去翳退赤，收湿除烂。配伍龙脑点眼，治眼中一切疾病。（李时珍）

【发明】李时珍：炉甘石为阳明经的药物。它吸收了金银之气，故为治疗眼病的要药。我常用炉甘石煅淬、海螵蛸、硼砂各一两，研为细末，用来点眼治疗各种眼部疾病，疗效很好。若加入朱砂五钱，就没有黏性了。

【实用妙方】

1. 耳流脓汁：用炉甘石、矾石各二钱，胭脂半钱，麝香少许，共研细，吹耳内。

2.下疳阴疮：用炉甘石（火煅、醋淬五次）一两、孩儿茶三钱，共研为末，用麻油调敷患处。

又名细理石、寒水石。因石膏的纹理细密，所以叫细理石。它的药性大寒如水，故名寒水石，与凝水石同名异物。

【医家名论】李时珍：石膏有软、硬二种。软石膏体积大，呈很大的块生于石中，一层层像压扁的米糕，每层厚

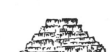

数寸，有红白两种颜色，红色的不可以服，白色的洁净，纹理短密像束针。还有一种明洁，色略呈微青，纹理长细如白丝的，叫理石。与软石膏是一物二种。捣碎以后形状颜色和前一种一样，不好分辨。硬石膏呈块

状、纹理直、起棱，像马齿一样坚白，敲击后一段段横向分开，光亮如云母、白石英，烧后裂散但不能呈粉状。自陶弘景、苏敬、大明、雷、苏颂、阎孝忠都以硬的为石膏，软的为寒水石，到朱震亨才开始断定软的为石膏，且后人使用后也得以验证，长时间的疑惑才弄明白，那就是：前人所称的寒水石，即软石膏，所称的硬石膏，为长石。石膏、理石、长石、方解石四种，性气都寒，都能去大热气结，不同的是石膏又能解肌发汗。理石即石膏之类，长石即方解石之类，都可代用。现在人们用石膏点制豆腐，这是前人所不知道的。

[性味] 味辛，性微寒，无毒。

[主治] 治中风恶寒发热、心下逆气、惊悸、喘促、口干舌焦不能休息、腹中坚硬疼痛、产乳金疮。（出自《神农本草经》）

除时气头痛身热，三焦大热，皮肤热，肠胃中结气，解肌发汗，止消渴烦逆，腹胀暴气，喘息咽热，也可煎汤洗浴。（出自《名医别录》）

治伤寒头痛如裂，高热不退，皮肤如火烤。与葱同煎代茶饮，去头痛。（甄权）

治疗流行性热狂头，头风眩晕，下乳汁。用它揩齿，有益牙齿。（出自《日华子诸家本草》）

除胃热肺热，消散阴邪，缓脾益气。（李杲）

止阳明经头痛，发热恶寒、午后潮热、大渴引饮、中暑潮热、牙痛。（张元素）

【发明】成无己：风属阳邪，寒属阴邪。风喜伤阳，寒喜伤阴，营卫阴阳，为风寒所伤，则不是单单轻剂所能发散的，必须轻剂重剂合用而散邪，才使阴阳之邪俱祛，营卫之气调和。所以用大青龙汤，汤中以石膏为使药。石膏是重剂，而又专达肌表。又说：热淫所胜，佐以苦甘。知母、石膏之苦甘，可以散热。

【实用妙方】

1.流鼻血，头痛，心烦：用石膏、牡蛎各一两，研细。每服二钱，新汲水送下。同时用水调少量药滴鼻内。

2.小儿丹毒：用石膏粉一两调水涂搽。

3.热盛喘嗽：用石膏二两、炙甘草半两，共研为末，每次服三钱，用生姜蜜汤送下。

凝水石
金石部/卤石类

又名白水石、寒水石、凌水石、盐精石、泥精、盐枕、盐根。石膏也有寒水的名字，但与此不同。

【医家名论】李时珍：凝水也就是盐精石，一名泥精，过去的人叫它盐枕，现在的人叫它盐根。生长在卤地积盐的下面，精华之液渗入土中，天长日久凝结成石，大块有齿棱，如同马牙硝，清莹如水晶，也有带青黑色的，到了暑季就都会回潮，在水中浸久即溶化。陶氏注释戎盐，说盐池泥中自然有凝盐，如同石片，打破后都呈方形，且颜色青黑的，就是这种。苏颂注释玄精石，说解池有盐精石，味更咸苦，是玄精之类。又注解食盐，说盐枕制成的精块，有孔窍，像蜂窠，可以用绳封好作为礼品拜见尊长的，都是这种东西。唐宋时的各医家不识此石，而用石膏、方解石来注释是错误的，现在更正于下。

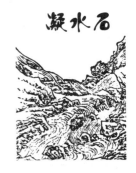

[性味] 味辛，性寒，无毒。

徐之才：能解巴豆毒，畏地榆。

独孤滔：制丹砂，伏玄精。

[主治] 治身热，腹中积聚邪气，皮中如火烧，烦满，煎水饮用。（出自《神农本草经》）

除时气热盛，五脏伏热，胃中热，止渴，消水肿，小腹痹。（出自《名医别录》）

压丹石毒风，解伤寒劳复。（甄权）

治小便白、内痹，凉血降火，止牙疼，竖牙明目。（李时珍）

【发明】李时珍：凝水石禀承积阴之气而成，其气大寒，其味辛、咸，入肾经，有活血除热的功效，与各种盐相同。古代方药中所用的寒水石就是此石。唐宋时各种方药中所用的寒水石是石膏，近代方药中用的寒水石，则是长石、方解石，都附在各条文之下，使用时要详细了解。

【实用妙方】

1. 男女转胞，小便困难：用凝水石二两、滑石一两、葵子一合，共研为末，加水一斗，煮成五升，每服一升。

2. 牙龈出血，有洞：用凝水石粉三两、朱砂二钱，甘草、脑子各一字，共研为末，干掺。

又名鹾（音醝）。东方称它为斥，西方称它为卤，河东称它为咸。《神农本草经》中的大盐，就是现在的解池颗盐。《名医别录》重新出现食盐，现在合并为一。方士称盐为海砂。

【医家名论】李时珍：盐的品种很多，海盐，取海卤煎炼而成。现在辽宁、河北、山东、两淮、闽浙、广南所出产的都是海盐。

大盐

［性味］味甘、咸，性寒，无毒。

［主治］肠胃热结，喘逆，胸中病，令人呕吐。（出自《神农本草经》）

解毒，凉血润燥，定痛止痒，治一切时气风热、痰饮关格等病。（李时珍）

治伤寒寒热，吐胸中痰癖，止心腹突然疼痛，杀鬼蛊邪疰毒气，治下部疮，坚肌骨。（出自《名医别录》）

祛除风邪，吐下恶物，杀虫，去皮肤风毒，调和脏腑，消胃内积食，令人壮健。（陈藏器）

暖助肾脏，治霍乱心痛，金疮，明目，止风泪邪气。治一切虫伤、疮肿、火灼疮，去腐，生肌。通利大小便，疗疝气，滋补五味。（出自《日华子诸家本草》）

空心揩齿，吐水洗目，夜见小字。（甄权）

【发明】李时珍：盐是百病之主，百病没有不用的。补肾药用盐，因咸归肾，引药气到肾脏。补心药用炒盐，因心苦虚，用咸盐补之。补脾药用炒盐，为虚则补其母，脾乃是心之子。治积聚结核用盐，是因盐能软坚。许多痈疽眼目及血病的人用盐，是因咸走血之故。许多风热病人用盐，是寒胜热之故。大小便有病的人用盐，是盐能润下。骨病、齿病的人用盐，是肾主骨，咸入骨中。吐药用它，是盐引水聚，收豆腐与此同义。各种蛊虫和被虫伤的人用盐，是因为它能解毒。

【实用妙方】

1.虫牙：用盐半两、皂荚两个，同烧红，研细。每夜临睡前，用来揩牙，一月后可治愈。

2.病后两胁胀痛：炒盐熨之。

3.耳鸣：用盐五升，蒸热，装在袋中，以耳枕之，袋冷则换。

动物药

蛇蜕
鳞部 / 蛇类

又名蛇皮、蛇壳、龙退、龙子衣、龙子皮、弓皮、蛇符、蛇筋。蜕音脱，又音退，即退脱的意思。

【医家名论】苏颂：蛇蜕在南方的木石上，以及人家墙屋间多有。蛇蜕皮没有固定的时候。

[修治] 李时珍：今人用蛇蜕，先用皂荚水洗净缠在竹上，或酒，或醋，或蜜浸，炙黄用。或烧存性，或用盐泥固煅，各随方法。

[性味] 味咸、甘，性平，无毒。用火熬过好。

甄权：有毒。畏磁石及酒。孕妇忌用。

[主治] 主小儿惊痫、蛇痫、癫疾，弄舌摇头，寒热肠痔，蛊毒。（出自《神农本草经》）

大人五邪，言语僻越，止呕逆，明目。烧之疗各种恶疮。（出自《名医别录》）

主喉痹。（甄权）

炙用辟恶，止小儿惊悸客忤。煎汁敷疬疡，白癜风。催生。（出自《日华子诸家本草》）

安胎。（孟诜）

辟恶去风杀虫。烧末服，治妇人吹奶，大人喉风，退目翳，消木舌。敷小儿重舌重腭，唇紧解颅，面疮月蚀，天泡疮，大人疔肿，漏疮肿毒。煮汤，洗各种恶虫伤。（李时珍）

【附方】小儿重舌、白癜风，都取蛇蜕烧灰，用醋调敷。

白花蛇
鳞部 / 蛇类

又名蕲蛇、褰鼻蛇。寇宗奭说，诸蛇的鼻都向下，只有此蛇鼻向上，背上有方胜样花纹，故得名。

【医家名论】李时珍：花蛇，湖、蜀都有，现在只以蕲州的著名。但是，蕲州

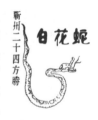

出的也不多，现在市面上出售的，都来自江南兴国州等地的山中。此蛇龙头虎口，黑质白花，胁部有二十四个方形花纹，腹部有念珠斑，口有四根长牙，尾巴上有像佛指一样的鳞甲，长一二分，肠形如连着的珠子。蕲蛇常在石南藤上吃花叶，人们凭此寻获它。捕捉时，先撒一把沙土，蛇就盘曲不动。再用叉来捕捉，然后将蛇用绳子挂起来，剖开腹部取出内脏等物，洗净，接着用竹片撑开，屈曲盘起捆好，炕干。生长在蕲州的蛇，即使干枯了，眼睛仍然发亮不凹陷，像活的一样，其他地方的就不是这样。

白花蛇肉

[性味] 味甘、咸，性温，有毒。

李时珍：得酒良。

[主治] 治中风湿痹不仁，筋脉拘急，口眼㖞斜，半身不遂，骨节疼痛，脚软不能长久站立。突然受风邪致全身瘙痒，疥癣。（出自《开宝本草》）

治肺风鼻塞，浮风瘾疹，白癜风、疬疡斑点。（甄权）

治各种风证，破伤风，小儿风热及急慢惊风抽搐，瘰疬漏疾，杨梅疮，痘疮倒陷。（李时珍）

【发明】李时珍：蛇为风痹惊搐、癫癣恶疮之要药。凡服蛇酒、药，切忌见风。

【实用妙方】

内服慎用。驱风膏，治风瘫疬风，遍身疥癣：白花蛇肉四两（酒炙），天麻七钱半，薄荷、荆芥各二钱半，同研末，加好酒二升、蜜四两，放石器中熬成膏。每次用温汤送一盏，一天三次。服后须在暖处出汗，十日后可见效。

乌蛇
鳞部 / 蛇类

乌蛇又名乌梢蛇、黑花蛇。它的背部有三条棱线，色黑如漆，尾细长，性情温和，是蛇类中入药最多的。

【医家名论】李时珍：乌蛇有两种，一种剑脊细尾的，为上品；一种长、大而没有剑脊且尾巴较粗的，名风梢蛇，也能治风邪，但药力不及。

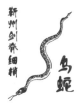

蕲州剑脊细棱

乌蛇

【药用部分】

乌蛇肉

［性味］味甘，性平，无毒。

［主治］主热毒风，皮肤生癞、眉毛胡须脱落、疥疮等。（甄权）

功效与白花蛇相同，但性善无毒。（李时珍）

乌蛇胆

［主治］治大风疬疾、木舌塞胀。（李时珍）

【实用妙方】木舌塞胀：取蛇胆一枚，焙干后研成细末，敷舌上。有涎吐去。

乌蛇皮

［主治］治风毒气、眼生翳、唇紧唇疮。（李时珍）

鳝鱼
鳞部 / 无鳞类

鳝鱼又名黄鳝。因为它的腹部是黄色的，所以人们又称之为黄鳝。

【医家名论】韩保昇：鳝鱼生长在河边的泥洞中，像鳗鲡但形体细长，也像蛇，但没有鳞，有青、黄两种颜色。

鳝鱼

【药用部分】

鳝鱼肉

［性味］味甘，性大温，无毒。

［主治］补中益血，治疗有渗出的唇部湿疮。（出自《名医别录》）

补虚损。治妇人产后恶露淋漓，血气不调，消瘦，可止血，除腹中冷气肠鸣及湿痹气。（陈藏器）

善补气，妇人产后宜食。（朱震亨）

能补五脏，驱除十二经的风邪。（孟诜）

专贴一切冷漏、痔瘘、臁疮引虫。（李时珍）

鳝鱼血

［主治］用来涂疥癣及痔瘘。（陈藏器）

治疗口眼㖞斜，加少量麝香调匀，左边㖞涂右边，右边㖞涂左边，恢复正常后就洗去。又可用来涂治赤游风。（李时珍）

乌贼
鳞部 / 无鳞类

乌贼又名乌鲗、墨鱼、缆鱼。干者名鲞。骨名海螵蛸。它的血液是黑色的，可以用来做墨水，但一年后字迹会消退，不能保存。

【医家名论】李时珍：乌贼无鳞有须，皮黑而肉白，大的像蒲扇。将它炸熟后与姜、醋同食，清脆可口。它背部的骨头名海螵蛸，形如樗蒲子而长，两头尖，色白，脆如通草，重重有纹，用指甲就可以将它刮成粉末，人们也将它雕刻成装饰品。

【药用部分】

乌贼肉

［性味］味酸，性平，无毒。

［主治］益气强志。（出自《名医别录》）

能益人，通经。（出自《日华子诸家本草》）

骨（海螵蛸）

［性味］味咸，性微温，无毒。

［主治］主女子赤白漏下、闭经、阴蚀肿痛、寒热症瘕、不孕。（出自《神农本草经》）

治惊气入腹，腹痛绕脐，男子睾丸肿痛，杀虫，令人有子，又止疮多脓汁不燥。（出自《名医别录》）

能疗血崩，杀虫。（出自《日华子诸家本草》）

炙后研末饮服，治妇人血瘕，大人小儿下痢，杀小虫。（陈藏器）

治眼中热泪，以及一切浮翳，将其研末用蜜调匀点眼。（孟诜）

治女子血枯病，肝伤咯血、下血，疗疬消瘿。研成末外敷，可治小儿疳疮、痘疮臭烂、男子阴疮，水火烫伤及外伤出血。与鸡蛋黄同研成末外涂，治疗小儿重舌、鹅口疮。与槐花末同吹鼻，止鼻衄。与麝香同吹耳，治疗中耳炎及耳聋。（李时珍）

海马

鳞部/无鳞类

海马又名水马，属鱼虾类，状如马形，故名。

【医家名论】李时珍：徐表《南方异物志》上载，海中有一种鱼，形状像马头，嘴下垂，有黄色，有青色。渔民捕得此鱼后，不作为食品，把它晒干，留作难产用。说的就是这种鱼。

[性味] 味甘，性温、平，无毒。

[主治] 主难产及血气痛。（苏颂）暖肾脏，壮阳道，消瘕块，治疗疮肿毒。（李时珍）

海马
海蛆

【发明】李时珍：海马雌雄成对，其性温暖，有交感之义，故难产、阳虚、房中术多用它，如蛤蚧、郎君子的功效。

珍珠

介部/蛤蚌类

珍珠又名蚌珠、虫宾珠。

【医家名论】李珣说：珍珠出自南海，为石决明所产。蜀中西路女瓜出的是蚌蛤所产。珍珠很坚硬，要想穿孔，必须用金刚钻。

真珠牡
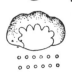

[性味] 味咸、甘，性寒，无毒。

[主治] 镇心。点目，去翳膜。涂面，让人皮肤面色好，有光泽。涂手足，去皮肤死皮。棉裹塞耳，主治耳聋。（出自《开宝本草》）

安魂魄，止遗精白浊，解痘疗毒，主难产，下死胎衣。（李时珍）

可以去翳、坠痰。（甄权）

能止泄。与知母同用，疗烦热消渴。（李珣）

除小儿惊热。（寇宗奭）

【发明】李时珍：珍珠入厥阴肝经，所以能安魂定魄，明目治聋。

【实用妙方】

1.安神：取豆大的珍珠一粒研末，加蜂蜜调服，一天三次。

2.小儿中风，手足拘挛：珍珠末（水飞）一两、石膏末一钱，和匀。每次取一钱，加水七分煎成四分，温服，一天三次。

石决明

介部/蛤蚌类

又名九孔螺。壳名千里光。李时珍：称决明、千里光，是说它的功效；称九孔螺，是以其外形命名。

【医家名论】寇宗奭：登州、莱州海边盛产石决明。人们采其肉或将干的石决明入菜。石决明的肉与壳都可用。

李时珍：石决明形长如小蚌但略扁，表皮很粗，有杂乱的细孔，内部则光滑，背侧有一行整齐的小孔，像人工穿成的一样。石决明生长在石崖顶上的，渔人洇水过去，趁其不备就能轻易取到，否则它紧粘在石崖上，难以剥脱。江浙人以糟决明、酒蛤蜊当作美食。

石决明壳

[性味]味咸，性平，无毒。

寇宗奭：石决明肉的功效与壳相同。

[主治]治目生翳障、青盲。（出自《名医别录》）

除肝肺风热，青盲内障，骨蒸劳极。（李珣）

通五淋。（李时珍）

【实用妙方】

1.畏光：石决明、黄菊花、甘草各一钱，水煎，待冷后服。

2.青盲、雀目：石决明一两（烧存性）、苍术三两（去皮），同研为末。每次取三钱，放入切开的猪肝中，将猪肝扎好，加水用砂罐煮熟，趁热熏目，待转温后，食肝饮汁。

牡蛎
介部/蛤蚌类

牡蛎又名牡蛤、蛎蛤、古贲、蠔。一般蛤蚌类生物，有胎生和卵生两种形式。而牡蛎却只有雄的，没有雌的，故得牡蛎之名。叫蛎，是形容它粗大。

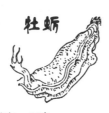

【医家名论】李时珍：南海人用蛎房砌墙，用煅烧的灰粉刷墙壁，吃牡蛎肉。他们叫牡蛎肉为蛎黄。

[性味]味咸，性平、微寒，无毒。

[主治]治伤寒寒热、温疟，除筋脉拘挛，疗女子带下赤白。（出自《神农本草经》）

除留滞于骨节、荣卫之间的热邪，疗虚热、心中烦满疼痛气结。能止汗止渴，除瘀血，治泄精，涩大小肠，止大小便频繁。还能治喉痹、咳嗽、胸胁下痞热。（出自《名医别录》）

将其做成粉擦身，止大人、小孩盗汗。与

麻黄根、蛇床子、干姜制成粉，可治阴虚盗汗。（陈藏器）

治男子虚劳，能补肾安神、祛烦热，疗小儿惊痫。（李珣）

去胁下坚满，瘰疬，一切疮肿。（王好古）

能化痰软坚，清热除湿，止心脾气痛，下痢，白浊，治疝瘕积块，瘿疾。（李时珍）

【实用妙方】

1.虚劳盗汗：牡蛎粉、麻黄根、黄芪各等份，同研为末。每次取二钱，加水一盏，煎成七分，温服，一日一次。

2.产后盗汗：牡蛎粉、麦麸（炒黄）各等份，每服一钱，用猪肉汁调下。

牡蛎肉

[性味]味甘，性温，无毒。

[主治]煮食，治虚损，调中，解丹毒，疗妇人血气。用姜、醋拌来生吃，治丹毒，酒后烦热，能止渴。（陈藏器）

牛
兽部/畜类

牛有很多种，南方的多是水牛，北方则以黄牛、乌牛为主。

【医家名论】李时珍：牛有牛、水牛两种。牛体小而水牛体大。牛有黄、黑、赤、白、驳杂等色。水牛为青苍色，也有白色的。牛耳聋，用鼻子听声音，性格温顺。

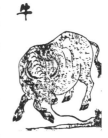

牛乳

[性味]味甘，性微寒，无毒。

[主治]补虚羸，止渴。（出自《名医别录》）

治反胃热哕，补益劳损，润大肠，治气痢，除黄疸，老人煮粥吃十分适宜。（李时珍）

牛脂

黄牛的好，炼过后使用。

[性味]味甘，性温，微毒。

[主治]治各种疮癣白秃，也可以加到面脂中。（李时珍）

牛髓

黑牛、黄牛、母牛的好，炼过后使用。

[性味]味甘，性温，无毒。

[主治]主补中，填骨髓，久服增寿。（出自《神农本草经》）

平胃气，通十二经脉。（孙思邈）

能润肺补肾，润泽肌肤，调理折伤，搽损痛，非常好。（李时珍）

牛胆

[性味]味苦，性大寒，无毒。

[主治]除心腹热渴，止下痢及口干焦燥，还能益目养精。（出自《名医别录》）

除黄杀虫，治痈肿。（李时珍）

牛角

[性味]味苦，性寒，无毒。

[主治]水牛角烧烤后，治时气寒热头痛。（出自《名医别录》）

煎汤，治热毒风及壮热。（出自《日华子诸家本草》）

治淋破血。（李时珍）

牛黄

[性味]味苦，性平，有小毒。

[主治]主惊痫，寒热，热盛狂痫。（出自《神农本草经》）

疗小儿诸痫热，口不开；大人狂癫，又堕胎。（出自《名医别录》）

疗中风失音，口噤，妇人血噤，惊悸，天行时疾，健忘虚乏。（出自《日华子诸家本草》）

痘疮紫色，发狂谵语者可用。（李时珍）

驴

兽部 / 畜类（阿胶）

驴，即胪。胪指腹部。马的力气在前腿，驴的力气在腹部。

【医家名论】李时珍：驴的面颊长，额头宽，竖耳朵，长尾巴，夜晚鸣叫与更次相应，善于驮负货物。驴有褐、黑、白三色。

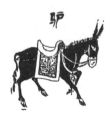

驴肉

[性味]味甘，性凉，无毒。

[主治]治忧愁不乐，能安心气。（孟诜）

补血益气，治多年劳损，将其煮汤后空腹饮。还能疗痔引虫。（李时珍）

阿胶

【医家名论】李时珍：制胶在十月到第二年三月间，用牛皮、驴皮的为上，猪、马、骡、驼皮的次之，旧皮、鞋等为下品。制胶时都取生皮，用水浸泡四五天，洗刮得非常干净后熬煮，不断搅动，并时时添水。熬煮至非常烂的时候，滤汁再熬成胶，倒入盆中等它冷凝。靠近盆底的名垩胶，熬胶水以咸苦的为好。古方多用牛皮，后来才以驴皮为好。假胶都掺有马皮、旧革等，其气浊臭，不能入药用。当以色黄透明如琥珀色，或者黑而光亮如漆的为真品。

[性味]味甘，性平，无毒。

[主治]主心腹内出血，腰腹痛，四肢酸痛，女子下血，能安胎。（出自《神农本草经》）

疗男子小腹痛，虚劳羸瘦，脚酸不能长时间站立，能养肝气。（出自《名医别录》）

坚筋骨，益气止痢。（甄权）

疗吐血、衄血、血淋、尿血、肠风下痢、

妇人血痛血枯、月经不调、不孕、崩中带下、胎前产生诸病。还能治男女一切风病、骨节疼痛、水气浮肿、虚劳咳嗽喘急、肺痿唾脓血以及痈疽肿毒。能和血滋阴、除风润燥、化痰清肺、利小便、调大肠。（李时珍）

【发明】李时珍：阿胶主要是补血与液，所以能清肺益阴而治诸证。

【实用妙方】

吐血不止：阿胶（炒）二两、蒲黄六合、生地黄三升，加水五升，煮取三升，分三次服。

图书在版编目（CIP）数据

图说经典《本草纲目》/ 郭伟光主编. -- 哈尔滨：
黑龙江科学技术出版社, 2022.8
ISBN 978-7-5719-1425-7

Ⅰ. ①图… Ⅱ. ①郭… Ⅲ. ①《本草纲目》– 图集
Ⅳ. ①R281.3-64

中国版本图书馆 CIP 数据核字(2022)第 099787 号

图说经典《本草纲目》
TU SHUO JINGDIAN 《BENCAO GANGMU》
郭伟光　主编

责任编辑　马远洋
出　　版　黑龙江科学技术出版社
地　　址　哈尔滨市南岗区公安街 70-2 号
邮　　编　150007
电　　话　（0451）53642106
传　　真　（0451）53642143
网　　址　www.lkcbs.cn
发　　行　全国新华书店
印　　刷　哈尔滨市石桥印务有限公司
开　　本　710 mm×1000 mm　　1/16
印　　张　17.25
字　　数　350 千字
版　　次　2022 年 8 月第 1 版
印　　次　2022 年 8 月第 1 次印刷
书　　号　ISBN 978-7-5719-1425-7
定　　价　69.00 元